O.W. BARTH

Nicole Konrad

YOGA für jeden Körper

Individuelle Ausrichtungen und **Hilfestellungen** für die wichtigstens Asanas

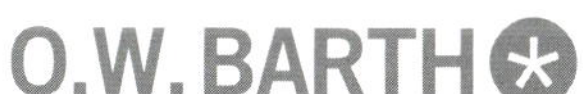

Besuchen Sie uns im Internet: www.ow-barth.de

Aus Verantwortung für die Umwelt hat sich die Verlagsgruppe
Droemer Knaur zu einer nachhaltigen Buchproduktion verpflichtet.
Der bewusste Umgang mit unseren Ressourcen, der Schutz unseres Klimas und der Natur gehören zu unseren obersten Unternehmenszielen. Gemeinsam mit unseren Partnern und Lieferanten setzen wir uns für eine klimaneutrale Buchproduktion ein, die den Erwerb von Klimazertifikaten zur Kompensation des CO_2-Ausstoßes einschließt.
Weitere Informationen finden Sie unter: www.klimaneutralerverlag.de

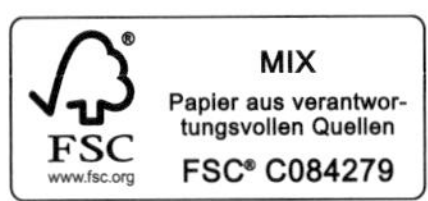

Originalausgabe März 2021

Ein Imprint der Verlagsgruppe Droemer Knaur GmbH & Co. KG, München

Nicole Konrad · www.nicolekonrad.de
Redaktionelle Mitarbeit: Brigitte Heinz, Köln, www.brigitte-heinz.de
Covergestaltung: atelier-sanna.com, München
Fotos: Asanas – Nelah aus dem Moore; Stimmungsbilder – Julia Haack Photography
Models: Nicole Konrad, Eileen Gilles, Clemens Molek
Illustration, Composing, Satz und Layout: Brigitte Heinz, Köln
Schmuckornamente: Kashifa Molek
Druck und Bindung: Print Consult GmbH, München
ISBN 978-3-426-29312-6

5 4 3 2 1

Inhalt

IV Asanas 38

Die in diesem Buch gegebenen Empfehlungen können eine professionelle medizinische Behandlung nicht ersetzen. Leser mit gesundheitlichen Problemen sollten einen Arzt zurate ziehen, um abzuklären, ob die hier gezeigten Übungen für sie infrage kommen. Das gilt insbesondere für Yoga-Positionen, die der individuellen Anpassung bedürfen. Wir empfehlen, die Übungen unter Anleitung eines ausgebildeten Yoga-Lehrers/einer ausgebildeten Yogalehrerin auszuführen. Die Anleitungen wurden von Verfasserin und Verlag mit größter Sorgfalt erarbeitet und geprüft. Eine Garantie und Haftung können wir jedoch nicht übernehmen.

Abkürzungsverzeichnis

LWS = Lendenwirbelsäule
BWS = Brustwirbelsäule
HWS = Halswirbelsäule
ISG = Iliosakralgelenk
Psoas = Der große Lendenmuskel M. iliopsoas setzt sich aus dem M. psoas major und dem M. iliacus zusammen.

Ich wünsche mir, dass dieses Buch dich inspiriert und ein guter Begleiter auf deinem ganz individuellen Weg ist.

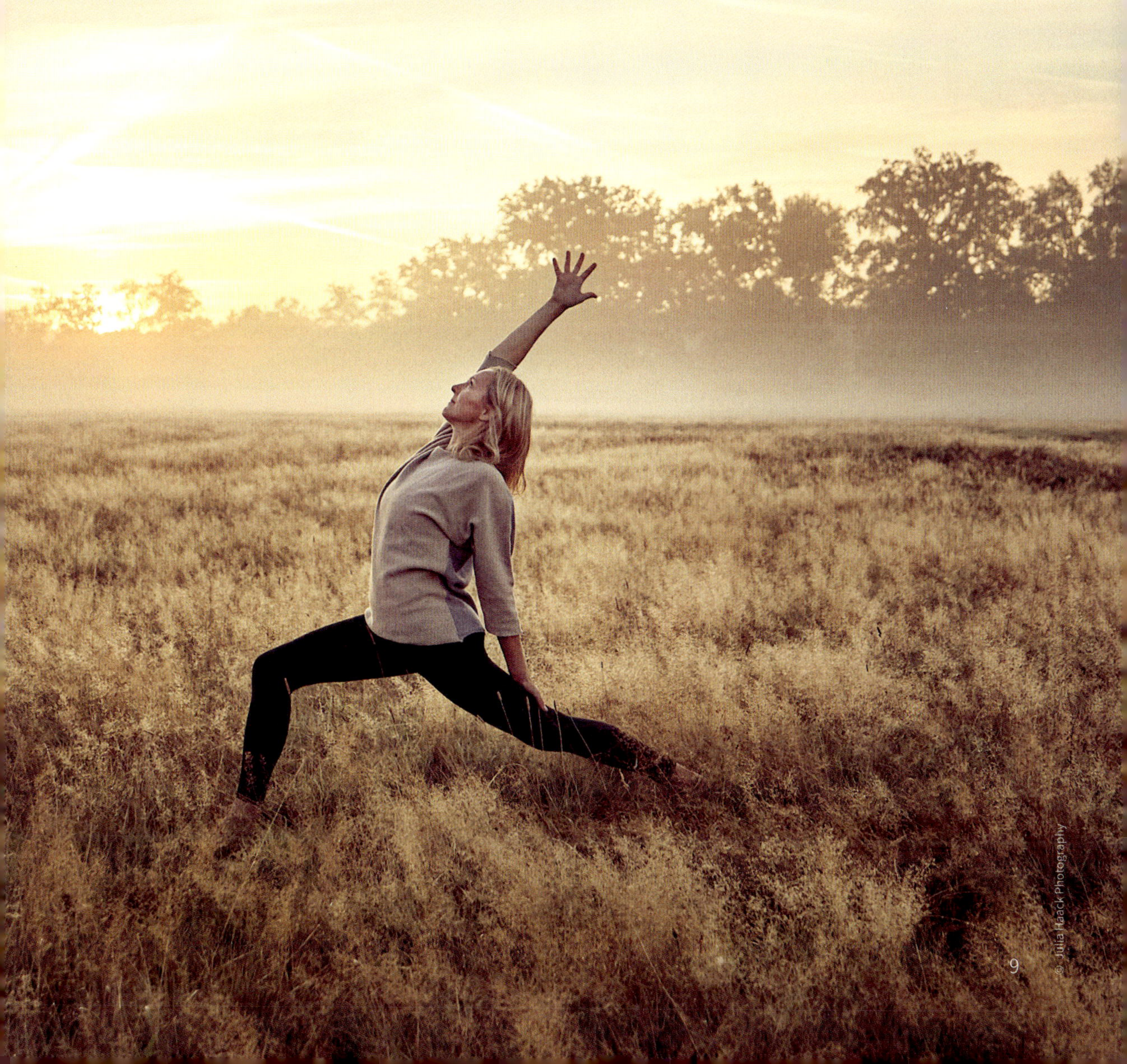

Einleitung

Geleitwort
Kleine Anleitung
Vorwort

Geleitwort von Desirée Rumbaugh

Wenn du dieses Buch liest, zeigst du bereits Interesse daran, mehr über Yoga zu lernen. Auf den ersten Blick mag Yoga ein effektiver Weg sein, um Stress zu lösen, mehr Kraft und Flexibilität zu entwickeln, oder um Rückenschmerzen zu lindern. Yoga bietet all das, und auch noch so viel mehr!

In diesem Buch erklärt Nicole Konrad sowohl die äußere, körperliche Yoga-Praxis als auch den Weg, der ins Innerste führt. Sie zeigt einige unerwartete Entdeckungen auf, die uns unterwegs begegnen können. Es wäre eine glatte Untertreibung, zu behaupten, dass die Beschäftigung mit dieser uralten Kunst und Philosophie deinen Körper und auch dein Leben verändern wird.

Yoga holt uns genau da ab, wo wir gerade stehen – und führt uns an Orte, die wir uns nicht einmal vorstellen können. Der Weg des Yoga ist für diejenigen von uns, die die üblichen Pfade der Menschen auf der Suche nach Antworten und Erfüllung im Leben durchschritten und ausgeschöpft haben und die nun fragen: »Ist das wirklich schon alles?«

Yoga-Praktizierende erforschen Körper und Geist auf tiefgreifende Weise, dies führt unausweichlich zu einer höheren Sensibilität, zu einer besseren Intuition und zu wirklichem Mitgefühl. Nicole geht es hier nicht um gymnastische Höchstleistungen, sie schlüsselt jedes Asana bis auf seinen Ursprung auf, die einfachste Form: ***Tadasana, die Berghaltung.*** Wäre dies die einzige Yoga-Position überhaupt, so könnte man in ihr alles das finden, was Yoga wirklich ausmacht.

Die meisten von uns versprechen sich von Yoga eine Verbesserung ihrer Haltung, ihres Verhaltens oder ein besseres Verständnis für das Leben. Das Geheimnis, das dieses Buch aufdeckt, ist die primäre und einzig wahre Voraussetzung für Yoga: die Bereitschaft zu lernen, sich selbst zu lieben und zu akzeptieren, so wie wir sind. Diese radikale Selbst-Akzeptanz und Selbst-Liebe ist die fortgeschrittenste Praxis von Yoga überhaupt. Wenn wir offen für die fachkundige Leitung einer*s versierten Yoga-Lehrer*in und unserer inneren Weisheit sind, sind wir bereit, die Lehren des Yoga zu erkunden.

Nicole widmet ihr Leben dem Studium und der Praxis des Yoga. Als namhafte Lehrerin in Deutschland hat sie die Herzen so vieler Menschen berührt und über viele Jahre hinweg ein lebendiges Yoga-Studio und eine wunderbare Gemeinschaft geschaffen. Ich hatte die große Ehre, als Gast-Lehrerin dort zu unterrichten und war Zeugin von Nicoles großer Hingabe und Inspiration, die aus tiefstem Herzen kommt.

Nun streckt sie sich über die Mauern ihres Studios hinaus und bietet dir ihre Begleitung an. Möge dieses Buch eine Inspiration für dich sein und für all diejenigen Menschen, die dein Leben berühren.

Desirée Rumbaugh
Certified Yoga Teacher

Wie nutze ich als Leser*in dieses Buch?

Das Buch besteht aus einem allgemeinen einführenden Teil, einigen geschichtlich-philosophischen Hintergründen zu Yoga, den wichtigsten anatomischen Grundlagen sowie einem sehr großen praxisbezogenen Teil, der den Schwerpunkt dieses Buches darstellt. Die praktischen Anleitungen zu den einzelnen Übungen können und sollen auf gar keinen Fall die Unterweisung durch eine*n ausgebildete*n Yoga-Lehrer*in ersetzen. Sie dienen Yoga-Praktizierenden aller Level in erster Linie als Gedankenstütze für das bereits Erlernte, zum Weiterlernen, Ausprobieren und Selbst-Erfahren. Solltest du körperliche Einschränkungen haben, kläre bitte im Vorfeld mit deinem Arzt/deiner Ärztin ab, ob Yoga für dich möglich ist.

Du kannst mit den hier vorgestellten Übungen sicherlich manches neu entdecken und Bekanntes vertiefen. Wenn du Yoga-Lehrer*in[1)] bist, lade ich dich ein, den sehr detaillierten Angaben und dem vielleicht für dich ungewohnten Wording zu folgen und die Praxis mit einer Haltung des »Anfängergeistes« auszuprobieren.

Die Kernaussage dieses Buches zeigt auf, dass jede Yoga-Haltung eine Abwandlung der Grundform *Tadasana (Bergposition)* ist. Gelingt es, diese Haltung zu durchdringen, wird sie als Generalschlüssel für alle anderen Asanas dienen. Im weiteren Verlauf stelle ich unterschiedliche Asana-Gruppen vor und erläutere zunächst die allgemeinen Eigenschaften, dann die psychischen und physischen Merkmale. Anhand eines ausgewählten Beispiels werden die allgemeinen und besonderen Vorgehensweisen für die jeweilige Asana-Gruppe erklärt sowie Hinweise zu Problematiken und häufig vorkommenden Fehlhaltungen gegeben. Am Ende jedes Kapitels werden die wichtigsten Anleitungen für eine gute Ausrichtung noch einmal kurz und knapp aufgelistet und grundlegende Möglichkeiten der Hilfestellung dargestellt.

Da dieses Buch sehr detaillierte Anleitungen zur Ausrichtung anspricht, werden hier keine Sequenzen oder Flows oder Übergänge zwischen den Positionen beschrieben. Es geht nicht darum, eine statische oder eine ganz bestimmte Yoga-Praxis zu etablieren, sondern Grundlagen für eine optimale Ausrichtung zu schaffen, die dann auch in fließenden Sequenzen praktikabel und gesundheitsfördernd sind.

---

1) Wir verwenden hier absichtlich keine einheitliche gendergerechte Sprache. Zugunsten einer besseren Lesbarkeit nutzen wir überwiegend die weiblichen Formen. Sämtliche Personenbezeichnungen gelten natürlich für alle Geschlechter.

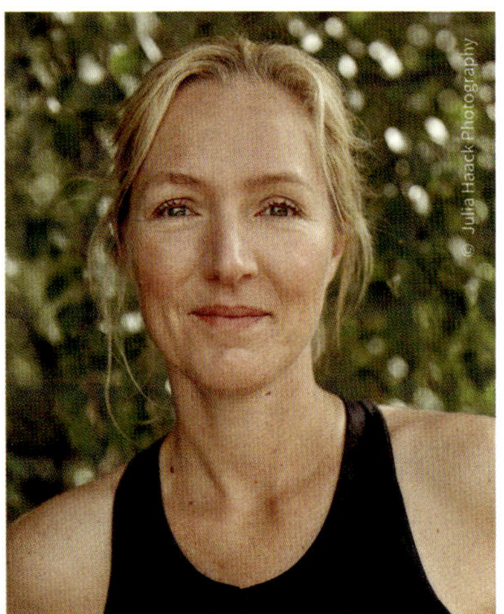

Nicole Konrad

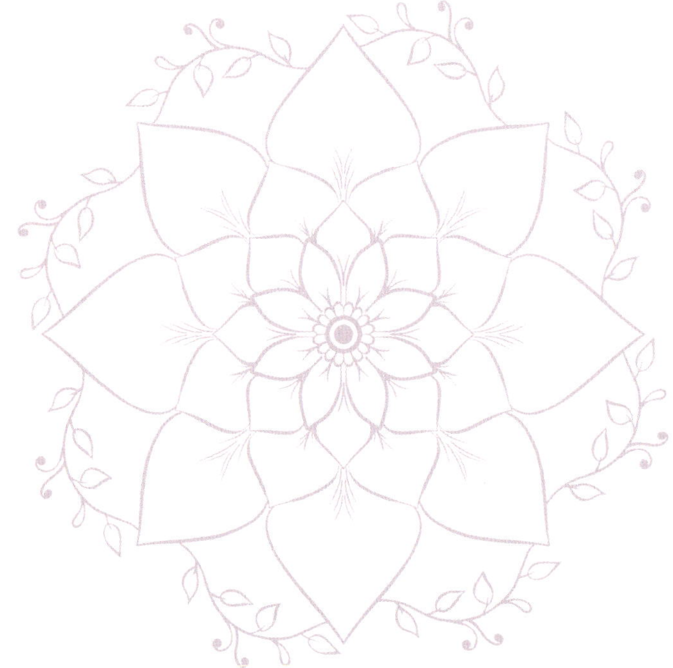

Vorwort

Die einzige Voraussetzung für die Yoga-Praxis besteht darin, zu atmen.

Irgendwann einmal bin ich in meinem Yoga-Leben über diesen Satz gestolpert, und er ist für mich ein Leitspruch geworden.

Für Yoga muss man keine Sportlerin, keine Philosophin und auch keine Asketin sein; es gibt weder körperliche noch sonst irgendwelche Voraussetzungen – nein, es reicht aus, *zu sein* – einfach als Mensch zu sein. Egal, welche Dispositionen bestehen: Jeder kann Yoga praktizieren! Die einzige Voraussetzung ist die Bereitschaft, sich auf bewusste Bewegung in Verbindung mit Atem und Spüren einzulassen.

Die Tradition des Yoga ist ebenso reich an philosophischen wie auch an praktischen Anleitungen für mentales und körperliches Wohlbefinden und inneren Frieden. Es wäre unnötig und schade, wenn jemand die Überzeugung hätte, aus irgendwelchen physischen Gründen nicht daran teilhaben zu können.

Yoga ist vielfältig. Yoga ist unterschiedlich.

Jeder Stil hat seine eigenen Ansichten in Bezug auf den Aufbau einer Yoga-Stunde und die Gestaltung derselben. Begibt man sich in den Dschungel der vielfältigen Angebote des Yoga, ist man oftmals ein wenig verwirrt. Wer hat denn nun recht, wie ist es denn richtig? Diese Frage kann und will dieses Buch nicht beantworten. Jeder Stil hat seine Berechtigung, seine Tradition und Argumentationslinie. Dennoch gibt es etwas, was alle Stilrichtungen eint, die mit *Asanas* (Körperübungen) arbeiten: den menschlichen Körper.

Unbestreitbar ist jeder Mensch ein wenig anders – jedoch gibt es Grundzüge des physischen Aufbaus und Bewegungsdynamiken, die generell zutreffen. Wir müssen nicht Profis der Anatomie werden, um den Körper und seine Bewegungen zu verstehen. Hat man einige Grundlagen und Richtlinien wirklich verstanden und verinnerlicht, so verfügt man über so etwas wie einen Generalschlüssel für alle weiteren Asanas und damit auch für Stellungen und Bewegungen anderer Disziplinen. Wir müssen nicht alle Anleitungen für unzählige Positionen lernen – in jeder Yoga-Haltung steckt eine Grundstruktur, die immer die gleiche ist. Erkennt man die Systematik des Körpers, reduziert sich die Anzahl der Formen drastisch.

Dieses Buch erklärt die Grundprinzipien der Bewegungen und erläutert anhand von ausgewählten Asanas die damit in Verbindung stehenden Asana-Gruppen.

Außerdem werden die gängigen Fehlhaltungen dargestellt und erläutert, warum diese auftreten und – noch viel wichtiger – wie man mit diesen umgeht und sich seinem Körper entsprechend besser ausrichten kann. Das Buch soll dich befähigen, deine eigene Praxis besser zu verstehen, und – solltest du unterrichten – dich darin unterstützen, deinen Teilnehmerinnen kompetent hilfreiche Anleitungen zu geben.

Yoga ist ein ganzheitliches Lebenskonzept, neben Asanas gehören Atemübungen *(Pranayama)*, Kontemplation, Meditation und Ethik dazu. Um den Rahmen des Buches nicht zu sprengen und aus Achtung vor der Komplexität jedes einzelnen dieser Themen, beschränken wir das Buch ganz bewusst auf Asanas.

Yoga ist ein Geschenk an die Welt – es lohnt sich, dieses zu entdecken!

I Hintergrund des Yoga

Philosophie

Iccha – Jnana – Kriya

Yoga-Praxis

Fazit

Bevor es praktisch wird – ein paar Worte zur Tradition des Yoga

Yoga ist sehr viel mehr als nur *Hatha-Yoga*, dem Überbegriff für jegliche Form der körperlichen Praxis mithilfe von Asanas. Hatha-Yoga, so wie wir es heute kennen, gab es in den Anfängen des Yoga nicht.

Die frühen Yoga-Pfade haben sich nur sehr eingeschränkt (oder gar nicht) mit den physischen Gegebenheiten und Bewegungen des Körpers befasst. Zumeist handelte es sich um meditative Traditionen, die männlichen Eingeweihten der obersten Kaste vorbehalten waren. Das Miteinbeziehen des Körpers in die Praxis durch Asanas ist eine relativ junge Entwicklung, die sich in der historischen Epoche des *Tantra* entwickelt hat, insbesondere jedoch in den vergangenen 200 Jahren. In den frühen Traditionen des Yoga gab es durchaus einige fundamentale Asanas, die allerdings zumeist sitzende Positionen darstellten. Möglicherweise existierten Körperübungen, die ein längeres Sitzen ermöglichen sollten; hierzu haben wir aber keine konkreten Überlieferungen. Ziel eines Asana, was im Wortsinn »der Sitz« bedeutet, war eher eine Immobilisierung des Körpers als Grundvoraussetzung für die Meditation in Stille. Yoga war weniger ein Tun, sondern vielmehr ein Zustand, der durch bestimmte Übungen erlangt werden konnte.

Über den Zeitpunkt der ersten gesicherten Quellen des Yoga herrscht Uneinigkeit. Viele historische Schriften sind im Laufe der Zeit verloren gegangen, die ursprünglich oft auf Palmblättern oder Birkenrinde niedergeschriebenen Texte sind verrottet, und ihre Abschriften sind teilweise fehlerhaft bzw. voneinander abweichend. Aus dem riesigen Fundus der erhalten gebliebenen Schriften wurde bisher nur ein Bruchteil wissenschaftlich aufgearbeitet. Hinzu kommt, dass die frühen Übersetzer sehr unterschiedliche und teilweise nur unzureichende Sanskrit-Kenntnisse hatten und aufgrund ihres eigenen gesellschaftlichen Hintergrundes zuweilen zweifelhafte Interpretationen verfassten, die dennoch bis heute verwendet und zitiert werden.

Die klassische tantrische Philosophie

Grundlage vieler Yoga-Traditionen

Die tantrische Periode beginnt ab ca. 400 n. Chr. mit ihrer Blütezeit ca. 800–1200 n. Chr. Später wird Tantra vor allem von den muslimischen Eroberern und im 19. Jhd. von den englischen Besatzern massiv in Verruf gebracht und verschwindet nahezu völlig von der Bildfläche. Bis heute gibt es jedoch einige Strömungen, die sich erhalten konnten.

Leider ist der Begriff »Tantra« durch eine seltsame Aneinanderreihung von Missverständnissen, unzulänglichen Übersetzungen und Fehlinterpretationen in der öffentlichen Wahrnehmung sehr diskreditiert worden. Er ist auch in Indien sehr unbeliebt und wird oft falsch verstanden. Dennoch nutze ich hier den wissenschaftlichen und historisch korrekten Begriff, der die Grundlage für viele spirituelle Traditionen auf dem indischen Subkontinent darstellt. Die westliche Strömung, die Spiritualität mit Sexualität in Verbindung bringt, bezeichnet man als *Neo-Tantrismus* bzw. *Neo-Tantra*, sie entstand im 19. Jhd.

»Yoga ist das Erfassen, dass Shiva und das Selbst nicht voneinander unterschieden sind.« [2]

Die Essenz von Tantra steckt in diesem einen Satz: Das Eine (Shiva bezieht sich hier nicht auf eine einzelne ganz bestimmte Gottheit, sondern steht als Einheit von Shiva und Shakti, Bewusstsein und Manifestation, synonym für das Absolute/Universelle/Eine) und das Selbst, unser wahres Wesen, sind nicht voneinander getrennt oder unterschieden. Es gibt nichts, was außerhalb des Einen steht; nichts, was in seiner Essenz höherwertig oder besser ist, da alles, was ist, Teil des Einen ist.

Dies liest sich so leicht und scheint einfach verständlich zu sein, jedoch ist die Bedeutung dieser Philosophie weitreichender, als man zunächst annimmt. Da solche non-dualistischen tantrischen Vorstellungen Grundlagen des heutigen Hatha-Yoga sind, lohnt es sich, diese näher zu ergründen.

[2] Shāradā-tilaka 25.2
eine Mantra-Sammlung

Im Kontext des klassischen Tantra ist der Begriff des Einen keiner Religion zugeordnet. Abhinava Gupta, einer der maßgeblichen tantrischen Lehrer, beschreibt das Eine wie folgt:

»In Wahrheit gibt es nichts als das freie, ungebundene Licht des Bewusstseins, ruhend in seiner eigenen innewohnenden Glückseligkeit; ihm zu eigen sind die Kräfte von Wille, Wissen und Handeln: Das nennen wir Gott.« [3]

(siehe nächstes Kapitel »Iccha/Jnana/Kriya«)

Das Eine/Unendliche/Absolute entscheidet sich ganz bewusst (Bewusstsein/Shiva) und freiwillig dazu, eine bestimmte Form anzunehmen (Materie/Energie/Shakti) und somit andere Qualitäten dafür aufzugeben – anders ist Manifestation nicht möglich. Um eine Form annehmen zu können, müssen Allgegenwart und Omnipräsenz aufgegeben werden. Ohne die Begrenzung und Reduzierung des unbegrenzten großen Ganzen auf eine bestimmte Form ist dessen detaillierte Ausgestaltung nicht möglich, und somit auch nicht die Erfahrung einer ganz konkreten Erscheinungsform wie zum Beispiel die einer individuellen Seele.

Der Praxisweg des tantrischen Yoga besteht in dem Erkennen, dass die ganze Zeit pures Sein um uns ist, wir selbst pures Sein sind, wir uns unserer wahren Natur erinnern und die Heiligkeit des Seins in allem sehen – auch in uns. Wir sind im Grunde wie Fische im Wasser der Schöpfung, die nicht wahrnehmen, dass sie im Wasser schwimmen.

Yoga heißt nicht, etwas Bestimmtes in der Zukunft zu werden, sondern zu erkennen und zu realisieren, was wir immer schon sind.

Der Weg des Yogi verlangt tiefen Respekt vor dem eigenen Selbst und Wesen. Wir sind unterschiedlich und begrenzt. Jedoch ist das nichts Schlechtes, es ist einfach nur unsere ureigene Manifestation. Wir müssen uns also nicht dem Yoga anpassen, sondern die Praxis ist dazu da, dass wir uns erfahren, uns der Ganzheit des Selbst erinnern.

---

[3] Christopher Hareesh Wallis: *Tantra Illuminated*. USA, 2012, S. 60

Begrenzung/Form/Manifestation wird nicht als Einschränkung oder Unzulänglichkeit empfunden, sondern als eine wundervolle Entfaltung der Schöpfungskraft (Shakti), in unzählige Formen und Erscheinungsweisen des Einen.

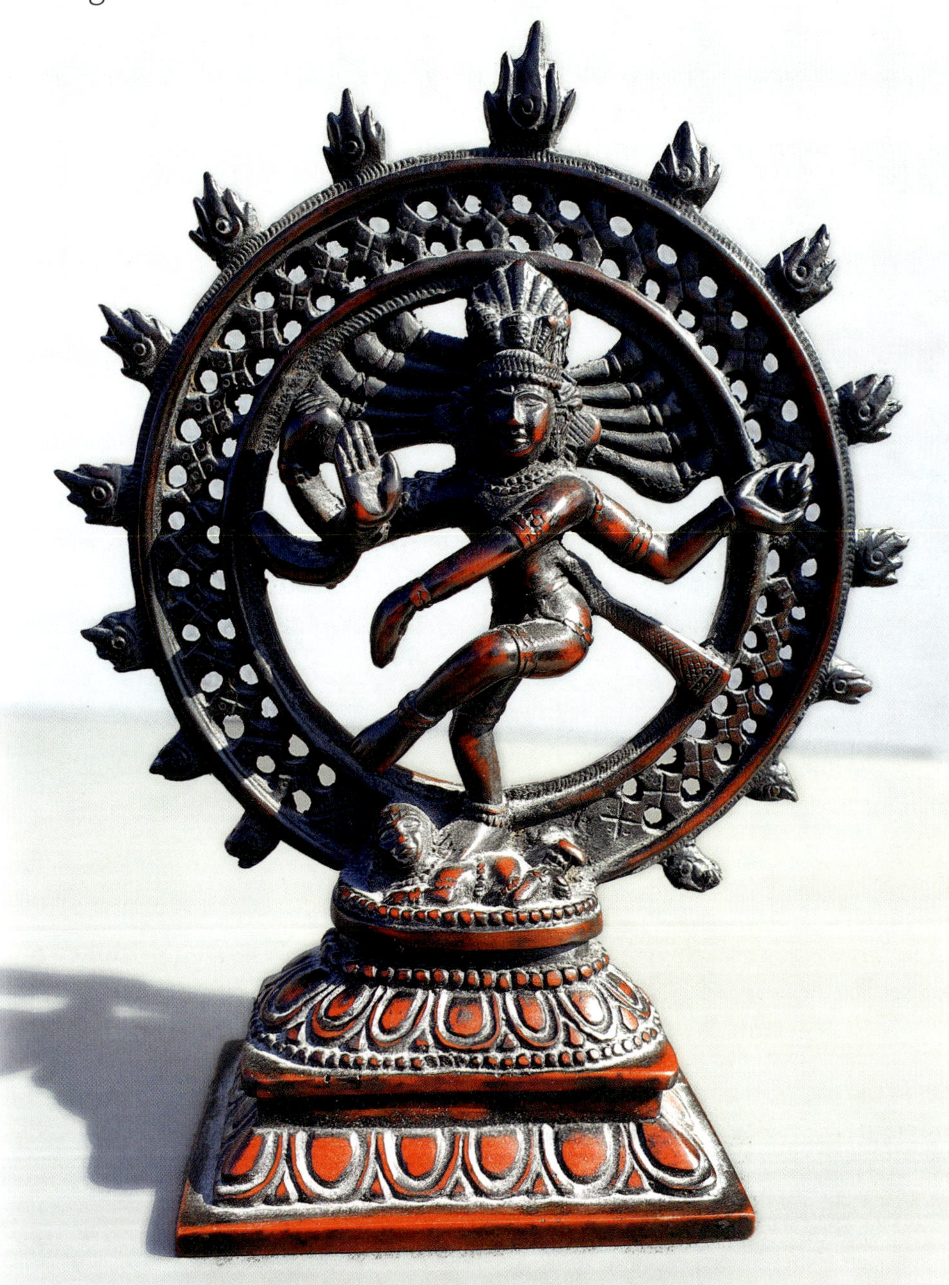

ICCHA – JNANA – KRIYA

Was bedeutet das für mich? Die tantrische Philosophie erkennt, dass die Grundenergie von Schöpfung in allem gleichermaßen präsent ist – wie im Großen, so im Kleinen –, somit müssen deren Essenz und Gegebenheiten auch in uns selbst erfahrbar sein. Wie im eben benannten Zitat vorgestellt, sind die innewohnenden Kräfte des Absoluten: Wille, Wissen und Handeln. Diese drei Attribute spielen eine wichtige Rolle, in unserem eigenen Leben und auf unserem Praxisweg.

Yoga auf Asanas zu reduzieren, wäre unzureichend. Yoga ist eine spirituelle Tradition, Asanas dienen als Werkzeuge der Selbsterkenntnis. Yoga wird uns, wenn wir achtsam praktizieren, dabei unterstützen, unser Selbst zu entwickeln, bewusster zu sein und die Beziehung zu uns selbst und zu allem, was ist, zu vertiefen.

Begegnen wir uns immer wieder aufrichtig auf der Matte, lernen wir uns kennen. Wir werden Glaubenssätze, Denkmuster und Handlungsstrukturen in uns entdecken – viele, die wir nicht mögen, und manches, was wir sogar fürchten und lieber nicht betrachten würden. Praxis wird zu einem Spiegel – einem Spiegel der Persönlichkeit. Die fortwährende Begegnung mit sich wird nicht immer angenehm sein. Aber genau das ist die eigentliche Praxis, beginnend mit meiner **Absicht**: Bin ich bereit, mit mir zu arbeiten, alle meine Schichten frei-zu-legen, meinem Schatten und meinem Licht zu begegnen, meinen Ängsten, Sorgen und Verletzungen ebenso wie meinen Freuden, Stärken und Fähigkeiten zu Liebe und Hingabe – bin ich bereit, diesen Weg zu gehen?

Fortwährend einen Weg zu beschreiten und sich auch bei Hindernissen nicht beirren und abbringen zu lassen, bedarf der Qualität der **Willensstärke**. Außerdem benötigen wir auf der Reise **Wissen**, damit wir die Richtung nicht aus den Augen verlieren und den immer wieder auftauchenden Widrigkeiten begegnen können. Damit wir weiterkommen, müssen wir gehen, etwas tun, **handeln**, denn sonst kommen wir nicht von der Stelle.

Hier sind sie, die wesentlichen Prinzipien der Yoga-Praxis:

- **Iccha** – Wille – Absicht
- **Jnana** – Wissen – Ausrichtung
- **Kriya** – Handlung – Aktion

(links) Shiva Nataraja, der tanzende Shiva – ein weitverbreitetes Symbol in den tantrischen Traditionslinien. Es steht symbolisch für die fünf Akte der Manifestation: Schöpfung, Erhaltung, Auflösung, Verschleierung, Enthüllung. Shiva tanzt auf Unwissenheit und Ignoranz im flammenden Kreis des Kosmos. Shiva und Shakti sind im Grunde genommen eins, Bewusstheit und jede Form von Energie zugleich.

Im Anusara®Yoga werden diese drei Punkte die »3 As« genannt. Diese Aspekte entspringen der tantrischen Philosophie und sind Grundlage der Hatha-Yoga-Praxis.

Die 3 As in der praktischen Anwendung
Schauen wir uns diese nachfolgend genauer an. Zum besseren Verständnis nutze ich das Bild einer Reise auf hoher See. Stellen wir uns vor, wir hätten ein Segelboot. Es ist unser Boot, unser Zuhause, der Ort, mit dem wir durch die Ozeane reisen. Bevor ich mich aufmache, muss ich mich fragen, wohin die Reise gehen soll. Welche Eigenschaften hat dieses Boot – ist es hochseetauglich? Welche Voraussetzungen bringt der Steuermann mit (also ich)? Welche Jahreszeit herrscht gerade vor? Wie ist das Klima? Weiß ich um die Fakten, kann ich besser auswählen und entscheiden, wohin ich segeln will? Wohin soll mich mein Schiff bringen? Was ist meine Absicht?

Schauen wir uns den Aspekt von **Iccha = Absicht** genauer an. In dieser Phase darf und sollte man »groß denken«. Es bedarf hier der Fähigkeit, das Potenzial zu erkennen, das einer Sache, einem Menschen, einer Situation oder uns selbst innewohnt. Wir brauchen eine gute Portion an Vorstellungskraft, dass etwas möglich und realisierbar ist. Wir brauchen Inspiration, Weitsicht und Zuversicht. Diese Ebene beschreibt den Willen, sich auszudrücken und zu erfahren. Es beschreibt das Erwachen zu dem Wissen und den Qualitäten der eigenen Natur und dem uns innewohnenden Potenzial.

Vergegenwärtigen wir uns, wie sehr wir in unserem Alltagstrott hängen und unsere Routinen erledigen. Der erste Schritt zu einer Veränderung ist das Erkennen, dass es andere Möglichkeiten gibt. Damit ich etwas ändern kann, muss mir erst einmal in den Sinn kommen, dass es möglich wäre, etwas zu verändern, und dass es mehr als eine Option gibt. Das scheint auf den ersten Blick fast zu simpel. Doch gibt es immer wieder Momente, in denen wir einfach nur Altbekanntes wiederholen, denn wir ziehen gar nicht erst in Betracht, dass es auch anders sein könnte. Nur wenn wir das Potenzial erkennen und die verschiedenen Möglichkeiten begreifen, eröffnen sich Alternativen. Vielleicht gibt es noch etwas außerhalb des bereits Gedachten – etwas, von dem wir noch gar nicht in Betracht gezogen haben, dass selbst das möglich wäre.

Was hat dieser Aspekt mit Hatha-Yoga zu tun? Übertragen auf meine Yoga-Matte kann das heißen, dass ich statt eines kategorischen »Nein« zu einem Asana ein »Vielleicht« in Betracht ziehen sollte. Möglicherweise ist ein Asana ja doch zu meistern. Eins ist sicher: Wenn ich es erst gar nicht versuche, dann bleibt es unerreichbar. Das »Vielleicht« öffnet die Tür zu unserem Potenzial, zumindest einen Spaltbreit – man mag misstrauisch und ungläubig sein, aber zumindest erwächst die Neugier, was es zu erfahren und zu erleben gibt, wenn man durch diese Tür tritt.

Allein eine Vision reicht allerdings auch nicht aus, denn nur durch Vorstellungskraft entsteht nichts. Zuerst einmal muss ich mich entscheiden – dass ich etwas und *was* ich machen möchte, also aus der Vielzahl der Möglichkeiten eine bestimmte Option auswählen. Ich beschränke mich, definiere mich freiwillig durch meine Entscheidung, genau diese eine Sache zu erfahren oder genau dieses bestimmte Projekt anzugehen. Habe ich mich entschieden, stellt sich die Frage, was vorab zu erledigen ist oder ob ich bestimmte Fähigkeiten erlernen muss, bevor ich aktiv werde. Um zu dem Beispiel mit dem Segelboot zurückzukommen, wären mögliche Fragen: Traue ich mir das zu? Muss ich mir Kompetenzen aneignen, damit ich reisen kann? Welche vorbereitenden Arbeiten an mir selbst und an dem Boot sind nötig? Brauche ich Hilfe? Je mehr ich über das anstehende Projekt weiß, desto besser wird die Umsetzung gelingen.

Wissen und **Erfahrung** (Jnana) sind gute Berater. Wenn ich bislang nur auf einem Binnengewässer gesegelt bin, werde ich nicht sofort die Welt umrunden. Wahrscheinlich werde ich erst einmal küstennah das Segeln erproben, Erfahrungen sammeln und lernen, mich auf die neuen Situationen einzustellen. Sicherlich werde ich erfahrene Segler um Tipps bitten und mir mehr und mehr eigene Kompetenzen aneignen. Doch selbst bei genauer Planung und Vorbereitung werden manche Touren doch nicht so laufen wie erwartet. Manche Ideen werden verworfen, da sich diese bei genauerer Überlegung und mit erlebter Erfahrung nicht mehr richtig anfühlen oder sich nicht bewährt haben, oder weil sie mit den vorhandenen Ressourcen und Kompetenzen nicht umsetzbar sind.

Wir werden zu besseren Seeleuten, wenn wir uns, das Boot und die Natur besser kennenlernen und uns insbesondere vom Meer unterweisen lassen. Erleben wird zu einem tiefen inneren Wissen, dessen Grundlage eigenes Verstehen ist – und das ist die Bedeutung von **Jnana**: aus Erfahrung heraus entstandenes Wissen und Klarheit.

Was bedeutet das für unsere Yoga-Praxis?

In Bezug auf Hatha-Yoga bedeutet dies, dass wir zunächst grundlegende Bewegungen erlernen müssen, die wir dann bei komplexeren Asanas anwenden und abrufen können. Basis-Asanas lehren uns, wie Körper, Geist und Atem auf bestimmte Herausforderungen reagieren. Wir können ungute Muster erkennen, die sich sicher auch in anspruchsvolleren Positionen wiederholen würden – es sei denn, ich lerne, sie schon im Entstehen zu korrigieren.

Vergleichbar dazu ist eine Kursabweichung bei der Seefahrt um wenige Grad. Diese ist nicht relevant, sofern die gefahrene Strecke klein ist. Bewahre ich diese Abweichung jedoch über eine lange Distanz bei, so lande ich an einem vollkommen anderen Ort als beabsichtigt. Falsche Ausrichtungen in Basisübungen haben zumeist keine gravierenden Folgen, da hier das Verletzungspotenzial klein ist – aber das ändert sich gewaltig bei fortgeschrittenen Asanas. Hier riskiere ich durch Fehlalignment (nicht optimale Ausrichtung), dass mein Körper Schaden erleidet.

Demnach verlangt diese Ebene von uns die Aneignung von Wissen und Erfahrung ebenso wie auch eine **klare Ausrichtung (Iccha)**, damit wir zur Erreichung des gesetzten Ziels eine treffende Auswahl der passenden Mittel vornehmen können und anerkennen, dass wir manchmal Dinge erst lernen müssen, bevor wir auf große Fahrt gehen.

Genauso notwendig ist es, Verantwortung zu übernehmen und anzuerkennen, das *ich* der Kapitän an Bord bin. Ich entscheide, ob ich überhaupt segeln will, wohin es gehen soll, und ich realisiere dann auch die getroffene Entscheidung, indem ich **handele (Kriya)**. Das ist dann die nächste Ebene.

Es kann ganz schön überwältigend sein, in hohe See zu stechen und unbekanntes Terrain kennenzulernen. So sehr, dass man den Mut verlieren kann. In diesen Momenten hilft es, mich daran zu erinnern, was die Absicht war, das höhere Ziel, die Vision – damit der Wunsch das Handeln unterstützt und mich durch Momente des Zweifels hindurch trägt.

Es braucht Willensstärke, um nicht aufzugeben und auch dann weiterzumachen, wenn es mühsam wird.

Der Wille ist eine ausgesprochen kraftvolle Energie. Einfach nur die pure Kraft, handeln, ohne zu überlegen, wäre nicht schlau. Es wäre so, als würden wir auf unserem Schiff einfach mal alle Segel setzen, ohne vorab zu schauen, wo ich eigentlich bin und wie die vorherrschenden Bedingungen sind.

Kraft ohne die Verbindung zu einer klaren, höheren Absicht und ohne das notwendige Wissen um die Macht derselben kann ausgesprochen negative Folgen haben. Um einen weiteren Vergleich heranzuziehen: Es wäre so, als würde man einem Fahranfänger einen Rennwagen geben – die ihm zur Verfügung stehende Power kann dieser wahrscheinlich nur unzureichend und wenig zielführend umsetzen, vermutlich würde er sich und andere gefährden.

Die Mythologie ist voller Geschichten von Helden*innen, die ausziehen, um sich ihren Aufgaben zu stellen. Bevor die Heldin die magische Waffe bekommt, muss sie beweisen, dass sie dafür sowohl die gebotene Reife als auch die notwendigen Kenntnisse hat. In all den epischen Sagen werden solche Helden auch immer wieder in Versuchung geführt. Sie begegnen Situationen, die ihre Absicht und Standhaftigkeit prüfen und infrage stellen.

Der entscheidende Punkt ist also, ob unser Handeln fortwährend in Verbindung zu unserer Absicht steht – genährt durch Wissen und Erfahrung. Das mag ein wenig abstrakt klingen – doch dieser Aspekt ist wesentlich für eine tiefe, transformierende Yoga-Praxis.

Fazit

Wie bereits erklärt, ist die Grundannahme die, dass wir bereits vollkommen sind. Unsere Praxis sollte uns darin unterstützen, unsere wahre Natur, unsere Ganzheit und Wertigkeit, unser einfaches *So-Sein* in uns selbst zu erkennen. Dient meine Praxis der Selbst-Entdeckung und Selbst-Erkenntnis? Oder übe ich aus einem Gefühl des Mangels heraus, damit ich ein vermeintlich besserer Mensch/Yogi werde? Glaube ich wirklich, dass die Bewältigung eines Asanas mich vollkommener macht? Glaube ich, dass ich etwas ausmerzen muss, was nicht gut genug ist? Geht es nicht vielmehr darum, mich besser kennenzulernen, damit ich mein Potenzial erfassen und mich selbst in meiner Größe begreifen kann, ebenso wie die Vollständigkeit allen Seins? Sehe ich den Wert von Schöpfung an sich, in mir und in allen anderen?

Die Kraft unseres Willens bewegt uns, lässt uns handeln. Die Frage ist also nicht, was genau ich tue, sondern welches Bewusstsein meinem Handeln zugrunde liegt. **Handeln** (Kriya) als Resultat meiner Verbindung zu einer höheren **Absicht** (Iccha) in Kombination mit dem entsprechenden **Wissen** (Jnana) wird die besten Früchte hervorbringen. Je länger wir praktizieren, umso mehr Erfahrung werden wir sammeln, was wiederum unsere Intentionen beeinflussen und verfeinern wird. Ein fortwährendes Beschreiten unseres selbst gewählten Weges wird dazu führen, dass wir unser Wissen vertiefen, unser Handeln entsprechend anpassen und dann erneut unsere Absicht justieren. Wie eine Steinmetzin, die eine Skulptur erschafft und zunächst die großen Brocken mit grobem Werkzeug abschlägt, bedarf es eines Zugewinns an Erfahrung, damit bei der Freilegung der Figur zunehmend mehr Details mit immer feinerem Werkzeug herausgearbeitet werden können.

Welchen Weg wir auch beschreiten, wir nutzen die Ebenen von **Iccha**, **Jnana** und **Kriya**. Wir können dies mit Achtsamkeit und Aufmerksamkeit tun, sodass alle drei Ebenen ineinandergreifen und einander unterstützen:

- Lediglich eine Absicht wird zu keiner Realisierung führen
  – es bleibt bei einem unerfüllten Gedanken, einem Wunsch.
- Wissen ohne Handlung bringt keine Früchte
  – es muss gehandelt werden, damit Wissen Ertrag bringen kann.
- Handlung ohne tiefe Verbindung ist rohe Kraft
  – ihr fehlen sowohl die Richtung als auch die Erfahrung.

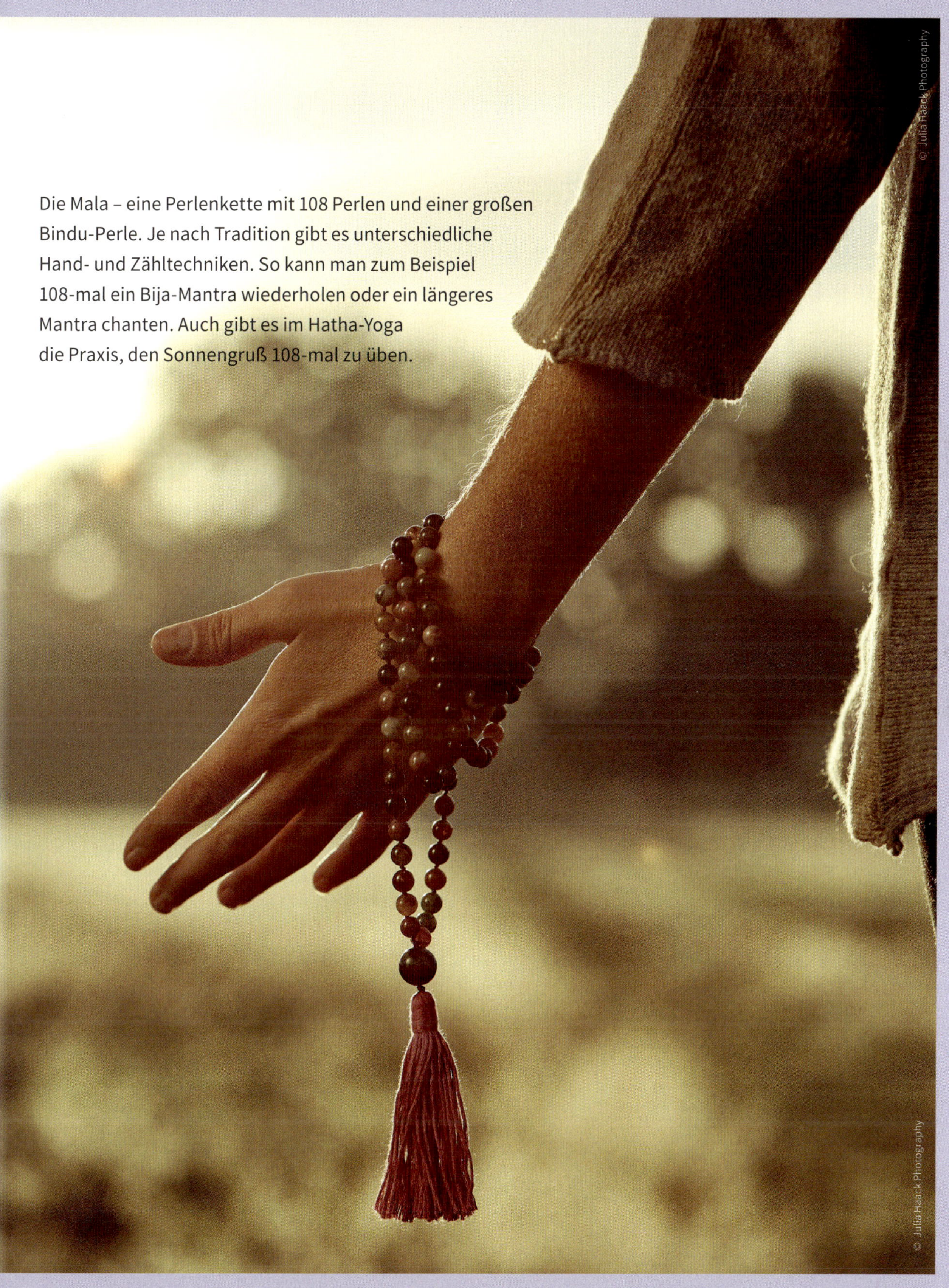

Die Mala – eine Perlenkette mit 108 Perlen und einer großen Bindu-Perle. Je nach Tradition gibt es unterschiedliche Hand- und Zähltechniken. So kann man zum Beispiel 108-mal ein Bija-Mantra wiederholen oder ein längeres Mantra chanten. Auch gibt es im Hatha-Yoga die Praxis, den Sonnengruß 108-mal zu üben.

© Julia Haack Photography

II
Hilfestellungen/ Adjustments

Hilfestellungen des Lehrenden gegenüber den Teilnehmern

Im Praxisteil dieses Buches werden neben den verbalen Anleitungen auch einige grundlegende physische Hilfestellungen (Hands-on) beschrieben. Diese sollten ausschließlich und erst dann angewendet werden, wenn die zuvor gegebenen verbalen Erklärungen und Demonstrationen der Yoga-Haltung nicht zu dem gewünschten Ergebnis führen, und natürlich dann, wenn ein*e Teilnehmer*in in einem gravierenden und möglicherweise gesundheitsschädlichen Fehlalignment ist, das sofort behoben werden muss! Bei dieser Art von Adjustments findet körperliche Berührung statt. Daher ist es dringend notwendig – sowohl vonseiten der Lehrenden wie auch der Schülerinnen –, über diese Art des Kontakts nachzudenken und einige grundlegende ethische Regeln einzuhalten.

Dieses Thema in all seinen Facetten zu beleuchten, würde ein ganzes Buch füllen, daher beschränke ich mich hier nur auf das Nötigste. Die körperliche Yoga-Praxis des Hatha-Yoga entspringt der Philosophie des Tantra. Sie basiert auf der Grundannahme, dass alles, was existiert, Teil der Schöpfung ist und somit gleichermaßen »heilig« und wert, geachtet zu werden. Begegnung sollte daher immer unter der Idee von »ehret einander« stattfinden.

Der Sitz des Lehrers

Zwangsläufig bringt das Set-up »Yoga-Unterricht« eine Rollenverteilung von Lehrer*in und Schüler*in mit sich. Als Lehrerin ist es nötig, diese Rolle anzunehmen und ein eigenes Standing zu entwickeln: die Fähigkeit, Wissen klar und verständlich zu vermitteln. Um der Teilnehmerin dabei zu helfen, ihre Muster zu verändern (zum Beispiel angewöhnte Fehlhaltungen des Körpers), ist es manchmal notwendig, beständig und teilweise sehr bestimmt auf Fehler im Alignment hinzuweisen und diese zu korrigieren. Die Teilnehmenden kommen eben aus diesem Grund in den Unterricht: Sie möchten kompetente Hinweise für die bestmögliche eigene Ausrichtung bekommen und mit jemandem zusammenarbeiten, der sie unterstützen und fördern kann.

Es sollte jedoch nie vergessen werden, dass – egal wie erfahren und gut die Lehrerin ausgebildet ist – sie immer nur ein begrenztes Bild der Situation wahrnehmen kann. Sie kann nur von außen auf die Übende blicken und daher auch nur eingeschränkt erkennen, wie der Aufbau dieses einen Körpers ist. Weitaus wichtiger ist jedoch die Tatsache, dass nur und ausschließlich die Teilnehmerin selbst über ihren Körper und ihre Empfindungen bestimmt.

Gibst du als Lehrerin Korrekturen durch Berührung, so ist es sehr wichtig, dies vor allem solchen Schülerinnen mitzuteilen, die zum ersten Mal in deinen Unterricht kommen. Bei manchen Yoga-Stilen und Yoga-Lehrerinnen sind physische Berührungen Usus, sie dienen ausschließlich zur Unterstützung der Schülerin bei der Ausführung der Asanas, und: Auch diese Art der Hilfestellung kann jederzeit abgelehnt werden!

Leider war und/oder wird eine Vielzahl von Menschen in ihrem Leben körperlicher oder sexueller Gewalt oder Misshandlung ausgesetzt – sei es als Kind oder als Erwachsener. Es ist davon auszugehen, dass auch im Kurs Menschen sind, die gewaltvolle Erfahrungen mit körperlicher Berührung hatten oder sogar haben. Und auch Menschen, die nie übergriffig berührt wurden, mögen manchmal keine Berührung – dies gilt es zu respektieren.

Yoga ist ein System, das zu tiefer Heilung beitragen kann – sowohl auf körperlicher als auch auf seelischer Ebene. Yoga ehrt die Schöpfung. Unterrichte ich Yoga, muss ich in diesem Geist unterrichten, und diese Qualitäten sind auch Grundlage meiner Korrekturen – unabhängig davon, ob sie verbal oder physisch erfolgen. Eine Lehrerin muss die freie und ganzheitliche Entfaltung der Schülerin unterstützen wollen und in tiefem Respekt ein Adjustment als Vorschlag anbieten.

Für jede Lehrerin ist die Autorität, die diese Rolle mit sich bringt, eine große Gefahr. Denn man neigt dazu, zu glauben, dass man vieles weiß, manches vielleicht besser weiß, einen »tieferen Blick« auf die Dinge hat oder sogar Lösungen kennt. Je erfolgreicher man in dieser Arbeit wird, desto mehr fühlt man sich wissend und bestätigt. Leider gibt es auch in der Yoga-Szene eine Vielzahl von Beispielen für Machtmissbrauch im Lehrer*innen-Schüler*innen-Verhältnis. Ebenso gibt es leider auch eine beträchtliche Anzahl von Verletzungen, die durch unsachgemäße Adjustments von Lehrenden verursacht wurden.

Lehren zu dürfen, bedeutet für die Lehrerin eine absolut klare innere Haltung des tiefen, mitfühlenden Respekts vor der Schülerin. Die Lehrerin darf nie vergessen, dass es nicht ihre Aufgabe ist, die Schülerin »richtig zu machen«, sondern dass sie lediglich ein Angebot unterbreitet, das von der Schülerin ebenso gut abgelehnt werden kann – insofern keine Verletzungsgefahr besteht.

Jede Berührung bedarf der Zusammenarbeit:

- Habe ich die Erlaubnis? Auf nonverbale Zeichen achten, ggf. nachfragen.
- Habe ich versucht, verbal zu adjusten – bevor ich jemanden anfasse?
- Bei der Berührung nachfragen: Wie fühlt es sich an, darf ich weitergehen?
- Als Lehrerin sorge ich immer wieder für ein Unterrichtsklima, bei dem die Teilnehmerin Unwohlsein kundtun und auch Nein sagen darf.
- Die Berührung verfolgt einen Zweck, ist dieser erfüllt: Finger weg und niemals unnötig berühren!

No-go-Areas

Es versteht sich von selbst, dass man intime Stellen bei Teilnehmenden nicht berührt. Sollte dies jedoch einmal aus Versehen passieren, kann man sich entschuldigen.

Viele Hilfestellungen bedürfen aber einer Berührung an ungewohnten Stellen, beispielsweise der Hüfte. Es ist jedoch ein Unterschied, ob man die Hüftknochen oder den Po anfasst. Außerdem empfehle ich physische Adjustments, die sich intimen Stellen annähern (wie zum Beispiel Hüfte oder Oberschenkelinnenseiten), nur dann, wenn man sich schon länger kennt und ein vertrauensvolles und gutes Lehrer*innen-Schüler*innen-Verhältnis hat.

III Anatomie

Philosophisch betrachtet

Physisch betrachtet

Die hier erläuterten Grundlagen der Anatomie sollen dabei helfen, die dargestellten Bewegungen besser im Körper verorten zu können, und zu verstehen, warum bestimmte Anleitungen so wichtig und nötig für eine gesunde Ausrichtung des Körpers sind. Zumeist sind die wichtigsten Zusammenhänge im jeweiligen Kapitel dargestellt. An dieser Stelle ein paar allgemeine Infos vorab.

Nicht jeder Körper ist gleich – Anatomie philosophisch betrachtet

Die tantrische Yoga-Philosophie postuliert, dass es eine Grundenergie gibt, aus der sich alles erschafft und manifestiert. Obwohl alles unterschiedlich aussieht, bleibt es jedoch in seiner Essenz dasselbe. Wenn alles dem Einen entspringt und die Qualitäten des Einen auch in seinen unendlich mannigfaltigen Manifestationen erhalten bleiben, dann muss es in allen Dingen Prinzipien geben, die allgemeingültig sind. Anders formuliert gilt auch hier das Gesetz der Entsprechungen: »Wie im Kleinen, so im Großen (und umgekehrt)« (siehe Kapitel »Hintergrund des Yoga, Die klassische tantrische Philosophie«).

Die spannende Frage ist: Kann ich solche Prinzipien erkennen und somit eine Art Generalschlüssel für das Verständnis des beobachteten Objekts erhalten? Im Yoga der Bewegung versuchen wir genau das in Bezug auf den Menschen umzusetzen. Verstehen wir die grundlegenden Gesetze in der Ausgangsposition, dann sind diese auf alle Asanas anwendbar und dort genau gleich. Man muss nicht jedes einzelne Asana verstehen, sondern einfach nur den »Bauplan Mensch« und die ihm zugrunde liegenden Prinzipien.

Der menschliche Körper unterliegt den Gesetzen der Anatomie. Es gibt generelle Regeln, wie wir funktionieren und wie unsere Systeme ineinandergreifen. Es gibt Bewegungsmuster, die natürlich und gesund sind, ebenso wie solche, die für den jeweiligen Körper weniger gut geeignet sind und zu Verletzungen führen können. Natürlich ist nicht jeder Mensch gleich. Obwohl wir uns oberflächlich betrachtet zumeist sehr ähnlich sehen, ist es vielmehr so, dass wir uns im Detail doch sehr deutlich voneinander unterscheiden.

Die Blaupause eines fiktiven menschlichen Standardkörpers kommt in der Realität nicht vor.
Wir alle weichen von einem optimalen, also mechanisch perfekt aufgebauten Körper ab, und das ist gut so, denn das macht uns aus und spiegelt die unendliche Vielfalt der Schöpfung wider. Die Yoga-Praxis kann uns dabei helfen, unsere eigene, ganz individuelle optimale Ausrichtung zu finden. Diese Idee bedeutet keinesfalls, uns irgendeinem vorgegebenen Bauplan anzunähern. Vielmehr geht es darum, dass wir uns selbst verstehen lernen und erkennen, wie wir gebaut sind, welche die Gegebenheiten in unserem System sind und auf welche Weise wir vielleicht ein wenig von der Norm abweichen müssen, um gesund und gut in und mit unserem Körper zu leben.

Hierbei ist es sehr wichtig zu verstehen, dass Worte wie »Norm« oder »optimal« nicht wertend gemeint sind. Es geht nicht um besser oder schlechter, willkommen oder unwillkommen. Wie bei dem einleitend erklärten Beispiel der Segeltour geht es vielmehr um die Fragen: Wohin möchte ich segeln? Was finde ich für Gegebenheiten vor? Welche Besonderheiten muss ich beachten, damit meine Reise ein Weg der Entfaltung wird?

Das Ziel ist es, die ganz individuelle Ausrichtung zu finden.
Die differenzierten Aufgabenstellungen der Hatha-Yoga-Praxis bestehen darin, die jeweils bestmögliche, ganz individuelle Ausrichtung zu entdecken, zu verstehen, und einnehmen zu können. Diese optimale eigene Ausrichtung in sich zu erkunden, wird eine Weile der Beobachtung und Yoga-Praxis brauchen; eine erfahrene Yoga-Lehrerin kann dabei durch ihre Beobachtung, Anleitung und Korrektur sehr hilfreich sein. Auch werden neue Erfahrungen immer wieder zu einer Verfeinerung des Bestehenden führen und manches Mal auch zu einer Revidierung alter Muster. Je mehr wir üben, desto mehr werden wir beobachten, spüren und damit auch verstehen. Die nächste spannende Frage besteht also darin, ob mir die Bewahrung der Ausrichtung auch dann gelingt, wenn ich mich in andere Ebenen oder in komplexere Formen bewege.

Im Grunde ist dies auch ein spiritueller Aspekt des Hatha-Yoga nach tantrischem Verständnis: Kann ich meine persönliche Mitte, meine Ausrichtung bewahren – selbst dann, wenn alles, oder eben gerade mein Körper, auf dem Kopf steht? Bin ich in der Lage, die allgemeingültigen Gesetze auch in den verwickelten Asanas zu erkennen und zu begreifen, dass wirklich **alles eins ist.**

Einige wenige physische Grundlagen

Sehr verallgemeinert gesagt gibt es Menschen, die eher ungelenkig und steif sind, und andere, die eher flexibel sind. Zumeist brauchen steifere Menschen mehr Beweglichkeit im Körper, und sehr flexible Menschen bedürfen oftmals einer Kräftigung. Yoga hilft bei beidem: Asanas unterstützen sowohl bei der Bewahrung oder Verbesserung der Flexibilität als auch bei der Kräftigung des gesamten Körpers.

Im Yoga schaut man sich eine Haltung immer von der Basis aus an. Fehler in der Ausrichtung setzen sich nach oben hin fort. So führt beispielsweise eine Fehlhaltung im Fuß zu einer Fehlhaltung im Knie, in der Hüfte und Wirbelsäule, und sie zeigt sich sogar noch im Nackenbereich. Daher baut man Yoga-Asanas immer von unten nach oben hin auf – und auch Korrekturen erfolgen von unten nach oben.

Die Wirbelsäule

Die Wirbelsäule bildet die knöcherne Achse des Körpers. Sie hält uns aufrecht und steht mit anderen Teilen des Skeletts in Verbindung: unseren Extremitäten, den Armen und Beinen, über die Rippen mit dem gesamten Brustkorb, dem Schultergürtel und dem Kopf. Die Wirbelsäule besteht aus einzelnen Wirbelkörpern, die aufeinandergestapelt sind, dadurch ist sie beweglich. Gepolstert sind die einzelnen Wirbel durch elastische Bandscheiben. Im Hohlraum der einzelnen Wirbelkörper verläuft das Rückenmark, davon gehen die Spinalnerven ab. Um zu verhindern, dass die Wirbelsäule sich bei Bewegungen verdreht, wird sie durch kleine Gelenke an den Seiten stabilisiert, die Facettengelenke genannt werden. Die untersten Wirbel sind am dicksten, da dort das meiste Gewicht lastet. Die Halswirbel sind entsprechend klein – da sie »nur« dazu da sind, das Gewicht des Kopfes zu tragen. Haltungen wie der Kopfstand und der Schulterstand können für die Wirbelsäule eine Gefahr darstellen. Solche Asanas sind daher nur unter direkter Anleitung einer versierten Yoga-Lehrerin zu üben. Aus diesem Grund stelle ich diese Haltungen in diesem Buch nicht vor.

Die Wirbelsäule wird in vier Abschnitte unterteilt:

- sieben Halswirbel (HWS) – lordotisch (zur Körpervorderseite hin gekrümmt),
- zwölf Brustwirbel (BWS) – kyphotisch (zur Körperrückseite hin gekrümmt),
- fünf Lendenwirbel (LWS) – lordotisch,
- das Kreuzbein, das aus miteinander verwachsenen Wirbeln besteht und keilförmig ist. Daran schließt das Steißbein an – kyphotisch.

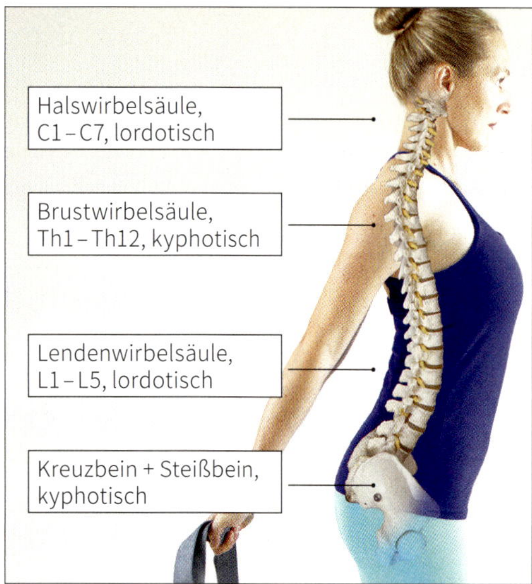

Abb. 1: Abschnitte der Wirbelsäule.

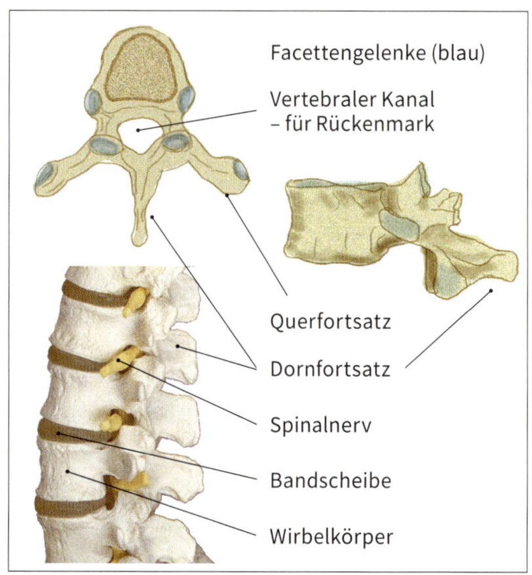

Abb. 2: Elemente der Wirbelsäule.

Die Halswirbelsäule (im Folgenden HWS) und die Lendenwirbelsäule (im Folgenden LWS) haben keine begrenzende knöcherne Verbindung zu anderen Teilen des Skeletts und sind dadurch freier beweglich, jedoch auch verletzungsanfälliger. Die Brustwirbelsäule (im Folgenden BWS) und das Kreuzbein sind knöchern verbunden und dadurch weniger beweglich. Schaut man sich die Wirbelsäule von der Seite an, sieht man die sogenannte Doppel-S-Form. Diese Krümmungen der Wirbelsäule sind richtig und wichtig: Gerades Stehen bedeutet, dass wir uns unter Bewahrung der natürlichen Krümmungen aufrichten. Die Abschnitte der HWS und der BWS krümmen sich in den Körper nach innen, dies nennt man *lordotisch*. Die anderen Abschnitte krümmen sich nach außen, dies nennt man *kyphotisch*. Manche Menschen haben zu stark ausgeprägte Krümmungen. So ist zum Beispiel das sogenannte Hohlkreuz eine zu stark ausgeprägte lordotische Krümmung der LWS, und es bedarf einer Korrektur hin zu einer mäßigen, natürlichen Krümmung. Ziel der Yoga-Praxis ist es, immer einen natürlich gekrümmten, lang gestreckten und stabilen Rücken zu bewahren.

Bänder und Sehnen

Sehnen verbinden Muskeln mit Knochen und ermöglichen Bewegungen, indem sie die Kraft der Muskeln auf das Skelett übertragen. Bänder geben dem Körper Halt, sie verbinden zumeist Knochen miteinander. Zur Stabilisierung des Körpers brau-

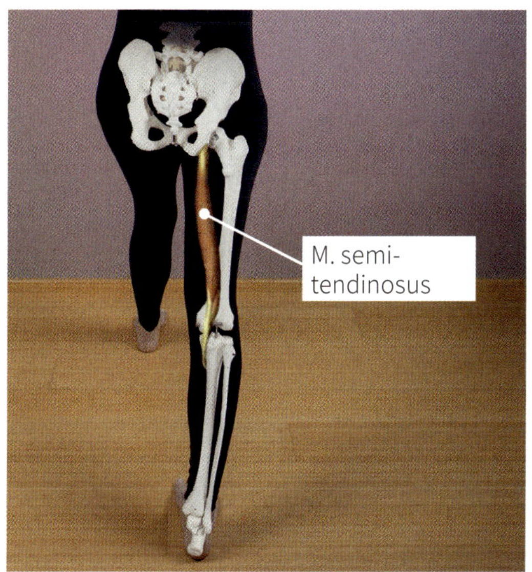

Abb. 3: Dies ist einer der Oberschenkelrückseitenmuskeln. Das Muskelgewebe ist rot dargestellt und die Sehnen gelb. Sehnen sollten nicht gedehnt werden – daher ist ein Dehnungsgefühl an den Knien und auch an den Sitzknochen ein Hinweis auf eine falsche, schädliche Ausrichtung.

chen wir beides: Sowohl Sehnen als auch Bänder dienen dem Zweck der Stabilisierung. Ein übermäßiges Dehnen oder gar Ausleiern dieser Gewebe kann schädlich sein. Sehnen sind sehr reißfest, zugleich aber auch kaum dehnbar. Im Vergleich zu Muskeln sind Sehnen auch deutlich weniger durchblutet und daher anfällig für Überlastungen. Sehnenzerrungen (durch zu starken Zug auf eine Sehne) sind sehr schmerzhaft und langwierig im Heilungsverlauf. Bei Dehnungen ist es daher wichtig, unterscheiden zu können, ob man die Sehne oder den Muskel dehnt. Dafür ist es erforderlich zu wissen, wie die Strukturen zusammenhängen.

Es ist einfacher, als es zunächst scheint: Da die Sehnen die Muskeln mit den Knochen verbinden, verlaufen sie immer über den Gelenken oder setzen in ihrer unmittelbaren Nähe an. Ein Gefühl von Dehnung in oder nahe bei den Gelenken (im Yoga insbesondere: Schulter, Hüfte, Knie) ist weit verbreitet – aber gesundheitsgefährdend!

Kurz gefasst merke dir:
Ein Dehnungsgefühl in den Gelenken ist nicht erwünscht.

Beispiel: In der tiefen Vorbeuge *Uttanasana* » Abb. 52 fühlen viele Yogis eine Dehnung nahe am Sitzknochen oder in den Kniekehlen. Beides betrifft Sehnen und nicht die Muskulatur und findet somit an der falschen Stelle statt. Wie man die gewünschte Dehnung des jeweiligen Muskels erzeugt, wird in den Erläuterungen zu den einzelnen Asanas erklärt.

IV Asanas

Alles ist Tadasana
Vorbeugen
Rückbeugen
Twists
Hüftöffner
Armbalancen

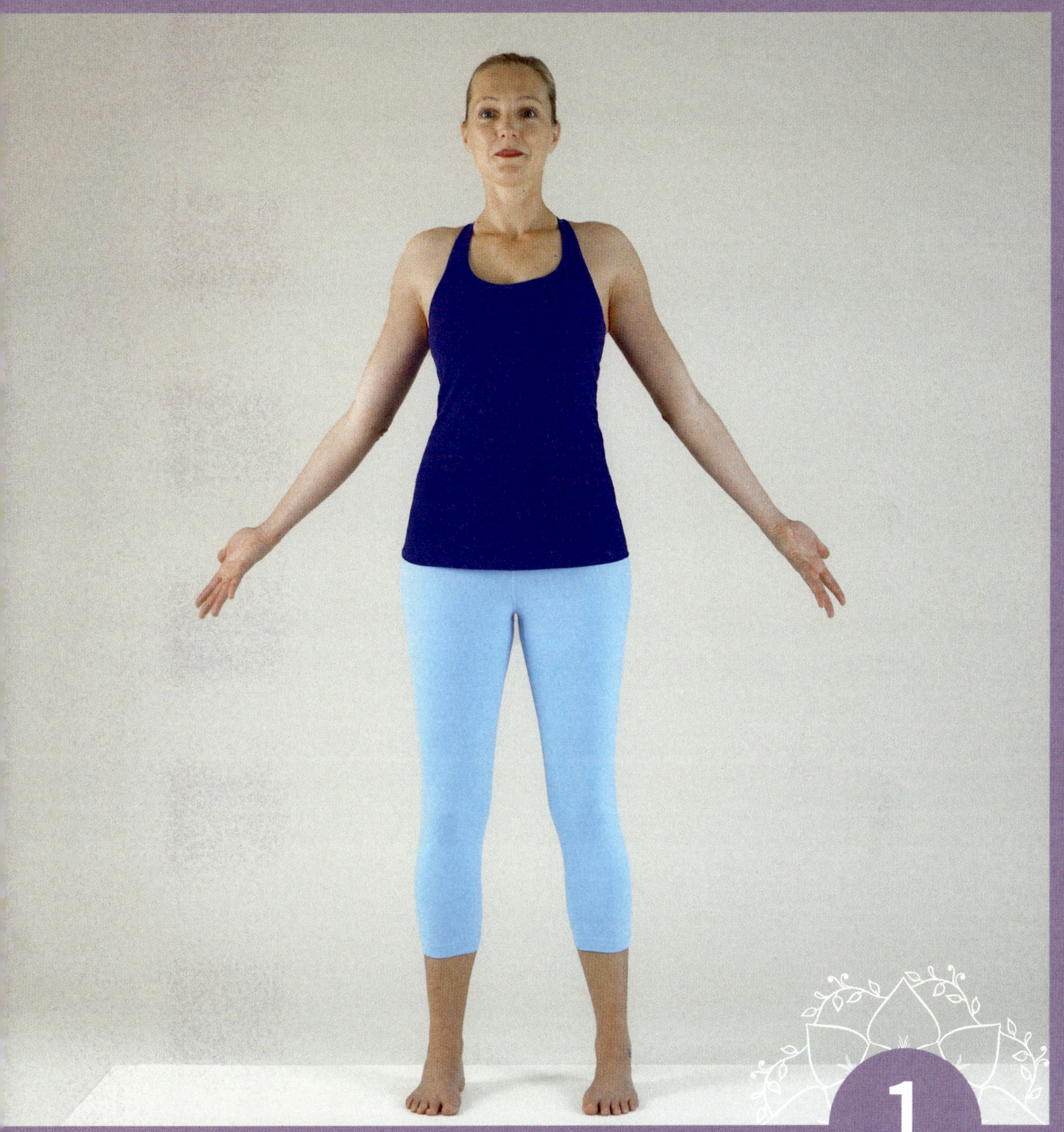

1
Alles ist Tadasana

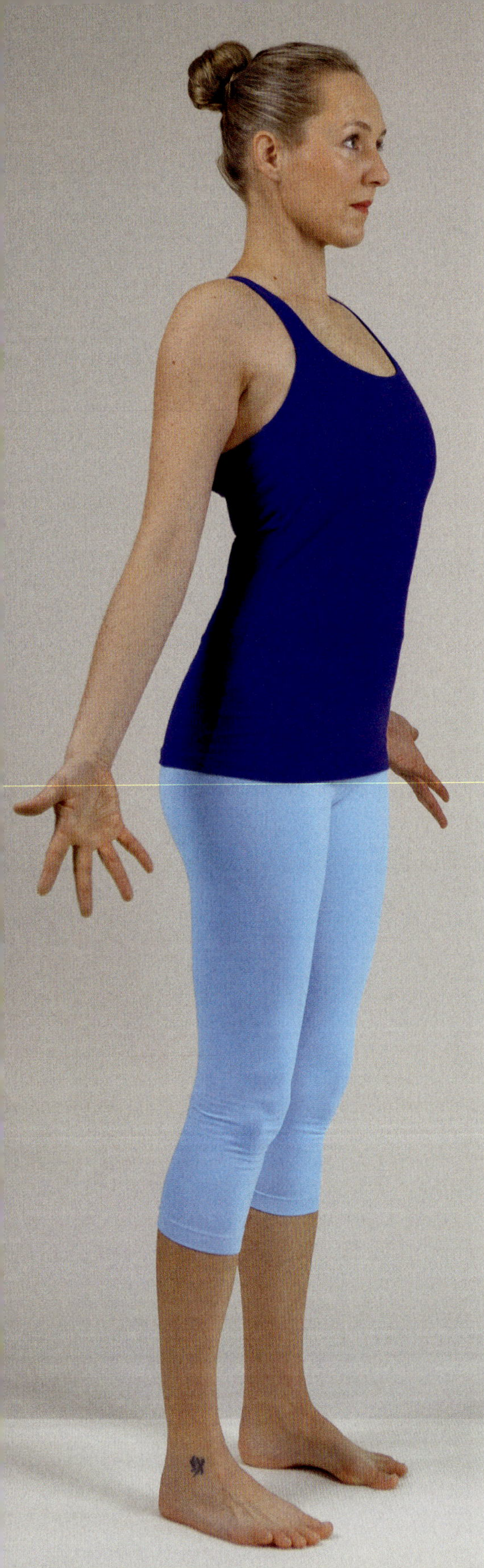

Es wird praktisch …

1 Alles ist Tadasana

Tadasana

tada = Berg |
asana = Haltung/Stellung/wörtlich übersetzt: Sitz

Dieses Asana ist der Ausgangspunkt aller weiteren Haltungen, alle Yoga-Formen sind im Grunde genommen Variationen davon. Es gibt allgemeingültige Bewegungs- und Ausrichtungsprinzipien, die – hat man sie für diese Grundstellung verstanden und verinnerlicht – für alle weiteren Positionen und Übergänge anwendbar sind.

Tadasana scheint extrem einfach zu sein – da diese Haltung jedoch im wahrsten Sinne des Wortes ***grundlegend*** ist, widme ich diesem Asana eine umfassende Betrachtung und erörtere sie detailliert in den »Universellen Prinzipien der Ausrichtung«.

Kommen wir zur Idee zurück, dass jede Haltung eine Variation von *Tadasana* ist. Betrachten wir dafür beispielhaft die folgenden vier Asanas.

Abb. 4: + Kapitelbild
Die gut ausgerichtete Bergposition, die Füße sind fest verwurzelt, die Knie nicht überstreckt, die Oberschenkelinnenseiten drehen nach hinten, während die Sitzbeinhöcker sanft zu den Fersen ziehen, der Bauch ist aktiv, die Schulterblätter schmiegen sich an den Rücken und tragen das Herz, der Nacken ist lang und entspannt.

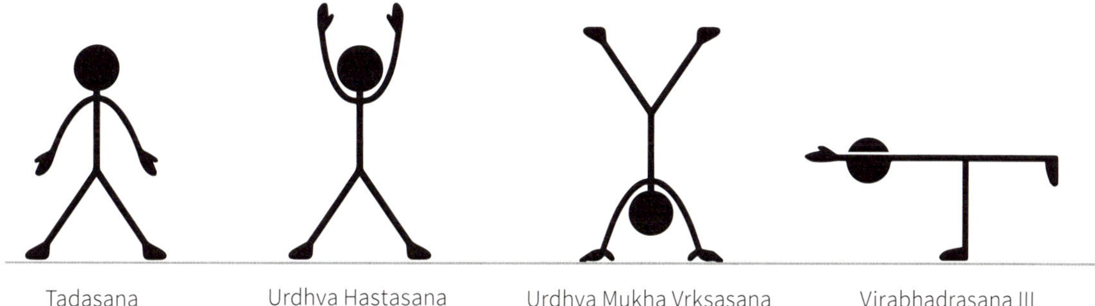

Abb. 5: In der schematischen Gegenüberstellung wird die Gemeinsamkeit deutlich.

Tadasana, Urdhva Hastasana, Urdhva Mukha Vrksasana und Virabhadrasana III

urdhva = oben, hoch, nach oben weisend | hasta = Hand | mukha = Gesicht | vrksha = Baum | vira = Krieger/Held | Virabhadra = Name eines Kriegers, Inkarnation Shivas

Strecken wir aus der ***Bergposition, Tadasana,*** die Arme nach oben zum Himmel, heißt dieses Asana dann ***Urdhva Hastasana,*** der ***aufrechte Stand mit gehobenen Armen.*** Die Ausrichtung von ***Tadasana*** ist geblieben, nur die Armhaltung hat sich verändert. Stell dir vor, dass sich die Zimmerdecke nach unten zu deinen Händen absenkt – umgedreht wäre das ***Urdhva Mukha Vrksasana,*** ein ***Handstand.*** Für ***Virabhadrasana III,*** den ***Krieger 3*** beugt man sich nur aus der Körpermitte nach vorne und balanciert auf einem Bein.

Erkennst du, dass alle diese Haltungen im Grunde ***Tadasana*** geblieben sind? Sie wurden zwar auf eine andere Ebene bewegt – von der Ausrichtung her hat sich jedoch nichts Wesentliches verändert » Abb. 5.

In der Praxis fühlt es sich oftmals jedoch ganz anders an. Kaum tragen uns unsere Füße nicht mehr, und wir bringen Gewicht auf die Hände wie im Handstand, neigt unser Geist dazu, auszuflippen, und oftmals entstehen Gefühle von großer Unsicherheit oder Angst.

Unser Verstand erzählt uns, dass dies nun wirklich etwas *ganz anderes* sei, ganz besonders schwer, vielleicht unmöglich oder sogar undenkbar. Während unserer Asana-Praxis neigen wir außerdem dazu, uns für jedes Asana wieder neu ausrichten zu wollen. Doch das ist nicht nötig. Gelingt es, die Ausrichtung von *Tadasana* zu bewahren, dann bewegt man sich durch alle Haltungen – immer mit der gleichen Grundausrichtung, nur entsprechend den Veränderungen modifiziert. Unbestreitbar müssen gewisse Bewegungsprinzipien verstärkt oder verringert werden, um veränderten Gegebenheiten zu begegnen. Bildhaft gesagt, baut man ein Haus auf instabilem Grund, muss man vor dem Baubeginn mehr Arbeit in die Schaffung des Fundaments stecken, die Prinzipien des Hausbaus bleiben jedoch dieselben.

Anhand der vier hier beschriebenen Asanas ist die Idee einfach nachzuvollziehen. Haben wir unsere Ausrichtung in der *Bergposition* eingenommen, dann müssen wir sie nur noch bewahren. Für den *Krieger 3* beugen wir uns lediglich nach vorne » Abb. 6. Der Fuß am Boden trägt nun allein den Körper, daher müssen wir den Fokus mehr auf das Fundament der Position und zur Körpermitte bringen, um stabil verankert als auch waagerecht im Raum zu stehen. Für den *Handstand* » Abb. 8+231 platzieren wir »nur« die Hände auf den Boden und stülpen uns zwischen Himmel und Erde um. Unbestreitbar ist es einfacher, auf den Füßen zu stehen als auf den Händen. Sich auf den Händen auszubalancieren, bedarf einer deutlich höheren Kraftanstrengung, eines hohen Maßes an Präsenz bei der Ausführung der Übung und des Bewusstseins dafür, welche Ausrichtung wahrscheinlich am ehesten verloren geht, um hier entsprechend gegensteuern zu können.

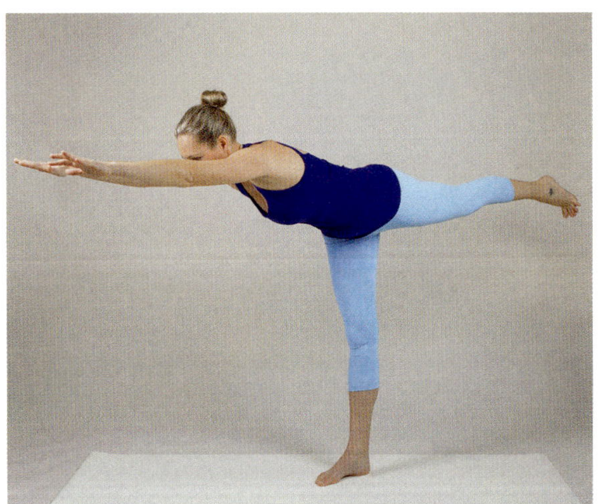

Abb. 6: Virabhadrasana III, Krieger 3.

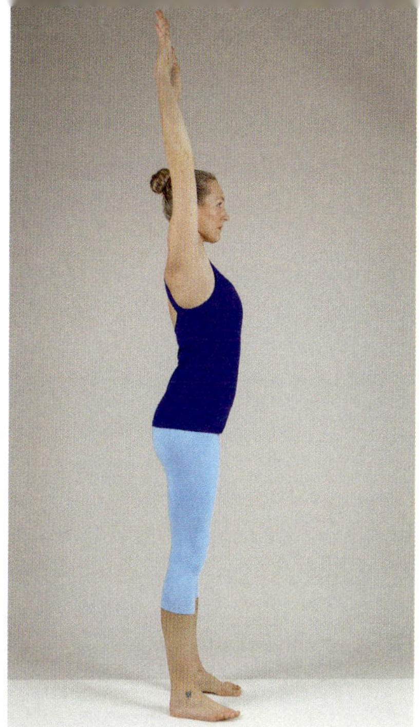
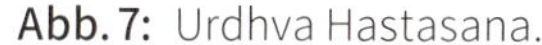

Abb. 7: Urdhva Hastasana.

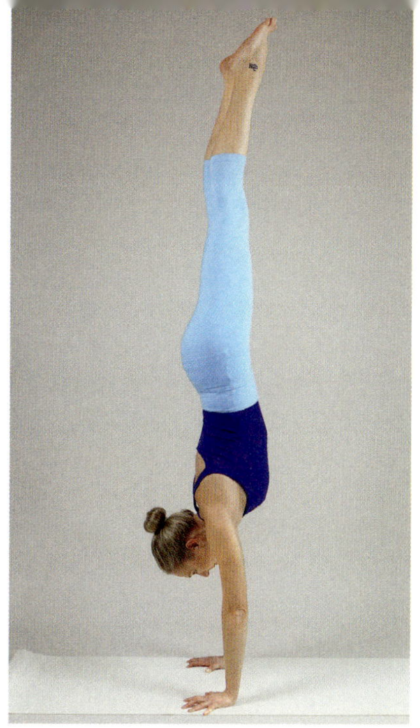

Abb. 8: Handstand (siehe auch **Abb. 231**).

Neigt man beispielsweise in *Tadasana* dazu, die Hüfte nach vorne zu schieben, so wird man dies auch im *Handstand* tun. Im Stehen fällt diese Verschiebung in der Körperachse nicht so sehr ins Gewicht. Lernen wir jedoch nicht, diese auszugleichen, werden komplexere Asanas wie *Krieger 3* oder eben der *Handstand* nur schwer gelingen. Die Aufgabe besteht also darin, in den einfachen Grundformen vollkommenes Verstehen und Bewusstsein des Selbst und der Struktur des eigenen Körpers zu schaffen, sodass man diese Prinzipien dann in den komplexeren Bewegungen ebenso integrieren kann wie auch in die innere Haltung/Einstellung im Alltag.

Yoga ist nicht nur Asana-Praxis! Yoga ist Bewusstsein im Handeln, Bewusstsein auf tiefster Ebene des eigenen So-Seins. Das hier beschriebene Prinzip gilt auch für unseren Geist.

Ein Beispiel: Vielleicht gelingt es dir, in einem ehemals ungeliebten Asana Ruhe zu bewahren und in fortwährender Präsenz ein- und auszuatmen. Möglicherweise zeigt dir deine Praxis, dass es gelingen kann, ruhig zu bleiben, auch wenn ein starker Stimulus kommt. Eventuell denkst du an dieser Stelle sogar: »Das ist leicht, diese Lektion habe ich gemeistert.« Aber was passiert, wenn du auf deiner Yoga-Matte einer anderen, schwierigeren oder unbekannten Herausforderung begegnest? Oder dich abseits der Matte jemand anpöbelt, dir die Vorfahrt nimmt oder du dich provoziert fühlst? Damit es uns gelingt, in den anstrengenden Situationen unsere Ausrichtung zu bewahren, können wir diese in den einfachen Situationen etablieren und derart verinnerlichen, dass sie auch in kritischen und herausfordernden Momenten abrufbar ist.

Es ist gut zu entdecken, dass wir bestimmte Muster haben. Sind diese weder sinnvoll noch mit unserer inneren Wahrheit ausgerichtet und/oder ungesund, wissen wir, worauf wir achten müssen. Wir lernen in der bewussten Begegnung mit uns, wie wir diese verändern können, und erlernen Techniken, um sie zu korrigieren. Weiß ich um mein Muster, kann ich, bevor ich der schwierigeren Form oder Situation begegne, mein Augenmerk auf die zu erwartende Problematik lenken und entsprechend gegensteuern, bevor sie sich manifestiert. Die aufrichtige Begegnung mit Achtsamkeit wird ermöglichen, dass ich mit mehr Klarheit reagiere und mittelfristig alte Muster nicht wiederhole.

Die unspektakulären Momente im Leben sind, wie auch die Basis-Asanas, alles andere als langweilig. Genau hier gilt es, Ausrichtung zu verstehen und so zu verinnerlichen, dass man diese Gesetzmäßigkeiten auf anderen Ebenen wiedererkennt und anwenden kann. Die Yoga-Matte ist unser Spielfeld der Selbsterkenntnis, wir erleben unser System aus Körper, Atem, Geist, inneren Mustern und Meinungen in einem eher neutralen Kontext. Was ich hier erkenne, kann ich auf alle Ebenen des Lebens übertragen und auch dort entdecken.

Da *Tadasana* den Generalschlüssel für die Asana-Praxis liefert, schauen wir uns das nun in aller Ausführlichkeit an.

Die universellen Prinzipien der Ausrichtung

Diese Prinzipien stammen aus dem Anusara-Yoga. Sie haben sowohl psychische als auch physische Bedeutungsebenen. Die folgenden fünf Schritte lassen sich auf jede Haltung anwenden, um den Körper optimal auszurichten. Sie pendeln zwischen energetischer Expansion und Kontraktion und spiegeln das allumfassende Pulsieren des Lebens.

1. Finde eine Basis und öffne dich für das Größere

Die Basis eines Asanas sind immer die Teile des Körpers, die das Fundament der Form darstellen. Sehr häufig sind die Füße die Basis, da die meisten Übungen im Yoga Standhaltungen sind. In Armbalancen sind es die Hände, in Entspannungshaltungen die gesamte Körperrück- bzw. -vorderseite. Wie bei einem Bauwerk ist es entscheidend, dass das Fundament stabil genug ist, um das ganze Gebäude tragen zu können. Wesentlich beim Bau ist nicht nur, ob man die richtigen Materialien und Techniken einsetzt, sondern auch, auf welchem Boden das Bauwerk steht.

Psychischer Aspekt

Auf Yoga übertragen geht es also nicht nur darum, den Körper korrekt auszurichten, sondern um die entscheidende Frage: Was ist die Basis des jetzigen Moments? Wie geht es mir? Was klingt in mir nach oder beschäftigt mich gerade? Was brauche ich heute, um Ausgeglichenheit finden zu können? Diese Fragen stellen einen wichtigen Moment des Innehaltens dar – einen Augenblick der Introspektive, des Sich-Spürens und bewussten Wahrnehmens. Hier hinterfrage ich meine Motivation und definiere die Absicht für meine nun folgende Praxis.

Kann ich das Bauwerk an dieser Stelle mit den gegebenen Bedingungen tatsächlich verwirklichen? Manchmal ist die Antwort: Ja – und ich kann sogar größer bauen, als ich dachte; und manchmal heißt die Antwort: Nein – heute baue ich kleiner oder besser gleich ein anderes Projekt, eines, das ich in der gegebenen Situation bewältigen kann. Wie so oft kommen wir mit einer bestimmten Erwartung auf die Matte, was wir heute tun werden oder noch zu leisten haben. Erlauben wir uns nicht den Moment der Einkehr und Reflexion, kann die Praxis zu einer reinen Erledigung unserer selbst auferlegten Vorgaben werden – ohne jegliche Verbindung zu den Gegebenheiten im Jetzt.

Dieser erste Schritt lädt uns dazu ein, mit uns selbst in Kontakt zu treten und Verbindung zu schaffen – ***bevor*** wir handeln. Den Grund meines Handelns zu überprüfen, ist ein Akt der Freundlichkeit und des Respekts mir selbst gegenüber. Schenke ich mir diesen Augenblick der inneren Einsicht, so werde ich eine Absicht definieren können; diese wird die Grundlage meiner Praxis und prägt somit maßgeblich die nachfolgende Erfahrung und die Auswahl der einzusetzenden Mittel.

Das erste Prinzip besteht aus zwei Aspekten: **Finde eine Basis** und **öffne dich für das Größere.** Was das »Größere« ist, kann jeder für sich selbst definieren. Aber macht es nicht schon einen Unterschied gegenüber der alltäglichen Selbstwahrnehmung, wenn ich ganz bewusst im Sitzen die Erde wahrnehme, die meinen Körper trägt und an die ich mein Gewicht abgeben kann? Wenn ich mir den Atem bewusst mache, der aus dem großen, absoluten Raum durch meinen Atemzug in mir erfahrbar wird? Atem, der eine Brücke zwischen dem Innen und Außen, dem Selbst und dem Sein schlägt, und mich spüren lässt, dass beides in Verbindung zueinander steht und nie voneinander getrennt ist!

Der Wortstamm »yui« im Yoga kommt von Verbinden: »Teamwork« von Atem und Körper und Geist

Eine wesentliche Idee des Yoga besteht darin, Atem und Bewegung miteinander zu verbinden. Es geht nicht nur um mein Bemühen, meine Absicht und meinen Willen, sondern ganz besonders um die Idee, Atem und Bewegung in einen harmonischen Einklang zu bringen. Wir sind aufgefordert, mit Körper, Atem und Geist gleichberechtigt zusammenzuarbeiten. Sich dem Fluss des Lebens und der eigenen Atmung anzuvertrauen bedeutet auch, loszulassen und nicht zu dominieren oder zu bestimmen.

Wir beginnen unsere Yoga-Praxis oft damit, Stille zu finden, uns zu fokussieren und zu atmen. Kannst du den Atem einfach spüren, gewähren lassen und mit ihm sein? Dir erlauben, Atem zu empfangen, dich durchströmen zu lassen und eine Verbindung mit deinem Atem einzugehen? Eine Verbindung mit der Kraft von *Prana* (= allgegenwärtige kleinste Einheit von Lebensenergie), die den Rhythmus deiner Praxis lenken wird. **Yoga ist eine Kombination aus eigener Willenskraft und Ausrichtung, durch den Atem verbunden mit der stets verfügbaren allgegenwärtigen Kraft des Lebens.** Asana-Arbeit ist Teamwork, der Atem und ich, mein Sein in Verbindung mit dem Pulsieren des Lebens.

Neben diesem spirituellen Ansatz gehört die konkrete physische Ausrichtung ebenfalls zum ersten Prinzip. Wie platziere ich die Basis meines Körpers natürlich und anatomisch korrekt? Dies schauen wir uns nachfolgend an.

Physischer Aspekt

Ausrichtung der Füße und Beine

Im Yoga findet man zumeist zwei Möglichkeiten: Entweder stehen die Füße hüftweit, oder die Fußinnenkanten berühren einander. Der Vorteil der sich berührenden Füße besteht darin, dass sich meistens auch die Beininnenseiten berühren, man bewegt die Beine automatisch aufeinander zu, dadurch stellt sich ein Gefühl von Zentrierung ein. Der Vorteil des hüftweiten Standes ist, dass man das Gewicht des Rumpfes in den geraden Körperachsen auf die Füße verteilt und dadurch stabiler und ganz natürlich stehen kann. Aus diesem Grund ziehe ich zumeist den hüftweiten Stand vor, den ich im Nachfolgenden erkläre.

Beinachsen

Die Füße stehen hüftgelenkbreit. Doch was ist das genau? Wir können das Hüftgelenk nicht sehen, da es zu tief im Körper liegt. Als Hilfslinie nutzt man den vorderen Knochen der Hüftschaufel, den Beckenkamm, man kann ihn im Stehen gut ertasten. Dieser ist an der Körpervorderseite beidseitig recht spitz fühlbar. Der Becken-

Im Idealfall würde die Last des Körpers über ein imaginäres Lot vom vorderen Beckenkamm über die Mitte des Hüftknochens knapp neben der Mitte der Knie bis zur Mitte des Fußgelenks reichen.

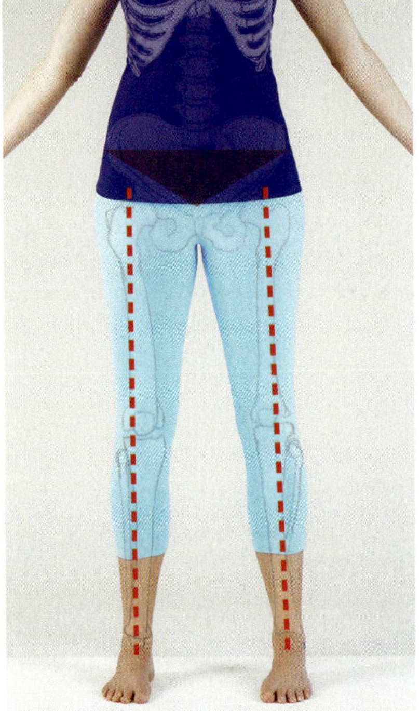

Abb. 9: Eine gerade Achse ermöglicht die optimale Übertragung des Gewichts in die Erde.

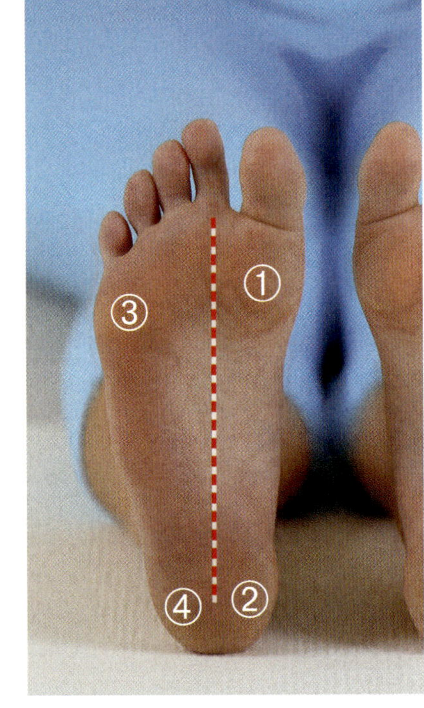

Abb. 10: Die vier imaginären Punkte am Fuß helfen dabei, Gewichtsverlagerungen im Fuß auszugleichen.

kamm (und damit das Hüftgelenk) steht idealerweise in der Verlängerung nach unten in einer Linie mit der Mitte des Knies, der Mitte der Ferse und mit der zweiten Zehe.

Die Ansage: »Zweite Zehe in einer Linie mit der Mitte der Ferse« richtet die Füße gerade nach vorne aus und verhindert somit, dass die Zehen nach innen oder außen drehen, was es zu vermeiden gilt. Für eine ausgeglichene Gewichtsverteilung in den Füßen nutzt man vier Hilfspunkte: das Grundgelenk des dicken Zehs, die innere und äußere Ferse sowie das Grundgelenk des kleinen Zehs. Ziel ist es, im Stehen auf beiden Füßen jeweils auf allen vier Punkten gleich viel Gewicht zu verteilen und ein Gewölbe im Fuß zu kreieren, zum Beispiel indem man die Zehen anhebt, das aktiviert die Muskulatur im Fuß, das entstandene Fußgewölbe bewahrt und die Zehen wieder weit aufgefächert ablegt.

Praxis-Tipp Schau dir deine eigenen Füße an: Trägt ein Bein mehr Gewicht als das andere? Drehen deine Zehen nach außen? Wie eng oder breit stehen sie? Lehnst du dich nach innen, außen, vorne oder hinten? Wie sieht dein Sprunggelenk aus, kippt es in irgendeine Richtung? Wenn du nasse Füße hast, wie sehen die Abdrücke am Boden aus? Ist der Fuß flächig, oder ist dort, wo das Fußgewölbe sein sollte, ein Abdruck? Gibt es Unterschiede zwischen rechtem und linkem Fuß?

Kleine Fußgesundheit

Hat man längere Zeit nicht auf die eigenen Füße und deren Beweglichkeit geachtet, dann erscheint einem die Vorstellung, an deren Zustand je wieder etwas ändern zu können, unmöglich. Das stimmt jedoch nicht! Integriert man Fußgymnastik regelmäßig in den Alltag, so tritt recht schnell eine Veränderung ein, und man kann auch Problemen wie zum Beispiel *Hallux Valgus* begegnen. Die Zehen spreizen, mit den Zehen Klavier spielen, mit den Zehen Dinge hochheben und greifen, Dehnen des Fußes und die Schaffung eines guten Fußgewölbes sind nur wenige Beispiele. Es lohnt sich! Die Basis, unsere Füße, sind wichtig für die gesamte gesunde Ausrichtung des Körpers.

Weiter geht's. Nun, da die Füße hüftgelenkbreit und die zweiten Zehen mit der Mitte der Ferse in einer Linie unter dem Hüftgelenk stehen, arbeiten wir uns weiter nach oben vor.

Das nächste Augenmerk gilt den Knien. Sehr häufig neigen Menschen im Stand dazu, die Knie nach innen, also aufeinander zuzubewegen. Man

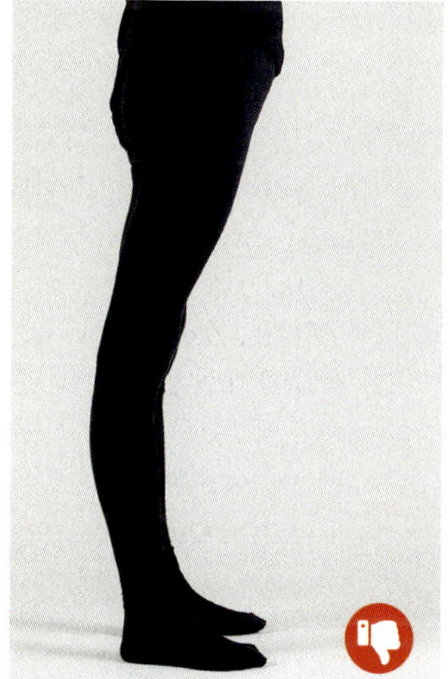

Abb. 11: Diese Yogini mag ein extremes Beispiel dafür sein, wie stark Gelenke überstreckt werden können. Jedoch schadet ein Überstrecken der Gelenke den Sehnen (siehe Kapitel »Anatomie«).

bezeichnet das als X-Beine. Eine andere häufig anzutreffende Verschiebung auf der Beinachse sind O-Beine. Anzustreben ist, dass wir in einer geraden Linie von den Fersen bis zum Hüftgelenk stehen und dass das Kniegelenk das Gewicht etwa mittig trägt. In der Regel ist es so, dass X-Beine mit einer stärkeren Belastung auf der Fußinnenseite einhergehen und O-Beine mit einer stärkeren Belastung auf der Fußaußenkante.

Die Korrektur der Basis (hier der Füße) durch eine gleichmäßige Gewichtsverteilung bewirkt daher unmittelbar auch eine Korrektur der Knie.

Fehlhaltungen in der Achse des Beines ziehen unter anderem die Menisken in den Kniegelenken in Mitleidenschaft. Man sollte also darauf achten, dass die Mitte der Kniescheibe nach vorne in Richtung der zweiten Zehe ausgerichtet ist – das gilt natürlich bei gerade platzierten Füßen.

Schenken wir nun den Kniekehlen ein wenig Beachtung. Viele Menschen können ihre Beine nicht nur strecken, sondern regelrecht überstrecken. Betrachtet man diese Beine von der Seite, so sind sie nicht mehr gerade, sondern im extremen Fall sogar nach hinten gewölbt, man kann fühlen, dass solche Kniekehlen hart sind » Abb. 11. Probiere es selbst aus: Überstrecke deine Knie und taste in die Kniekehle – dann gib ein wenig nach oder beuge die Knie minimal. Spürst du den Unterschied?

Bis hierhin haben wir die Füße und die Knie betrachtet. Nun wandern wir weiter nach oben und schauen uns zunächst den Oberkörper und die optimale Platzierung der Hände an. Hier kommen weitere Bewegungsdynamiken ins Spiel.

Nicht immer sind die Füße die Basis, sondern manchmal die Hände und Füße, wie im *herabschauenden Hund*.

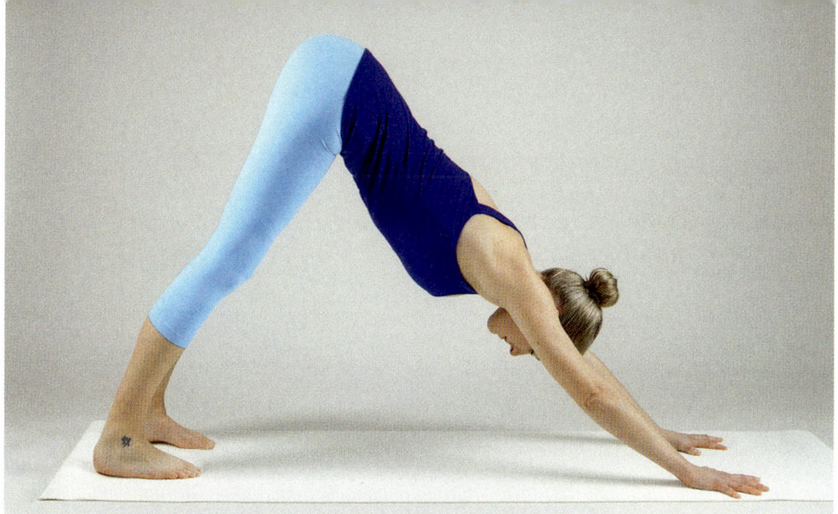

Abb. 12: Adho Mukha Svanasana, der herabschauende Hund (siehe auch **Abb. 219–222**).

Adho Mukha Svanasana

adho = nach unten | mukha = Gesicht | svana = Hund

Ausrichtung der Hände und Arme

Grundsätzliches zuerst: Die Ausrichtung der Hände, Handgelenke, Arme und Schultern ist essenziell für eine gesunde und stabile Positionierung des Schultergürtels, vor allem dann, wenn sie Gewicht tragen. Probleme in Händen und Schultern treten leider auch bei Yogis häufiger auf. Da Schmerzen in den Gelenken nie zu tolerieren sind und Fehlstellungen insbesondere unter Belastung (wie zum Beispiel beim ***hohen Liegestütz*** oder dem ***herabschauenden Hund***) unmittelbar zu Verletzungen führen können, muss man den Körper auch hier präzise und genau ausrichten. Wie genau das Schultergelenk aufgebaut ist und welche Besonderheiten es hier gibt, findest du im Kapitel 6 »Armbalancen«. Die Mitte des Handgelenks befindet sich idealerweise in einer Linie mit der Außenkante der Schulter (wir nennen das »außen schulterweit«). Die Finger sind gespreizt und die Hände flächig auf der Erde platziert. Die Handgelenksfalte steht in etwa parallel zum vorderen Mattenrand. Auch bei der Hand stellt man sich vier Referenzpunkte vor: das Zeigefingergrundgelenk, die Innen- und Außenseite des Handgelenks und das Grundgelenk des kleinen Fingers » Abb. 13.

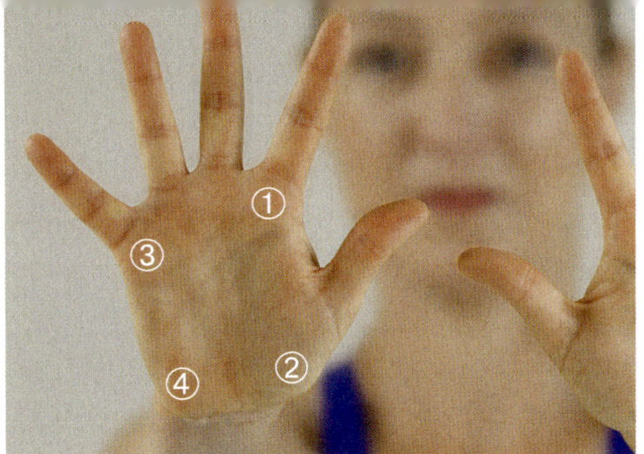

Abb. 13: Diese vier Punkte sind Hilfspunkte, um zu erlernen, wie man nacheinander das Gewicht gleichmäßig auf der Handfläche verteilen und eventuelle Gewichtsverlagerungen korrigieren kann.

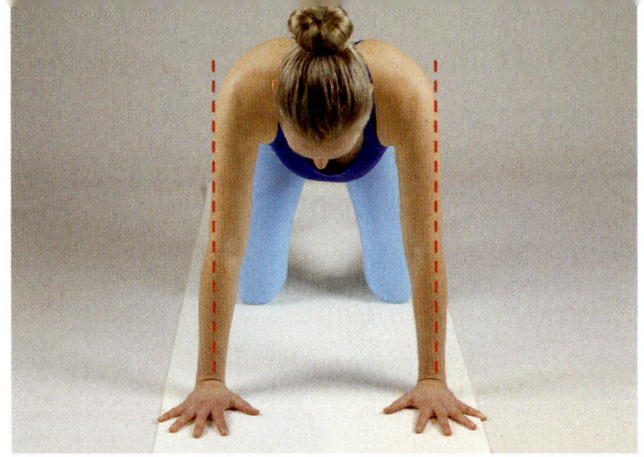

Abb. 14: Eine gute Ausrichtung der Hände und Arme schützt maßgeblich das Schultergelenk – nimm dir die Zeit, um eine gute Basis zu schaffen. Die Mitte des Handgelenks ist in einer Linie mit den Außenkanten der Schultern.

Wie schon bei den Füßen, so gilt auch hier: Verteile das Gewicht gleichmäßig zwischen diesen vier Punkten in der genannten Reihenfolge. Schaut man sich die Hände zum Beispiel im ***herabschauenden Hund*** an, beobachtet man oft, dass das Gewicht auf die Außenseite der Hand verlagert wird und dass sich die Zeigefingergrundgelenke heben. Das ist nicht wünschenswert, denn dadurch wird das Handgelenk belastet, und die Elle trägt mehr Gewicht als die Speiche. Die Auswirkungen einer solchen Fehlbelastung werden im Kapitel »Armbalancen« näher erläutert.

Wenn die Hände Gewicht tragen, sollte dieses flächig auf die ganze Hand verteilt werden, insbesondere auf den Bereich der Fingergrundgelenke (dort, wo die Finger in die Hand übergehen). Außerdem schmiegt man die Fingerkuppen kraftvoll in die Erde – auch das nimmt Gewicht aus den Handgelenken » Abb. 16.

Stabile Basis der Hände: gespreizte Finger, kraftvolle Fingerkuppen und Verbindung der Fingergrundgelenke mit der Erde

Praxis-Tipp Lege deine Hand erschlafft auf eine Unterlage und bringe ein wenig Gewicht auf die Hand. Du müsstest eine sehr unangenehme Belastung im Handgelenk spüren. Dieses Gefühl sollte ***nie*** in der Yoga-Praxis auftreten! Hebe die Hand und stell dir vor, eine größere Orange zu greifen und diese fest zu pressen. Die Muskulatur der Hand springt dadurch an, und in der Mitte der Handwurzel entsteht eine kleine, vertikal verlaufende Rille. Aktiviert man also die Muskeln in der Hand und platziert diese auf der Erde – *ohne* dabei die Grundgelenke zu heben –, so hebt sich infolgedessen die Mitte

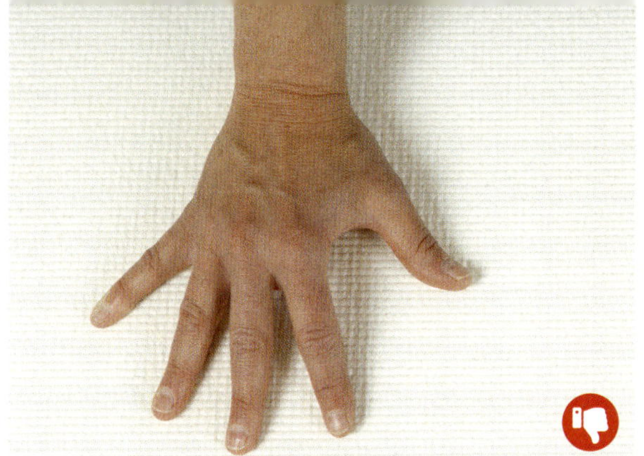

Abb. 15: Das Zeigefingergrundgelenk hebt von der Erde ab, die Hand ist nicht flächig aufgesetzt, und die Last liegt auf den kleinen Fingern. Dadurch wird sie ungünstig auf den Unterarm übertragen.

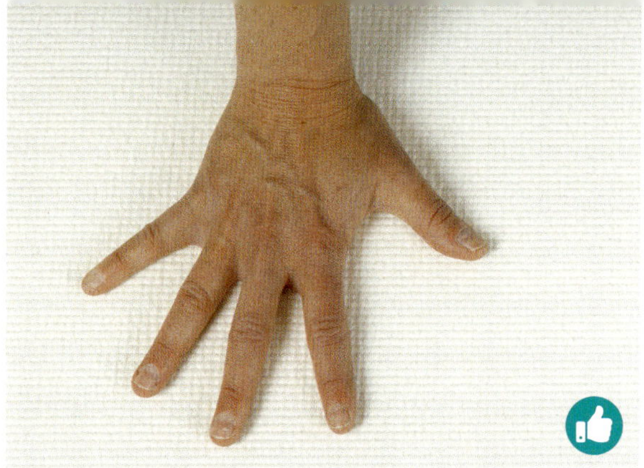

Abb. 16: Hier schmiegen sich alle vier Punkte der Hand in den Boden, auch das Zeigefingergrundgelenk drückt kraftvoll in die Erde. Das verteilt die Last gleichmäßig, auch auf den Unterarm.

der Handwurzel tatsächlich von der Erde, sie wird *nicht* zum Boden gedrückt. Um die Muskulatur der Hand zu aktivieren, stell dir vor, du krallst deine Hände in die Erde. **Verlagere das Gewicht heraus aus dem Handgelenk, flächiger hinein die gesamte Hand.**

Ist die Hand gut platziert, so folgt die Ausrichtung des Ellbogengelenks. Der Bewegungsspielraum der Arme ist in der Regel ziemlich groß – es ist möglich, die Ellbogenbeugen bei feststehend platzierter Hand (zum Beispiel *4-Fuß-Stand*) nach hinten oder nach vorne zu drehen. Die korrekte Einstellung befindet sich wie so oft in der Mitte: Die Ellbogenbeuge sollte zum Daumen der jeweiligen Hand schauen » Abb. 17 – 19.

Anmerkung: Dies korrekt einzustellen, ist im *4-Fuß-Stand* einfach, jedoch ist es um einiges schwerer, das zum Beispiel im *herabschauenden Hund* zu bewahren. Gelingt es dort, die Ellbogenbeuge zum Daumen schauen zu lassen, rotiert das Schultergelenk in seine optimale Ausrichtung, und die Schulterblätter gleiten hinten an den Brustkorb und ziehen sanft aufeinander zu.

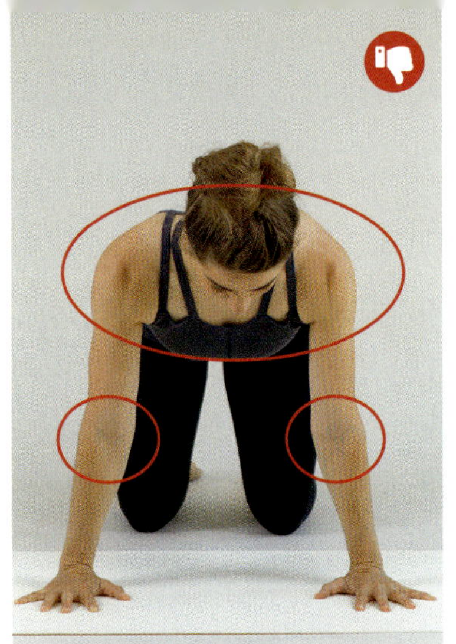

Abb. 17: Im linken Bild dreht die Yogini die Ellbogeninnenseiten zu weit nach vorne, dies führt zu einer Enge im Nacken und zumeist zum Loslassen der Mitte, der Bauchmuskulatur.

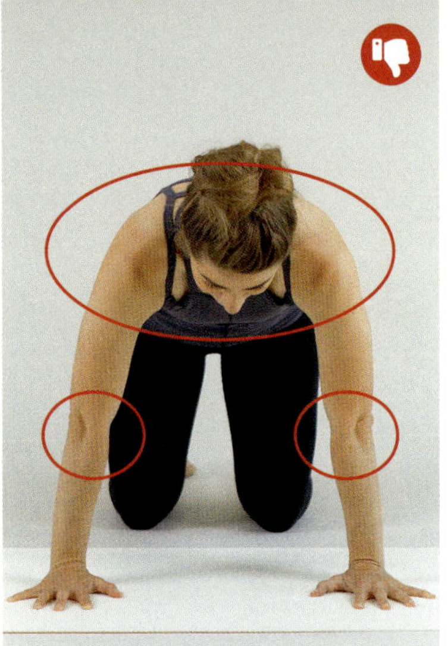

Abb. 18: Im mittleren Bild dreht die Yogini die Ellbogenbeugen nach hinten, sie wird rund und hart zwischen den Schultern und verliert ihr »weiches Herz«.

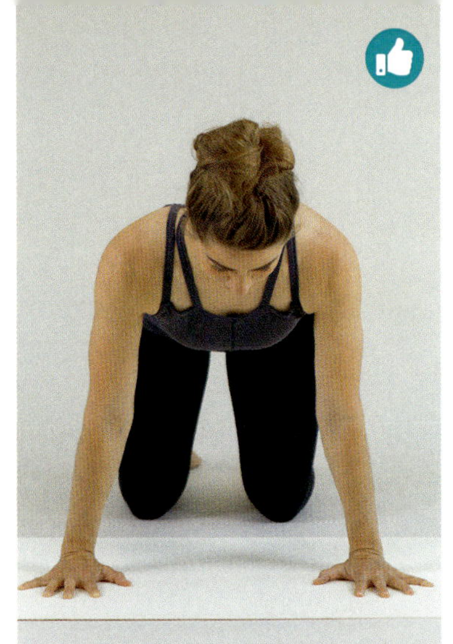

Abb. 19: Korrekt ist die Mittelstellung im rechten Bild: Die Ellbogenbeugen schauen zum jeweiligen Daumen, das Herz ist weich, die Körpermitte kraftvoll.

Praxis-Tipp Versuche es selbst: Drehst du die Ellbogenbeugen nach vorne, ziehen sich die Schulterblattspitzen eng zusammen, und die Schlüsselbeine werden breit (oben weit, unten eng -> Dysbalance) » Abb. 17. Rollst du die Ellbogenbeugen nach hinten, gleiten die Schulterblätter seitlich an den Brustkorb (oben eng, unten breit -> Dysbalance) » Abb. 18. Das Prinzip ist auch hier erkennbar: Verändert sich etwas in der Basis, auch wenn es nur so etwas wie eine unscheinbare Gewichtsverlagerung ist, so setzt sich das nach oben weiter fort und hat Auswirkungen auf die gesamte Statik.

Die achtsame Platzierung der Hände und Füße gehört zu dem ersten Aspekt: Finde deine Basis. Tu dies mit Präzision, Wissen und Verbindlichkeit und bewahre die einmal geschaffene Ausrichtung auch dann, wenn du die Form weiter aufbaust. Kommen wir zu dem zweiten Aspekt dieses Prinzips, der Öffnung gegenüber etwas, das größer ist als man selbst. Bis hierhin habe ich viele Details zur physischen Ausrichtung genannt – alles Anleitungen für ein *Tun*, ein willentliches Handeln. Wie bereits beschrieben, ist das nur die eine Seite der Medaille – es braucht ebenso ein Loslassen und Sanftwerden.

Aktiviert man die Hände im ***4-Fuß-Stand***, so, wie weiter oben beschrieben, neigt man dazu, in dem Bereich zwischen den Schulterblättern hart zu werden. Festigkeit, die in einem Teil des Körpers erzeugt wird, führt oft dazu, dass auch andere Partien fest werden bzw. verhärten, was nicht nötig ist. Wir brauchen eine stabile Basis, die uns kraftvoll tragen kann – dennoch können wir im Raum des Herzens, im Brustkorb zwischen den Schulterblättern ganz sanft bleiben. Im Anusara-Yoga wird oft der Ausdruck »schmelze dein Herz« verwendet, um die Yogis daran zu erinnern, hier wieder sanft zu werden.

Wir können hier noch einmal innehalten und unseren Atem wahrnehmen. Atme in jeden Winkel des Körpers, erlaube dir, beatmet zu werden und Raum zu schaffen für die Kraft des Atems, und schon werden mehr Stille und sanfte Präsenz einkehren. Vielleicht nehme ich noch einmal bewusst wahr, wie viel kraftvoller meine innere Präsenz ist, wenn ich in Verbindung bleibe – mit dem Sein, mit der Kraft des Atems.

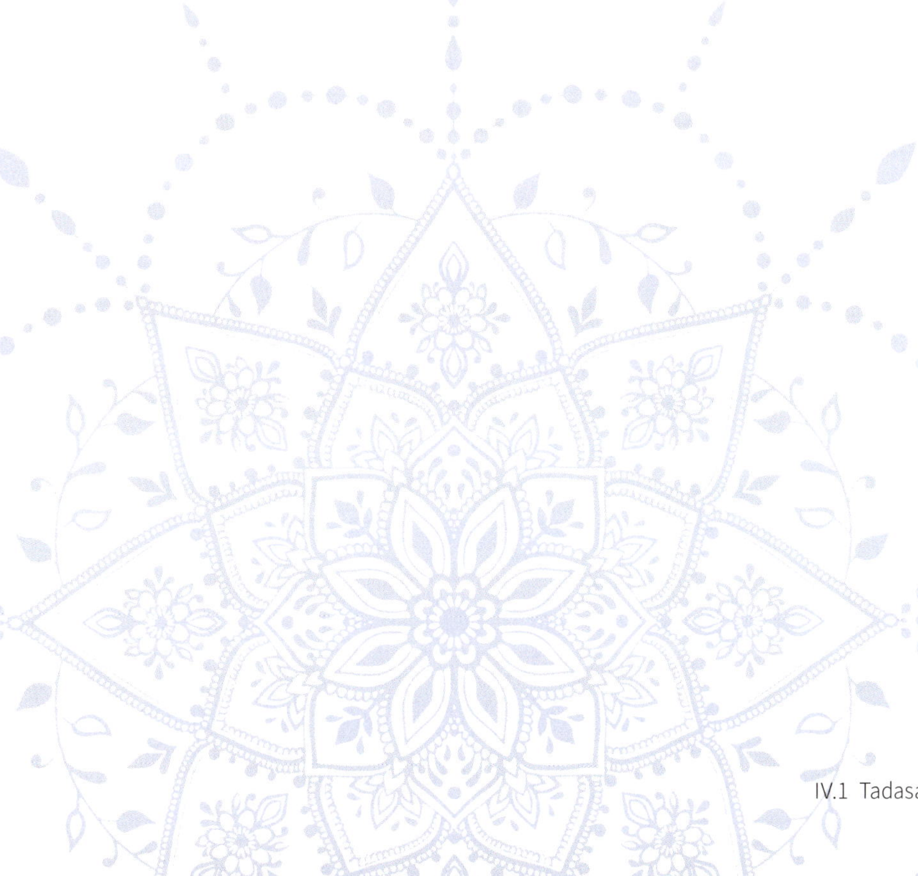

2. Muskuläre Energie

Muskuläre Energie ist der Terminus für die Kraft, die Zentrierung und Festigkeit schafft. Die Bewegungsrichtung geht von außen nach innen. Grundlage dieser Idee ist, dass Schöpfung pulsiert und sich im Wandel befindet. Auch unser Brustkorb weitet sich einatmend und verengt sich ausatmend. Es gibt den Kreislauf der Jahreszeiten, den fortwährenden Wandel von Entstehen und Entfalten im Wechsel mit Vergehen und Zur-Ruhe-Kommen. Die Sterne im All pulsieren genauso wie die Zellen von lebenden Organismen. Muskuläre Energie steht für die Qualitäten von Nach-innen-Ziehen, Zentrierung, Willensstärke und Handlung. Hier geht es um ein Tun, das Schaffen von Aktivität und die Frage, was ICH dazu beitragen kann, um das Beste aus diesem Moment oder der Situation zu machen. Der Gegenpol zu dieser Energie, die sogenannte ***organische Energie*** in einer Qualität von Nach-außen-Strahlen, wird weiter unten unter Punkt 3 beschrieben.

Psychischer Aspekt

Beim oben bereits erläuterten ersten Prinzip »Finde eine Basis und öffne dich für das Größere« stellt sich die Frage, welches »Bauwerk« jetzt und hier mit den bestehenden Gegebenheiten realisierbar ist. Man hat also eine Entscheidung für etwas getroffen, eine Absicht geschaffen. Zur weiteren Umsetzung des Vorhabens sind noch andere Zutaten vonnöten: Handlung, Beständigkeit, Fokus, Mut, Leistungsbereitschaft, Zuversicht, Beharrlichkeit und manchmal auch die Fähigkeit, aus- und durchzuhalten. **Diese Ebene fragt uns, was kann ich jetzt beitragen, um dieses Vorhaben zu unterstützen oder zu manifestieren? Wie kann mein Wille, der sich im ersten Schritt durch Reflexion und Innehalten in Verbindung mit dem eigenen So-Sein gebildet hat, das Vorhaben nähren und befeuern?**

Kraft/Energie wird durch meine Absicht ausgerichtet

Kraft/Wille ist schlichtweg Energie – hat sie ein falsches Ziel, kann sie auch destruktiv oder verletzend wirken. Wirkt Kraft jedoch in tiefer Verbindung mit einer höheren Absicht, dann unterstützt diese die Entwicklung des Selbst auf dem Weg zu Einheit und Entfaltung. Der Aspekt der muskulären Energie steht in direktem Zusammenhang mit dem philosophischen Konzept von Iccha (= Wille, siehe Kapitel »Iccha, Jnana, Kriya«).

Muskuläre Energie hilft uns dabei, nicht aufzugeben, sondern weiterzumachen. Sie unterstützt uns darin, die Absicht und das Ziel nicht aus den Augen zu verlieren. Wir werden Willenskraft brauchen, um in den Momenten des Zweifelns nicht zu verzagen oder die Flinte ins Korn zu werfen. Es ist relativ einfach, ein Ziel zu formulieren, dieses aber langfristig zu verfolgen ist schwer. Wie schnell wollen sich alte Gewohnheiten wieder einstellen und Ausreden eine Ausflucht bieten!

Um das Beispiel des Hausbaus noch einmal zu bemühen: Erst einmal wird die Erde für den Bau ausgehoben, im Anschluss das Fundament geschaffen und schließlich darauf aufgebaut. Gerade die ersten Schritte sind mühsam und manchmal nicht sichtbar – was entmutigend sein kann. Erinnere dich dann an das erste Prinzip: Gerade das Schaffen der Basis und die Klarheit bei der Grundsteinlegung bilden die Grundlage für das Bauwerk und bedürfen sorgfältiger Arbeit und des Willens, sein Bestes zu geben.

In Bezug auf Yoga bedeutet das, dass ich mich – und zwar auf allen Ebenen: Körper, Atem und Geist – auf meine Absicht ausrichte und die mir zur Verfügung stehende Kraft dazu nutze, mein Vorhaben umzusetzen. In Bezug auf unseren Geist bedeutet dies, zu lernen, sich nicht ablenken zu lassen und fokussiert zu bleiben. Eine Technik, die ganz besonders unseren Geist trainiert, ist die Meditation. Bezogen auf den Atem heißt das, fortwährend und ausnahmslos in Verbindung mit dem Pulsieren des Atems zu bleiben und die Bewegungen dem Rhythmus des Atems anzupassen. Die Absicht, fortwährend ruhig zu atmen, wird unseren Willen immer dann mäßigen, wenn wir dazu neigen, über unsere Grenzen zu gehen.

Vielleicht kennst du das auch, dass du ein Asana unbedingt machen willst oder eine anstrengende Position erträgst, dabei aber nicht mehr frei und tief atmen kannst? Erinnere dich dann daran, dass du in diesem Augenblick die Verbindung zur einenden Kraft des Atems verloren hast und vorrangig dein Wille den Moment bestimmt. Ein ausbalancierter Wille bleibt in Verbindung mit der höheren Absicht, er ist unterstützend und nicht beherrschend. Die

Wiederholtes Handeln wird die Art des Handelns verfeinern und präzisieren und uns zu Experten auf dem von uns gewählten Gebiet machen

speziellen Yoga-Techniken, die sich mit dem Atem befassen, nennt man *Pranayama*.

In Bezug auf den Körper bedeutet dieses Prinzip, zu handeln, etwas tatsächlich zu tun und nicht nur darüber nachzudenken. Im Hinblick auf Hatha-Yoga bedeutet dies, die Matte auszurollen und zu praktizieren. Egal, ob ich heute Lust habe oder nicht – meine Absicht, fortwährend zu praktizieren, wird mir dabei helfen, Momenten der Unlust und der Ausreden zu begegnen. Natürlich beeinflusst der gegenwärtige Zustand meine Entscheidung, was genau ich heute mache oder wie viel möglich ist – aber die Absicht, etwas zu tun, wird nicht aufgegeben.

Neben diesem spirituellen Ansatz gehört die physische Anwendung von muskulärer Energie ebenfalls zum zweiten universellen Prinzip der Ausrichtung. Wie genau, schauen wir uns nun an.

Physischer Aspekt

Wir nutzen muskuläre Energie zur Aktivierung der Muskulatur zum Zweck der Stabilisierung des Körpers und zur Verringerung der Verletzungsgefahr – insbesondere in den Gelenken.

Es gibt drei Bewegungsrichtungen bei der Anwendung von muskulärer Energie:

- von der Peripherie zur Mittellinie und dann zum jeweiligen Fokuspunkt » Abb. 21,
- von der Haut zur Muskulatur zum Knochen » Abb. 20,
- durch Aufeinanderzuziehen (isometrische Bewegung) der Gliedmaßen » Abb. 24.

Von der Peripherie zur Mittellinie

Wir »ziehen« Energie von der Peripherie (Beine, Arme und Kopf) entlang der Hauptlinien des Körpers zur Mittellinie und konkret zu einem sogenannten Fokuspunkt. Als Ergebnis sind die Gliedmaßen stabil mit dem jeweiligen Gelenk verbunden.

Es gibt drei Fokuspunkte: Hüfte, Brustkorb/Herzbereich und Gaumen. In stehenden Asanas ist das Becken der aktive Fokuspunkt, in

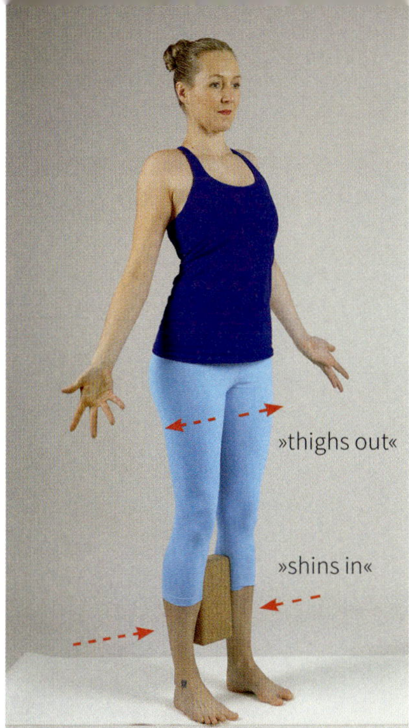

Abb. 20: Muskuläre Kraft schafft Tonus und Stabilität im Körper. Diese Bewegungen in den Beinen nennt man auch »Waden nach innen drücken, Oberschenkel nach außen weiten«. Dies aktiviert die Muskulatur der Beine.

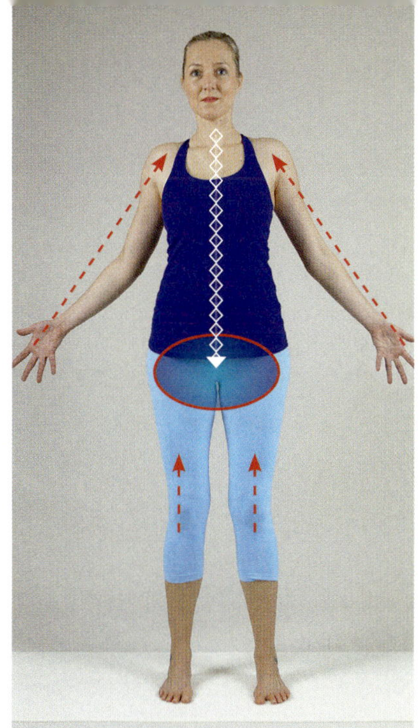

Abb. 21: Von außen nach innen, so kann man sich kurz gefasst »muskuläre Energie« merken. In stehenden Asanasa ist der Fokuspunkt immer das Becken.

Armbalancen (siehe Kapitel »Armbalancen«) ist es das Herz, und in Übungen, bei denen der Kopf Teil der Basis ist, wie zum Beispiel im *Kopfstand*, ist es der Gaumen.

Diese Ebene der muskulären Energie fühlt sich in den Beinen so an, als wolle man die Beine in den Körper hineinziehen, also von der Ferse entlang der Knochen zur Hüfte. In den Armen zieht die Bewegungsrichtung von den Fingerspitzen zu den Schultern.

Praxis-Tipp Streck einen Arm nach vorne und zieh ihn aus den Fingerspitzen heraus weg vom Körper. Beobachte, dass das Schulterblatt seitlich an den Körper gleitet. Es fühlt sich so an, als würdest du den Arm aus deinem Körper herausziehen, das ist nicht korrekt. Tatsächlich bewirkt diese Bewegung, dass der Abstand des Oberarmkopfes zur Gelenkpfanne im Schultergelenk größer wird, das Gelenk also nicht gut in die Schulter integriert ist. Es wäre schädlich, ein so

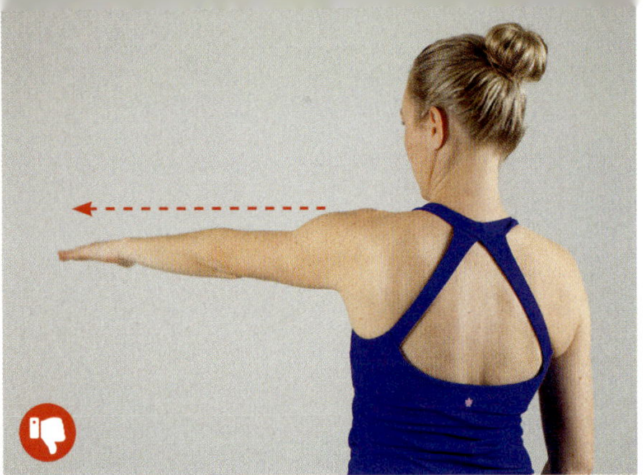

Abb. 22: Der Arm wird hier nach vorne gezogen. Die Folge ist, dass der Oberarmkopf nicht mehr gut mit dem Schultergelenk verbunden ist.

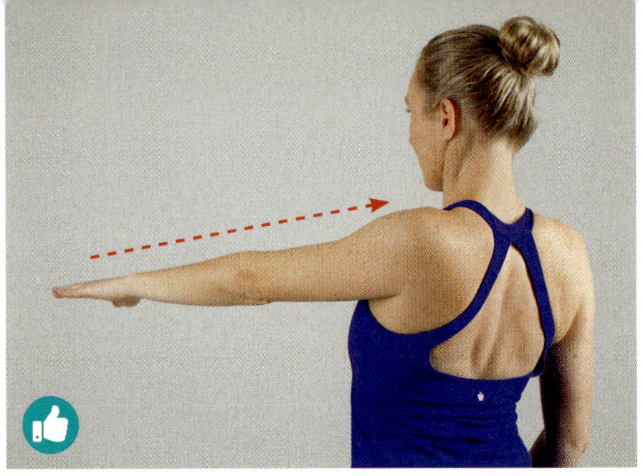

Abb. 23: Von der Peripherie zur Mitte. Die Folge ist eine gute Verbindung des Oberarmknochens mit dem Schultergelenk.

Das korrekte Alignment dient der Prävention von Schulterverletzungen

eingestelltes Schultergelenk zu belasten, wie zum Beispiel im herabschauenden Hund und besonders in Armstützhaltungen » Abb. 22. Für eine gute Ausrichtung der Schulter zieh den Arm in den Körper hinein, so als wolltest du den Oberarmknochen mit der Schulter kraftvoll verbinden. In der Folge verankert sich der Kopf des Oberarmknochens tief in der Gelenkpfanne, die Schulterblätter liegen am Rücken an und ziehen sanft aufeinander zu » Abb. 23. Arm und Rumpf sind nun knöchern stabil miteinander verbunden.

Von der Haut zur Muskulatur zum Knochen

Eine weitere Ebene der muskulären Energie ist die Vorstellung, dass sich die Muskulatur an die Knochen anschmiegt. Aktiviert man Muskeln, drücken diese tatsächlich gegen den Knochen und »umarmen« ihn. Diese Bewegung der Muskulatur gegen den Knochen ist unter anderem maßgeblich bei der Prävention von Osteoporose, da dies die Knochendichte positiv beeinflusst.

Praxis-Tipp Steht man in *Tadasana* und hebt die Zehen an, springen die Muskeln im Fuß sowie auch in der Wade an. Die Muskulatur schmiegt sich um den Schienbeinknochen, und die Sehnen, die die Muskulatur mit den Knochen verbinden, können nun das Gelenk stabilisieren. Es ist so, als ob Haut und Muskeln den Knochen eng umschließen würden – sie ziehen nach innen.

Eine weitere Methode zum Verständnis dieser Ebene der muskulären Energie besteht darin, einen Klotz zwischen die Waden zu

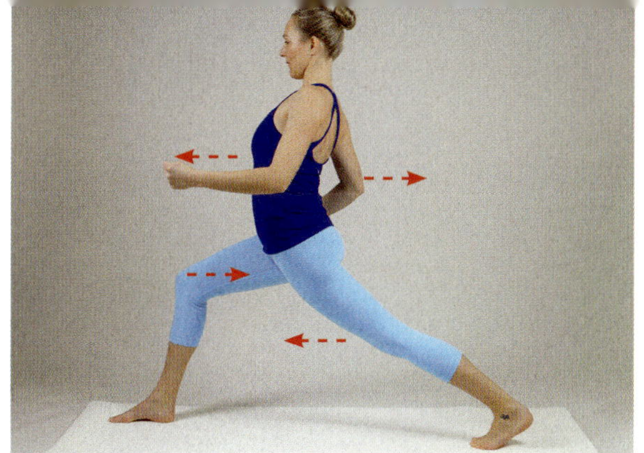

Abb. 24: Arme und Beine ziehen isometrisch aufeinander zu zur Mittellinie.

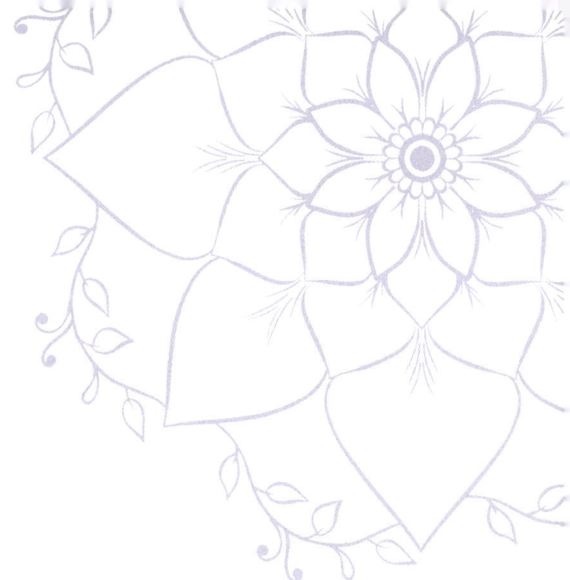

klemmen. Drück nun die Beine gegen den Klotz und spüre, wie kraftvoll deine Beinmuskulatur wird (die Bewegung ist: Waden aufeinander zu – zur imaginär verlängerten Achse der Wirbelsäule). Damit auch die zumeist eher schwachen Muskeln der Oberschenkelinnenseiten aktiviert werden, stell dir vor, die Oberschenkel voneinander wegzubewegen, nach außen zu den Seiten. Ziel ist es auch hierbei, dass die Muskeln sich um den Knochen schmiegen und somit aktiv sind – hier um den Oberschenkelknochen. Diese Bewegungen in den Beinen nennt man auch »Waden nach innen ziehen, Oberschenkel nach außen weiten«, bzw. in Yoga-Englisch »*shins-in, thighs-out*« » Abb. 20. Diese Aktivierung der Beine unterstützt u. a. auch die Korrektur von X- oder O-Beinen, indem die Beinachsen gerade ausgerichtet werden.

Aufeinander zuziehen

Diese Ebene der muskulären Energie aktiviert man, indem man die Gliedmaßen aufeinander zuzieht, ohne sie tatsächlich zu bewegen. Diese Aktion nennt sich »isometrisch«. Für mich ist dieser Aspekt am einfachsten im hohen Ausfallschritt zu verstehen. Schauen wir uns diesen an.

Die Gliedmaßen aufeinander zuzuziehen, aktiviert die muskuläre Energie und stabilisiert maßgeblich das Asana

Praxis-Tipp Stell dich in den *Ausfallschritt* mit Jogger-Armen, der rechte Fuß ist vorne. Drück die Füße in die Erde und zieh den vorderen Fuß nach hinten und den hinteren nach vorne – bewege die Beine also aufeinander zu, ohne die Füße zu versetzen *(isometrisch)*.

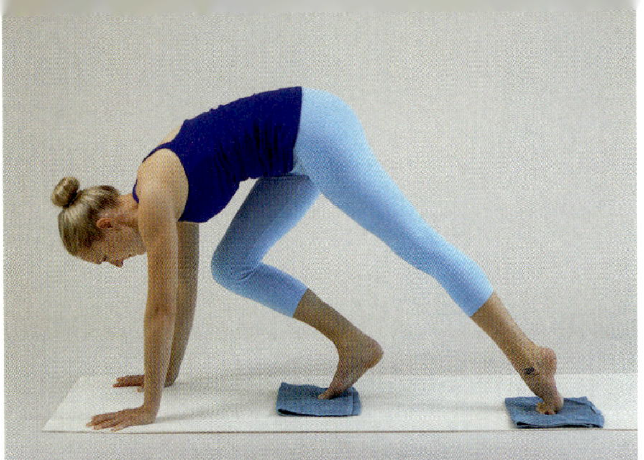

Abb. 25: Bauch und Beine sind hier sehr aktiv, der Raum zwischen den Schulterblättern bleibt weich.

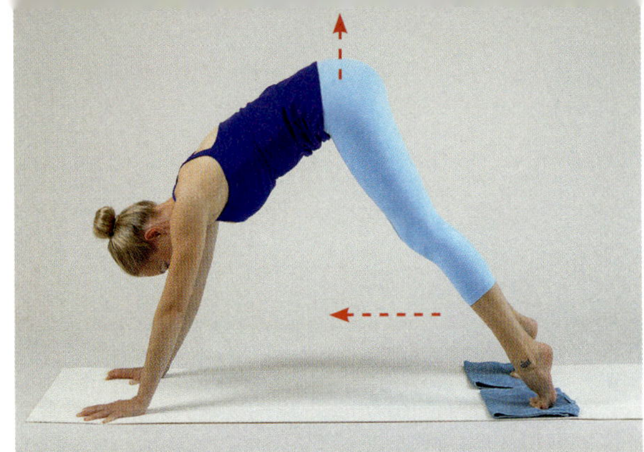

Abb. 26: Zieh den Po nach oben und die Füße nach vorne, auch hier bleibt das Herz weich.

Zieh gleichzeitig auf dieselbe Weise den linken Arm nach vorne und den rechten nach hinten » Abb. 24. Diese Dynamik führt zu mehr Standfestigkeit und Stabilität im gesamten Körper.

Praxis-Tipp Eine weitere wundervolle Übung zum Verständnis dieser immanenten Kraft und ihrer Aktivierung ist die folgende, die ich ***Boden wischen*** nenne. Dafür brauchst du einen einigermaßen rutschigen Boden und Socken oder Handtücher: Geh in eine Haltung, die eine Mischung aus *Hund* und *hohem Liegestütz* ist. Stell deine Füße auf den rutschigen Untergrund. **Halte fortwährend die Bauchmuskeln aktiv und lass dich niemals in den unteren Rücken fallen:** Das Becken sollte nicht tiefer sinken als die Schultern!

Schritt 1: Zieh die Beine abwechselnd nach vorne zu den Händen, rechter Fuß zur rechten Hand, linker Fuß zur linken Hand und dann über die Diagonale » Abb. 25.
Schritt 2: Zieh beide Beine gleichzeitig nach vorne zu den Händen.
Ich weiß aus eigener Erfahrung, das ist nicht einfach, sondern mühsam und sehr anstrengend – muskuläre Energie verlangt Handlung und Bemühen – also los geht's. Muskeln werden stark, indem man sie benutzt » Abb. 26. Der Wille wird klar und fokussiert, wenn man ihn trainiert. Dennoch – bleib freundlich dir selbst gegenüber und atme während der Übungen ruhig weiter!

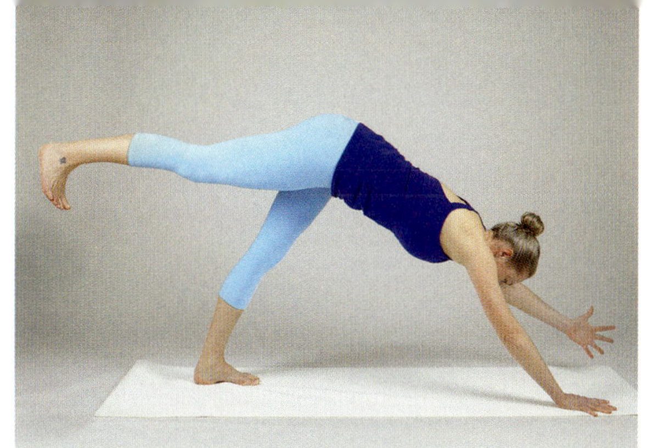

Abb. 27: Halte die Mitte und kippe nicht zur Seite weg. Aus dem herabschauenden Hund ist es einfacher,

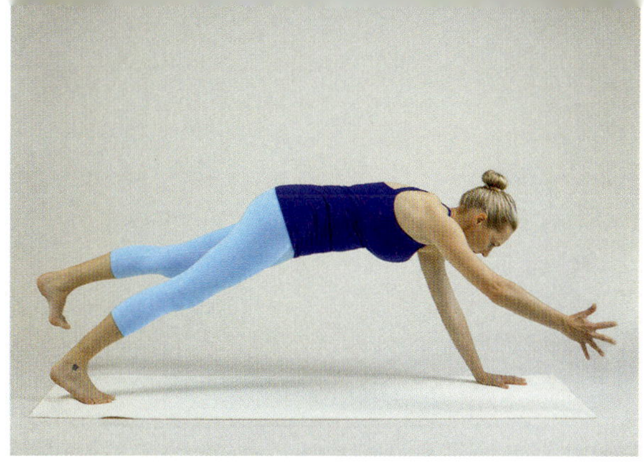

Abb. 28: … hast du das gemeistert, versuche dasselbe im Brett.

Schritt 3, finale Übung: Hat man erlernt, Energie zur Mitte zu ziehen und stabilisierende Körperspannung aufzubauen, dann gelingt auch diese Übung, die anfänglich im *4-Fuß-Stand* geübt werden kann: Ausgehend vom *Brett* oder dem *herabschauenden Hund* streck einen Arm nach vorne und das diagonale Bein nach hinten weg von der Erde, kippe dabei nicht zur Seite » Abb. 27+28.

Muskuläre Energie führt zu Körperspannung, verbindet die Gliedmaßen muskulär mit dem Rumpf, stabilisiert die Gelenke und macht erfahrbar, wie kraftvoll man selbst ist. Man lernt, bestimmte Bereiche im Körper gezielt anzusteuern und Aktivität zu bewahren. Diese direkte Erfahrung der eigenen Stärke hilft dabei, mehr Vertrauen in die eigene Kraft und in die eigenen Fähigkeiten zu entwickeln. An sich zu glauben und auch Verantwortung für die Art und die Qualität unserer Handlungen zu übernehmen, ist die Grundlage dafür, dass geplante Asanas oder Projekte im Leben tatsächlich umgesetzt werden können.

Anleitung in Kurzform

- Verbinde die Arme und Beine zum Schutz der Gelenke gut mit dem Rumpf und aktiviere deine Muskulatur.
- Verbinde dich mit deiner dir immanenten Kraft und lerne, diese zur Unterstützung deines So-Seins zu nutzen.

3. Innere, expandierende Spirale

Die *innere Spirale* führt dazu, dass sich auf der anatomischen Ebene die Gliedmaßen perfekt mit dem Rumpf verbinden und dass der Körper sich über seine Rückseite weitet. Die Körperrückseite steht für die Introspektion und Verbindung mit der Schöpfungskraft. Zumeist vertrauen wir uns am Ende einer Yoga-Stunde in ***Shavasana (Totenstellung)*** in Rückenlage der Erde an. Entspannen wir, liegen wir häufig auf dem Rücken, lassen los, ruhen und geben passiv der Schwerkraft nach.

Psychischer Aspekt

Auf das Prinzip der ***muskulären Energie*** folgt nun – zum Ausgleich sowie auch zur Verfeinerung der Bewegungen – die *innere, expandierende Spirale.* Kraft und Stärke (2. Prinzip) werden von diesem Prinzip gemäßigt. Es erinnert daran, dass man niemals außerhalb der Schöpfung steht, sondern Teil von etwas Größerem ist und nur dann wirklich kraftvoll ist, wenn Verbindung besteht – Verbindung zum eigenen Sein ebenso wie zum universellen Sein.

Oftmals beginne ich diese Bewegung, indem ich den Kopf senke, also zum eigenen Brustkorb und Herzen schaue » Abb. 29. Ich erinnere mich, dass mein Kopf und meine Gedanken – die immer gerne und viel planen und kontrollieren wollen – auch nur ein Teil meines Seins sind und in Verbindung zu meinem Körper und Atem stehen. Mein Kopf ist nicht höherrangig oder wichtiger, auch wenn

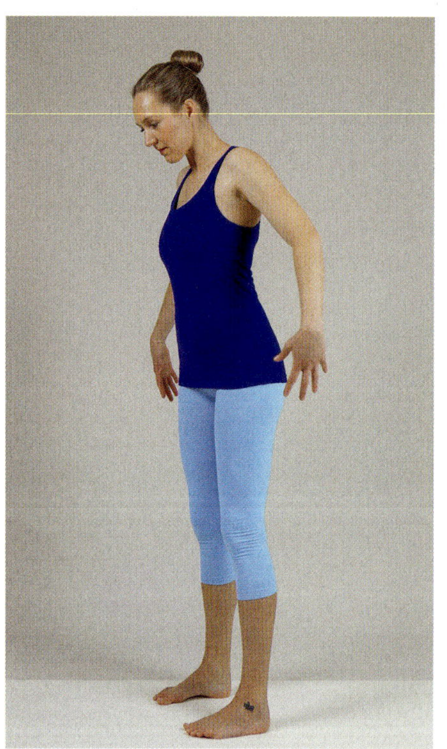

Abb. 29: Bei Anwendung der inneren Spirale weitet man über die Körperrückseite. Senke den Kopf, schiebe den Po nach hinten und atme weitend in die Körperrückseite ein.

er das manchmal meint, insbesondere, da er auf dem oberen Ende »thront«. Yoga vereint alle Ebenen – also Körper, Atem und Geist. Sie wirken als Ganzes und in vollkommener Zusammengehörigkeit. Wie oft glaubt unser Geist, dass er wissend und erhaben ist, den Überblick und das nötige Verständnis hat und daher Kontrolle ausüben sollte? Die irrige Annahme, dass man etwas komplett verstehen könne und dass die eigene Meinung umfassend und richtig sei, ist einer der größten »Fehler« unseres Verstandes. Nein, unser denkender Geist ist in den allermeisten Fällen in seiner Wahrnehmung eingeschränkt und oftmals fehlerhaft. Die spannenden Versuche aus der Wahrnehmungspsychologie lassen einen immer wieder staunen, wie selektiv und fragmentarisch unsere Wahrnehmung ist.

Senke ich meinen Kopf zu meinem Herzen, so geschieht dies auch sinnbildlich dafür, dass neben der Ratio des Geistes andere Ebenen in mir ebenfalls ihre Weisheit haben und dass es darum geht, mit allen Ebenen meines Selbst in Verbindung zu sein. Auch unser Körper teilt sein Wissen mit. Wie oft fühlen wir, dass etwas nicht stimmt? Und schieben wir das nicht oft beiseite?

Ein sehr simples Beispiel aus der Yoga-Praxis: Eine Bewegung ist schmerzhaft und fühlt sich unharmonisch an. Ist es nicht manchmal so, dass du das ignorierst, da dein Kopf der Meinung ist, dass du alles richtig machst und dass das ganz bestimmt so sein soll? Wie oft sagt unser Bauchgefühl, etwas besser zu unterlassen? Da das Bauchgefühl leider selten überprüfbare Argumente und Fakten liefert – außer eben einem Gefühl –, wird es häufig nicht ernst genommen. Wie oft sagt uns der Atem, dass wir gerade über unsere Grenzen gehen, und wie häufig machen wir dennoch weiter, weil wir uns das jetzt vorgenommen haben? Wahrscheinlich ist es dringend notwendig, dass unser Geist lernt, in innerer Zusammengehörigkeit mit allen Ebenen zu sein und dafür zu sorgen, dass sie einander unterstützen. Das Senken des Kopfes zu sich selbst ist daher ein Verneigen und tiefes Respektieren des eigenen So-Seins.

Die innere, expandierende Spirale handelt von Weite und Hingabe und der Fähigkeit, sich anzuvertrauen

Neben der Verbindung zum eigenen Sein geht es auch um die Verbindung zum universellen Sein. Wie beschrieben wird die Körperrückseite im Yoga generell mit der universellen Kraft in Zusammenhang gebracht. **Gelingt es, mehr in die Rückseite des Körpers zu atmen, diese erfahrbarer und fühlbarer zu machen**

und sich dadurch unterstützt zu fühlen, entwickelt sich eine größere Kraft – es ist die eigene Kraft in Verbindung mit der Schöpfungskraft.

Praxis-Tipp Die *innere Spirale* (3. Prinzip) ist nur der erste Teil der Bewegung, sie wird durch die *äußere Spirale* (4. Prinzip) ausgeglichen. Daher lies und erprobe unbedingt innere und äußere Spirale gemeinsam. Im Zusammenspiel ergänzen sie sich perfekt und schaffen eine sichere und kraftvolle Ausrichtung unter Bewahrung der natürlichen Krümmungen der Wirbelsäule.

Bevor ich die innere Spirale im Detail erläutere, müssen wir uns anschauen, in welche Richtungen die Hüfte bewegt werden kann, um zu verstehen, um was genau es bei den Spiralen geht. Nimm ggf. einen Klotz zu Hilfe, den du zwischen deinen Oberschenkeln platzierst. Schiebe ihn nach hinten, indem du die Oberschenkelinnenseitenmuskeln nach innen rollst, das ist die innere/expandierende Spirale, und man nimmt eine Haltung ein, die ich als »Enten-Po« bezeichne » Abb. 30. Schiebt man den Klotz nach vorne, wie in » Abb. 31 dargestellt, stellt dies die äußere/kontrahierende Spirale dar, die Hüftstellung nenne ich »Lucky Luke«.

Im Yoga geht es um Ausgleich und Balance auf allen Ebenen: Zwischen Körpervorder- und Körperrückseite, zwischen Absicht und Hingabe, zwischen dem Selbst und dem Sein. Die *innere, expandierende Spirale* in Verbindung mit der *äußeren, kontrahierenden Spirale* führt auf physischer wie auch psychischer Ebene dazu, mühelos und ohne Anstrengung zu sein – verbunden mit sich selbst und der Schöpfung » Abb. 32. Wie genau das auf körperlicher Ebene funktioniert, schauen wir uns nun nachfolgend an.

Physischer Aspekt

Beine und Bauch

Das Ziel der *inneren Spirale* ist es, eine gute Verbindung des Rumpfes mit den Beinen zu ermöglichen. Dafür muss erst einmal der Oberschenkelkopf in eine gute und sichere Verbindung mit seiner Hüftgelenkpfanne gebracht werden. Im nächsten Schritt werden dann

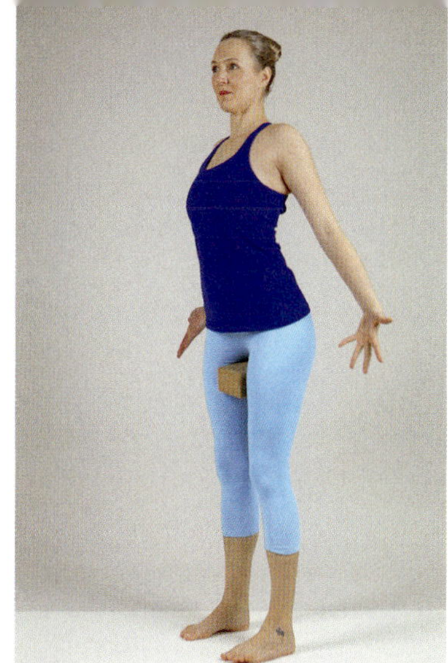

Abb. 30: Rollst du den Klotz nach hinten: innere Spirale – Enten-Po.

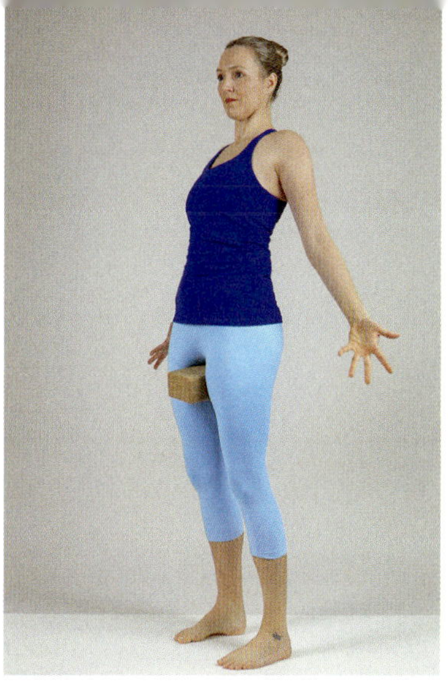

Abb. 31: Rollst du ihn nach vorne: äußere Spirale – Lucky Luke.

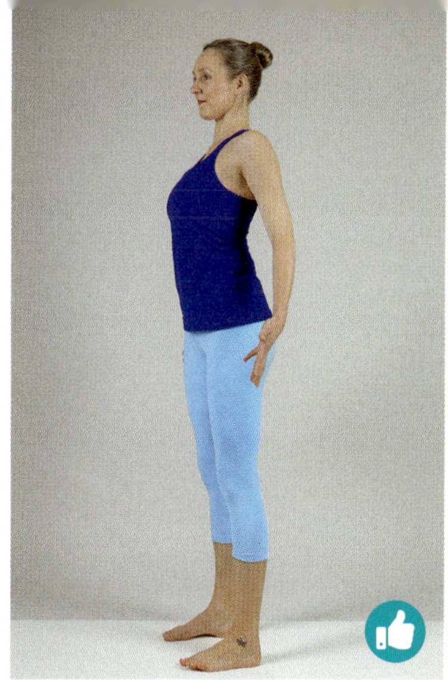

Abb. 32: Das Ziel sollte die Einstellung in der Mitte dieser beiden Extreme sein.

die Hüfte, der untere Rücken und der Bauch korrekt ausgerichtet und die Form durch muskuläre Kraft stabilisiert. Um diese Ausrichtung einzustellen, beginnt man mit der Bewegung »Enten-Po«.

Die Anwendung der inneren Spirale, also das Nach-hinten-Rollen der Oberschenkelinnenseiten zur Körperrückseite, führt dazu, dass:

- die Sitzknochen sich gefühlt weiten, wodurch die natürliche lordotische Krümmung der Lendenwirbelsäule (im Folgenden LWS) verstärkt wird.
- der obere Bereich des Beckens nach vorne kippt, während der untere Bereich des Beckens nach hinten kippt; dadurch wird der Beckenboden schräg nach hinten geneigt.
- das Steißbein vom Schambein weggezogen wird.
- die Beine sich voneinander wegbewegen und man das Gefühl hat, als würden sich die Beine und Fersen nach außen weiten.
- die Leisten in der Folge weich und »hohl« werden.

Schultern und Arme

Auch im Oberkörper gibt es eine weitende und zur Körperrückseite expandierende Bewegung. Senke den Kopf zum Brustkorb. Nimm wahr, dass der vordere untere Rippenbogen sanft nach unten und hinten gezogen wird und dass du im mittleren Rückenbereich weiter wirst. Infolgedessen weiten sich die Schulterblattspitzen voneinander weg, und der obere Teil der Schulterblätter zieht aufeinander zu. Es ist wie bereits beschrieben eine Art, »sich vor sich selbst zu verneigen«. Der Raum, der im mittleren Rücken entsteht, wird häufig auch mit der Ansage »Nieren weit« angesteuert, da die Nieren unter den hinteren Rippenbögen sitzen.

Dies führt dazu, dass man sich zunächst einmal zusammengerollt und klein fühlt. Das ist ungewohnt und scheinbar das Gegenteil eines gerade aufrechten Standes.

Jedoch schafft diese Bewegung die notwendige Weite im mittleren Rücken und verhindert, dass die vorderen Rippen nach vorne herausgedrückt werden. Der Schultergürtel, der momentan noch zu sehr nach vorne geneigt ist, wird im nächsten Schritt wieder aufgerichtet und auf die nunmehr kraftvolle Körpermitte platziert. Auch hier gilt: Nur beide Prinzipien zusammen schaffen die perfekte Balance.

Praxis-Tipp Versuche zu *fühlen*, was ich meine! Nimm einen aufrechten Stand ein. Schließe dann die Augen und stell dir vor, dass hinter dir ein imaginärer Widerstand ist, an den du dich anlehnen kannst. Besonders starken Kontakt haben dein Hinterkopf, die Schulterblätter und Hüfte/Po. Atme in die Körperrückseite und entspanne in die Füße hinein. Spürst du den Unterschied in der Qualität des Stehens, wenn du dir erlaubst, dich an etwas anzulehnen – selbst wenn es nur in der eigenen Vorstellung existiert?

Anleitung in Kurzform

- Die ***innere, expandierende Spirale*** weitet sowohl die Sitzknochen als auch die Schulterblattspitzen, bewegt sie voneinander weg und schafft Raum.
- Die Bewegungsrichtung geht nach hinten zur Körperrückseite. Dies schafft ein Gefühl des Sich-anlehnen-Könnens.

4. Äußere, kontrahierende Spirale

Die *äußere Spirale* ist die Gegenbewegung zur *inneren Spirale* und gleicht diese aus, ohne sie aufzuheben. Sie führt dazu, dass sich der Körper, nachdem er in den großen Gelenken der Hüfte und Schultern gut verankert wurde, nun in einer neutralen, aufrechten Haltung gut einrichten kann.

Psychischer Aspekt

Unsere Kraft bekommt eine Richtung – sie nährt unsere zuvor definierte Absicht

Ähnlich wie bei der *muskulären Energie* (Prinzip 2) ist auch die *äußere Spirale* Ausdruck der willentlichen Ausrichtung zum Zweck einer verfeinerten Verbindung. Während die *innere, expandierende Spirale* symbolisch für ein Anlehnen an die universelle Kraft steht, geht es nun bei der *äußeren, kontrahierenden Spirale* um Zentrierung und Aktivierung der eigenen Kraft. Was kann ich selbst noch dazu beitragen, um die entstandene Verbundenheit zu unterstützen, die Form zu stabilisieren und mich noch mehr zu erden? Wichtig ist, dass die äußere Spirale immer nach der inneren Spirale folgt. Erst Verbindung schaffen (anatomisch, wie auch energetisch), dann Aktivierung und Verstärkung. Die Energien von Körper und Willen richten sich dann mit dem aus, was Verbindung schafft.

An dieser Stelle wird wieder deutlich, dass Yoga sich nicht nur auf eine physische Praxis beschränkt. Yoga-Praxis bedeutet, dass jedes Handeln – eben auch Bewegung – in Verbindung mit einer klaren, inneren Absicht steht. Das geistige Prinzip von *Iccha, Jnana* und *Kriya* (siehe Kapitel »Philosophie«) liegt hinter diesem

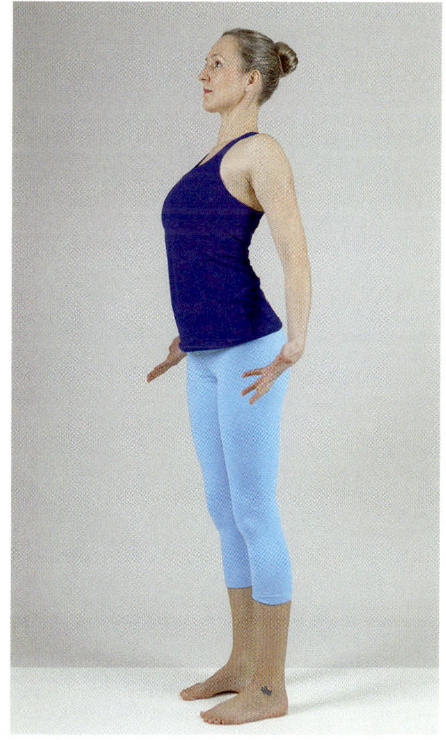

Abb. 33: Durch Anwendung der äußeren Spirale schafft man wieder mehr Tonus und Aufrichtung.

scheinbar so körperlichen Aspekt der physischen Ausrichtung bzw. durchdringt diesen.

Physischer Aspekt

Beine und Bauch
Wie bereits erwähnt, führt die Anwendung der ***äußeren Spirale*** zu einem Gleichgewicht zwischen den Bewegungsprinzipien Nr. 3 und Nr. 4. Die ***innere Spirale*** hat den Bereich der Hüfte in einen Enten-Po zurückgeschoben. Die ***äußere Spirale*** verengt und zentriert den Körper wieder und richtet ihn auf. Wichtig dabei ist, dass die ***äußere Spirale*** die ***innere Spirale*** nicht aufhebt, sondern diese nur ausgleicht. **Endet man in »Lucky Luke«, herrscht zu viel äußere Spirale, ein übertriebener »Enten-Po« weist auf zu viel innere Spirale.** Achte daher darauf, dass die Leisten bei den nun nachfolgenden Anweisungen weich bleiben und der Beckenboden parallel zur Erde steht. Die wesentliche Bewegung ist das sanfte Nach-unten-Ziehen der Sitzknochen zu den Fersen, die bewirkt, dass der untere Rücken mehr Länge bekommt und die Bauchdecke einen guten Tonus. Ich stelle mir dabei gerne Gewichte an meinen Sitzknochen vor, diese richten das Becken behutsam auf und helfen mir dabei, stärker in den Füßen zu verankern.
Aus dieser Ausrichtung folgt, dass:

- sich die Außenseiten der Hüfte, Beine und Füße aufeinander zubewegen (in Richtung Mittellinie).
- sich die seitlichen Hüften in Richtung Mitte zusammenziehen.
- das Kreuzbein sich nach unten verlängert und die lordotische Krümmung verringert wird (damit man nicht in einem Hohlkreuz bleibt).
- der Beckenboden parallel zur Erde ausgerichtet wird und einen Tonus erhält.
- das Steißbein nach vorne in Richtung Schambein sanft unterrollt.
- die Bauchmuskulatur aktiviert wird und dadurch eine aktive muskuläre Verbindung zwischen Rippenbögen und Schambein geschaffen wird.

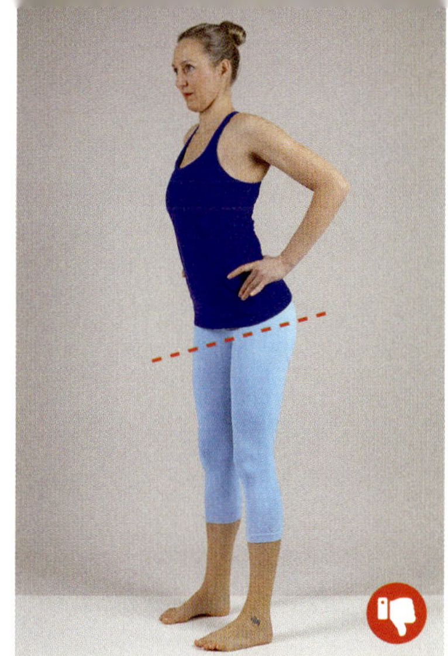

Abb. 34: Das erste Bild zeigt eine zu starke Innenrotation, »Enten-Po«: Die Daumen ziehen hoch, die Finger runter. Das führt zu einem Hohlkreuz.

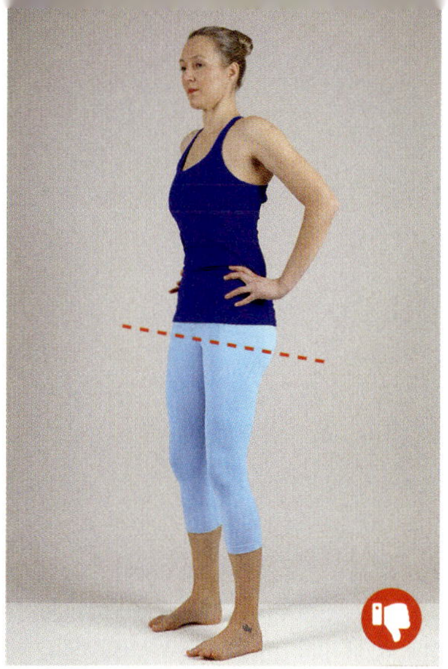

Abb. 35: Das mittlere Bild zeigt eine zu starke Außenrotation »Lucky Luke«: Die Daumen schieben den Po nach unten, die Finger heben die vorderen Hüftknochen nach oben. Das führt dazu, dass die Leisten hart sind.

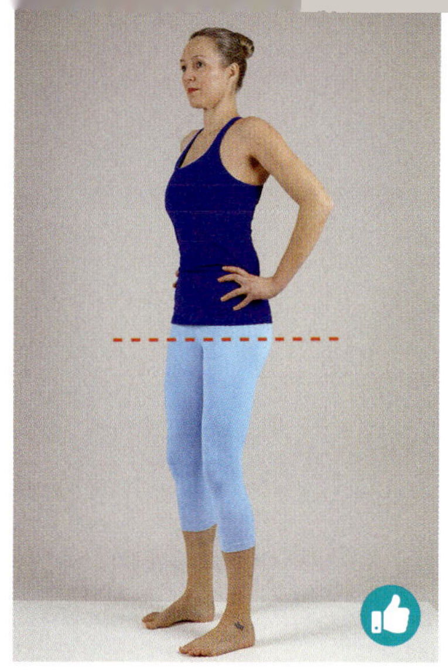

Abb. 36: Hier die korrekte Einstellung des Beckens: die Balance zwischen den beiden Extremen.

Lucky Luke und Enten-Po sind die beiden entgegengesetzten äußeren Pole des möglichen Bewegungsspektrums in der Hüfte und im unteren Rücken. Die Mitte zu finden und zu fühlen, bedarf der Übung und des bewussten Spürens. Diesen Zustand des Gleichgewichts würde ich mit folgenden Worten umschreiben: leicht, aus sich selbst heraus getragen, natürlich, in sich ruhend, stabil und frei gleichermaßen. Ist eine Haltung korrekt eingestellt, sollte sie sich genauso anfühlen. Schauen wir, ob dies in *Tadasana* erfahrbar wird. Dafür müssen wir noch den Oberkörper ausrichten.

Schultern und Arme

Geendet hatten wir mit der expandierenden Bewegung in Richtung der Körperrückseite, der Kopf ist gesenkt, der Raum im Bereich des mittleren Rückens/Nierengegend ist erfahrbar, und es fühlt sich so an, als wäre man in sich zusammengerollt. Nunmehr geht es darum, die Weite im mittleren Rücken und das Gefühl des Angelehntseins zu bewahren – auch dann, wenn der Schultergürtel aufgerichtet wird.

Spüre noch einmal bewusst, wie das Senken des Blicks die vorderen Rippen ein wenig senkt und nach hinten bewegt. Halte unbedingt diese Verbindung in der Körpermitte, auch wenn du nun die Schultern zu den Ohren ziehst und dadurch die Flanken lang machst. Bewege die Schulterköpfe nach hinten, das weitet den vorderen Brustkorb, und zieh die Schulterblattspitzen sanft aufeinander zu. Richte als Letztes den Blick wieder höher, auf die Linie des Horizonts. Das Aufrichten und das Aufeinanderzuziehen der Schulterblattspitzen ist die *verengende, kontrahierende, äußere Spirale* im Oberkörper.

Die ausbalancierte Anwendung der *inneren* und *äußeren Spirale* hat zur Folge, dass sowohl die Körperrückseite als auch die Körpervorderseite lang sind und ausgeglichen präsent wahrgenommen werden. Der Körper fühlt sich an, als könnte er sich anlehnen; gleichzeitig steht man gut verbunden mit dem Boden und auch weit aufgerichtet und expandierend in Verbindung mit der eigenen Kraft. Die Wirbelsäule ist aufrecht bei Bewahrung der natürlichen Krümmungen – das Stehen ist nicht anstrengend, sondern geschieht aus sich selbst heraus. Der Atem kann in alle Bereiche des Brustkorbes fließen und erlaubt uns die natürliche Erfahrung des inneren Raumes und Seins. Es braucht eine Weile des Beobachtens und Spürens, um herauszufinden, wie die ganz persönliche Haltung stimmig ist.

Zusammenfassung

Es folgt eine tabellarische Zusammenfassung, die die beiden Extreme darstellt und auch eine ausbalancierte Mitte zwischen *innerer* und *äußerer Spirale*.

Zu viel innere, expandierende Spirale	Zu viel äußere, kontrahierende Spirale	Ausgeglichene Balance zwischen beiden
Beckenboden kippt schräg nach hinten (Enten-Po)	Beckenboden kippt schräg nach vorne (Lucky Luke)	Beckenboden steht parallel zur Erde
Zu viel lordotische Krümmung in der LWS – der rückwärtige Bereich zwischen BWS und Kreuzbein zieht aufeinander zu	Flacher unterer Rücken – zu wenig lordotische Krümmung in der LWS	Gesund und natürlich eingestellte Lordose mit unterstützter Bauchdecke und weitem Oberkörper
Bauch locker und nach vorne herausgedrückt – das Schambein und das untere Ende des Brustbeins bewegen sich voneinander weg – die Folge ist mehr Länge an der Körpervorderseite	Das Becken ist zu sehr in Richtung Lucky Luke gekippt, und die Bauchmuskeln ziehen zu stark – der Rücken wird rund – das Schambein und das untere Ende des Brustbeins ziehen zu stark aufeinander zu – als Folge entsteht mehr Länge an der Körperrückseite	Perfekte Balance – du hast eine gute lordotische Krümmung in der LWS, diese wird durch die Bauchdecke stabilisiert; drückst du mit den Fingern gegen deinen Bauch, spürst du die aktiven Bauchmuskeln – Körpervorder- und -rückseite sind gleich lang
Knie kippen nach innen –> zu viel Belastung auf dem inneren Meniskus und Innenband	Knie kippen nach außen –> zu viel Belastung auf dem äußeren Meniskus und dem Außenband	Korrekte Gewichtsverteilung auf den Kniegelenken
Sehr entspannte Po-Muskeln	Harte Po-Muskeln	Der Po hat einen Tonus, ohne zusammenzukneifen
Die Fersen streben nach außen	Die Fersen streben nach innen	Gerade Füße
In Armbalancen wie z.B. dem herabschauenden Hund zeigen die Ellbogenbeugen nach hinten	In Armbalancen wie z.B. dem herabschauenden Hund zeigen die Ellbogenbeugen nach vorne	In Armbalancen wie z.B. dem herabschauenden Hund zeigen die Ellbogenbeugen zum Daumen – Mittelstellung
Die Schulterblätter liegen seitlich am Körper, und die Schulterblattspitzen ziehen voneinander weg	Die Schulterblattspitzen werden derart fest aufeinander zubewegt, dass Anspannung zwischen den Schulterblättern entsteht – ein Gefühl von »Brust raus«	Du empfindest Weite im mittleren Rücken und das Gefühl des Angelehntseins; du hast eine sanfte Verbindung der Schulterblattspitzen aufeinander zu und Raum im vorderen Brustkorb – bist aber trotzdem zwischen den Schulterblättern sanft, »Herz weich«
Kopf senkt sich zum Brustkorb – Vorderseite kurz, Nacken länger	Kopf hebt sich – Kehle länger – Nacken kürzer, Vorderseite lang	Kopf ist in einer neutralen Haltung, die Linie der Augen ist zum Horizont ausgerichtet

Gegenüberstellung von übertriebener innerer oder äußerer Spirale sowie die optimale Balance.

Das Verständnis für das Zusammenspiel der beiden komplementären und sich ergänzenden *Spiralen* führt zu grundlegenden Erkenntnissen, mit denen man ungesunden Angewohnheiten und Fehlhaltungen bewusst begegnen kann. Findet man einen oder gleich mehrere der oben benannten Fehler, erkennt man sofort, welche Bewegungsdynamik verstärkt werden muss, damit ein Gleichgewicht entsteht. Sind *innere* und *äußere Spirale* ausgeglichen, fühlt sich der *aufrechte Stand* leicht und getragen an, Verletzungsgefahren sind minimiert, und der Körper richtet sich selbst optimal aus.

Einige Beispiele

Das Zusammenkneifen des Pos verweist auf eine zu starke Anwendung der äußeren Spirale. Oftmals tritt diese Bewegung bei Rückbeugen auf. Zumeist wird dann ebenfalls das Schambein nach vorne gedrückt, und die Leisten sind hart. Um dies zu korrigieren, solltest du verstärkt die Prinzipien der Innenrotation anwenden: Rolle die Oberschenkelinnenseiten nach hinten zur Körperrückseite und erlaube den Leisten, weich zu werden.

Bei *Upavistha Konasana*, der *gegrätschten sitzenden Vorbeuge* » Abb. 83 ff., neigen flexible Yogis dazu, zu viel Gewicht nach vorne in Richtung Schambein zu verlagern und dabei die Sitzknochen zu entlasten. Geschieht dies, steht der Beckenboden schräg nach hinten. Dies deutet auf eine zu starke Anwendung der *inneren Spirale* hin und bedarf einer Korrektur: Erde die Sitzknochen und stell den Beckenboden parallel zum Boden ein.

Generell ist die Mitte eingestellt, wenn der Beckenboden parallel zur Basis steht!

Mehr dazu findest du in den folgenden Kapiteln der einzelnen Asana-Gruppen.

Anleitung in Kurzform

- Die *kontrahierende Spirale* verengt sanft sowohl die Sitzknochen als auch die Schulterblattspitzen und zieht diese wieder aufeinander zu, dadurch wird Zentrierung geschaffen.
- In der Folge wird eine Vielzahl von stabilisierenden Muskeln aktiviert, die die Haltung unterstützen.

5. Organische Energie

Organische Energie ist der Terminus für die Kraft, die Weite und Expansion schafft. Die Bewegungsrichtung geht von innen nach außen – im menschlichen Körper beschreibt sie die expandierende Kraft aus der Mitte heraus hin zur Peripherie. Die Ausbreitung findet in alle Richtungen gleichmäßig statt – vergleichbar mit einem explodierenden Stern, der sich in alle Ebenen ausdehnt. Die Qualitäten der *organischen Energie* sind: Raum, Strahlen und Freude. *Muskuläre Energie* (nach innen ziehend) und *organische Energie* (nach außen expandierend) sind einerseits gegensätzlich, bilden aber andererseits im Zusammenspiel eine perfekt ausgeglichene Balance.

Psychischer Aspekt

Wie im Kapitel »Hintergrund des Yoga« beschrieben, ist die tantrische Philosophie eine der Grundlagen des Hatha-Yoga. Diese betrachtet es als einen Akt spiritueller Praxis mit dem, was ist, in freudvoller, präsenter Erfahrung und Verbindung zu sein – sowohl mit dem Körper und den Sinnen als auch mit der Ganzheit des Seins. Es geht nicht um ein zukünftiges Glück, das ich mir erst verdienen muss oder das es zu erreichen gilt, sondern es geht um die Freude, die entsteht, wenn das einfache So-Sein erlebt, akzeptiert und vollkommen erfahren wird.

In der Yoga-Philosophie gibt es verschiedene Begrifflichkeiten dafür. Ich möchte an dieser Stelle nur zwei vorstellen: *purnatva* und *ananda*. Purnatva kann mit dem Wort »Fülle« übersetzt werden. Fülle hört sich auf den

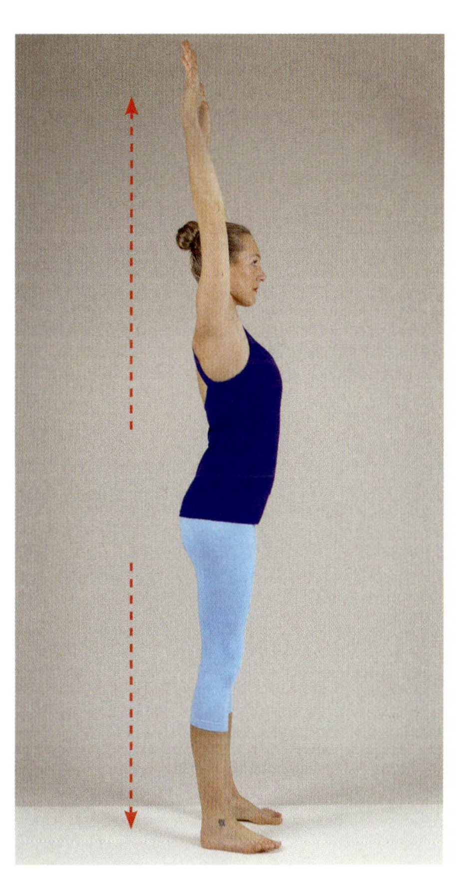

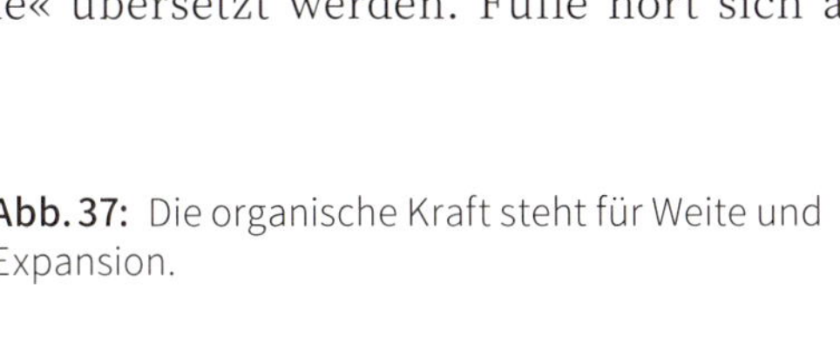

Abb. 37: Die organische Kraft steht für Weite und Expansion.

ersten Blick sehr angenehm an. Man verbindet damit zumeist Begriffe wie: Ganzheit, Pracht, Perfektion, Überfluss und Herrlichkeit. Unbestreitbar gehören diese Worte zum Bedeutungsspektrum von Purnatva. Und ja, dies bedeutet auch, dass wir genießen und uns an der Fülle des Lebens, seinen Geschenken und Freuden erfreuen dürfen. Diese Sichtweise der Philosophie postuliert, dass unsere Sinne die Instrumente sind, anhand derer wir Schöpfung überhaupt erst erfahren können. Sinnlichkeit ist daher keineswegs verpönt, denn durch unsere Sinne und Körperlichkeit erfahren wir die Welt und stehen mit ihr in Verbindung. Probleme entstehen dann, wenn wir gewissen Erfahrungen anhaften, doch das ist ein anderes Thema.

Mit unseren Sinnen erfahren und genießen wir die Vielfalt der Schöpfung

Zurück zum Bedeutungsspektrum des Wortes *Purnatva*. Wenn etwas vollkommen ist, dann beinhaltet es *alles*, eben die Ganzheit des Seins. Das Ganze ist hell und dunkel, still und bewegt, leicht und schwer, lebendig und tot und alle denkbaren Paarungen gleichzeitig. Dieses allumfassende Spektrum des Wortes Fülle in all seinen Facetten zu erlauben und zu leben, ist eine überaus schwierige Aufgabe. Zumeist unterteilt unser Geist in willkommen/unwillkommen oder in richtig/falsch – er will das eine haben oder behalten, das andere jedoch nicht.

Machen wir diese scheinbar so abstrakte Idee greifbarer und betrachten wir uns selbst und unsere Fähigkeiten, so werden wir Eigenschaften benennen können, die wir mögen und in Ordnung finden, aber wahrscheinlich finden wir auch eine endlose Zahl an Dingen, die wir als etwas bewerten, das »nicht in Ordnung ist«. Gelingt es uns jedoch, uns in unserer wahren und vollkommenen Natur anzuerkennen, vorbehaltlos zu lieben und zu respektieren, dann ist dies unser Ausdruck von unserem So-Sein in diesem Moment. Wir tun das, was wir beitragen können, akzeptieren aber vollkommen die Grenzen unseres »Sein« – ohne dies als Mangel zu empfinden.

Gelingt es uns, in Frieden mit uns selbst zu sein, erfahren wir Glück. Glückseligkeit nicht deswegen, weil der Moment genau so ist, wie wir ihn uns wünschen oder erhoffen, sondern eben weil es gelingt, im Jetzt die vielfältige Fülle des Augenblicks zu akzeptieren und sich für all diese Erfahrungen zu öffnen. Diese tiefe innere Bereitschaft, in jedem Moment aufzugehen, sich vom Sein durchdringen zu lassen und wirklichen Frieden zu haben, nennt man *Ananda*.

Der König und das Stiefmütterchen

Die Mythologien, Geschichten und Märchen der Menschen spiegeln viel von solchen philosophischen und menschlichen Themen – und das auf sehr praktische und leicht verständliche Weise.

Es gibt diese wundervolle Geschichte vom König und seinem Garten. Der König geht durch den Garten, und egal, wohin er blickt, er sieht bekümmerte Pflanzen. Er fragt den Baum, warum er unglücklich ist. Dieser antwortet: »Sieh doch nur die vielfältigen Farben der schönen Blumen hier! Ich bin bloß ein farbloser Baum.« Der Busch, gefragt, warum er traurig sei, antwortet: »Ach, schau doch nur diesen majestätischen Baum an. Die Menschen setzen sich in seinen Schatten; ich hingegen bin nur ein kleiner unscheinbarer Busch unter vielen.« Wohin der König auch blickt, alle Pflanzen sind betrübt über ihre Erscheinungsform. Doch ein Stiefmütterchen strahlt und leuchtet. Der König fragt: »Wie kommt es, dass du so glücklich bist?« Und es antwortet: »Nun, ich bin ein Stiefmütterchen, und ich wurde hierhin gepflanzt – da dachte ich mir, dass es das Beste wäre, zu wachsen und zu strahlen und ich selbst zu sein.«

Ich liebe diese Geschichte! Sie verdeutlicht, dass wir die Aufgabe und Verantwortung haben, zu wachsen und uns in unsere wahre Natur zu entwickeln, um vollkommen darin aufzugehen, denn das ist das Einzige, was ich wirklich bin. Es geht darum, vollkommen zu sein inmitten der Begrenztheit meiner spezifischen Manifestation.

Und selbst wenn das Stiefmütterchen verblüht ist – ist es dann weniger wert oder bedeutungsärmer? Bin ich es, weil ich Fähigkeiten verliere, da ich zum Beispiel erkranke oder älter werde? Oder ist es nicht vielmehr möglich, die Fülle des Seins nicht nur dann zu erkennen, wenn das Stiefmütterchen im Frühling glanzvoll leuchtet (das ist einfach), sondern auch, wenn es vom Schnee bedeckt ist, oder sogar dann, wenn es nur ein Samenkorn ist? Erreicht diese Idee unser Herz und durchdringt uns, entsteht tiefer Frieden und auch eine Freude im Einklang mit dem Sein.

Sein ist *nicht werden* – Sein *ist*, und ich kann es mir erlauben, wie das Stiefmütterchen in diesem Garten, zu wachsen und zu gedeihen. Dieses Gefühl von Frieden und Akzeptanz nennen wir im Yoga *Ananda*, die Glückseligkeit, das vollkommene Glück, das die Folge des Erkennens ist, dass man *im Sein ist*.

Bei dem Prinzip der *organischen Energie* geht es genau um dieses sein im Sein. Ich darf sein – strahlen, leuchten, meinen Raum einnehmen und mich ausdrücken. Ich erkenne, dass dies mein Beitrag als eine der vielen Pflanzen im Garten der Schöpfung ist. Es geht nicht um »schöner als«, denn das wäre eine begrenzte Sicht auf Schönheit/Fülle, sondern um die immanente Schönheit/Fülle, die in allem gegeben ist und erfahrbar wird, wenn ich in Verbindung mit dem universellen Sein bin.

Physischer Aspekt

Bei der Anwendung von *organischer Energie* geht es um das Strahlen und Wachsen in alle Richtungen. Wichtig hierbei ist, zu berücksichtigen, dass die durch den Schritt *muskuläre Energie* geschaffene Verbindung nicht wieder aufgehoben wird, sondern dass die Verbundenheit bewahrt bleibt, während Länge und Raum hinzukommen.

Wir wenden *organische Energie* an, indem wir von der Mitte (dem Fokuspunkt) zur Peripherie expandieren und im gesamten Körper Länge und Raum einnehmen.

Fügen wir also als letztes universelles Prinzip noch *organische Energie* zu *Tadasana* hinzu: Drück aus deiner Hüfte aktiv die Füße gefühlt durch die Erde, wachse entlang der Achse der Wirbelsäule in die Weite des Raumes und atme dich in alle Richtungen voll hinein. Nimmst du wahr, wie du größer und präsenter stehst – aufgespannt zwischen Himmel und Erde? Genieße die Form und die Erfahrung deines Körpers jetzt und hier.

In dem Abschnitt *muskuläre Energie* habe ich erläutert, wie man den Arm mit dem Schultergelenk verbindet, um eine gute Ausrichtung zu schaffen. Wiederhole erneut die dort genannten Schritte. Spüre, wie sich Brustkorb und Arm jetzt anfühlen. Bewahre die gut verbundene knöcherne Verbindung im Schultergelenk und atme dich voller und gefühlt in deine Arme hinein – expandiere! Als Bild stelle ich mir gerne vor, dass ich aus meinem Herzen Licht durch die Arme bis zu den Fingern schicke und darüber hinaus. Schließe gerne die Augen, nimm deinen Körper wahr, genieße das Sein mit dir selbst.

Es ist wichtig, zu verstehen, dass organische Energie nicht nur eine innere Qualität ist, sondern eine tatsächliche aktive Bewegung darstellt. Besonders erfahrbar ist dieses Prinzip bei Umkehrhaltungen wie zum Beispiel dem ***Handstand*** » Abb. 231. Organische Energie bedeutet hier, sich aus dem Brustkorb kraftvoll mit der Erde zu verbinden, sich dabei gleichzeitig von der Erde nach oben wegzudrücken und nach oben zu den Füßen zu wachsen und in den Himmel zu streben. Tust du das, verändert sich die Haltung sichtbar, und der Körper strebt nach oben.

Anleitung in Kurzform

- Expandiere aus deiner Mitte entlang der Mittellinien des Körpers nach außen und spüre Weite und Raum.
- Genieße deine Haltung und dein So-Sein.

Kommen wir nun zur konkreten Anwendung der eben beschriebenen Grundlagen aus »Alles ist Tadasana«.

Möge Yoga dich lehren zu wachsen,
in die Stille ebenso wie
über bestehende Grenzen hinaus.

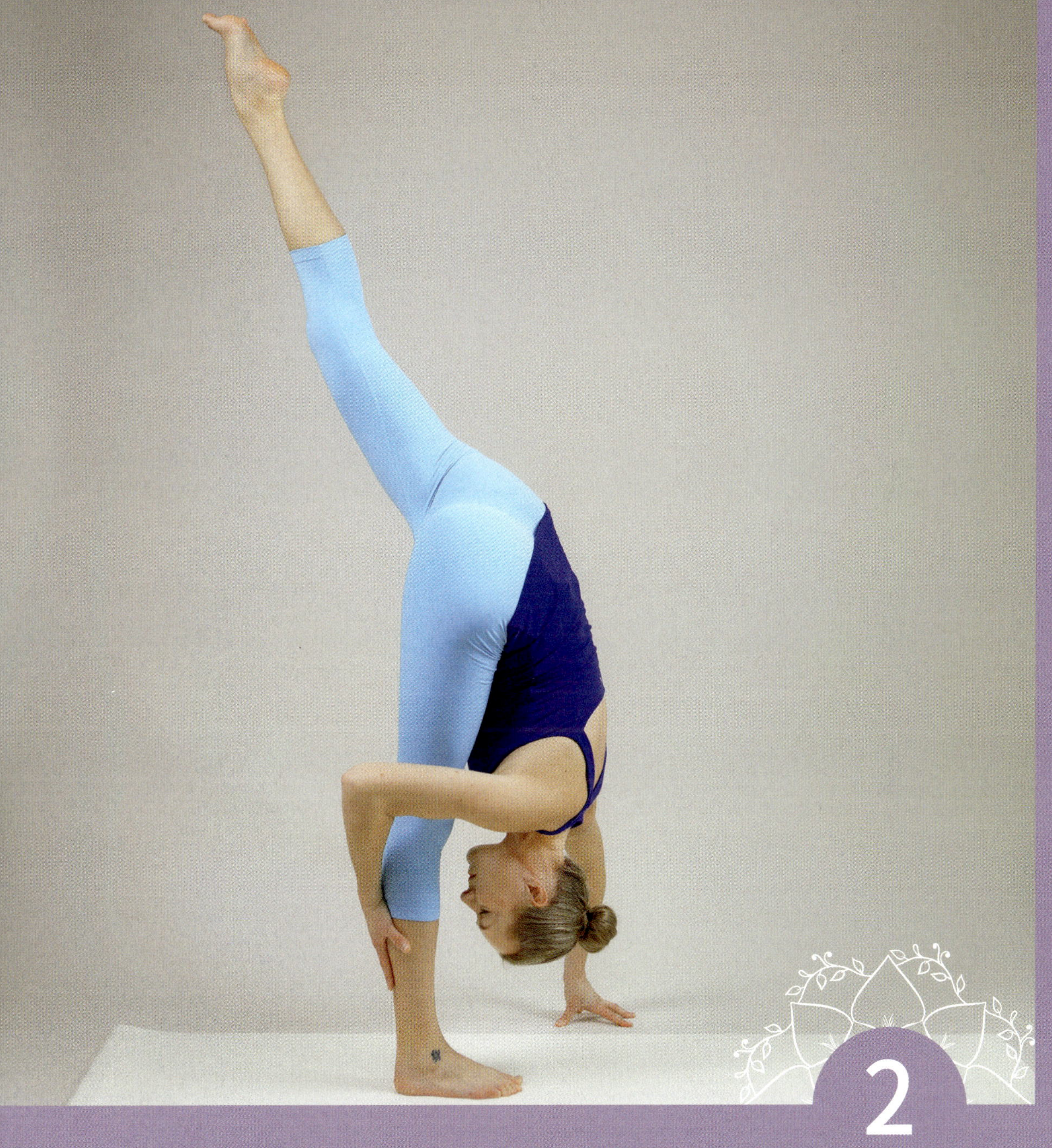

2 Vorbeugen

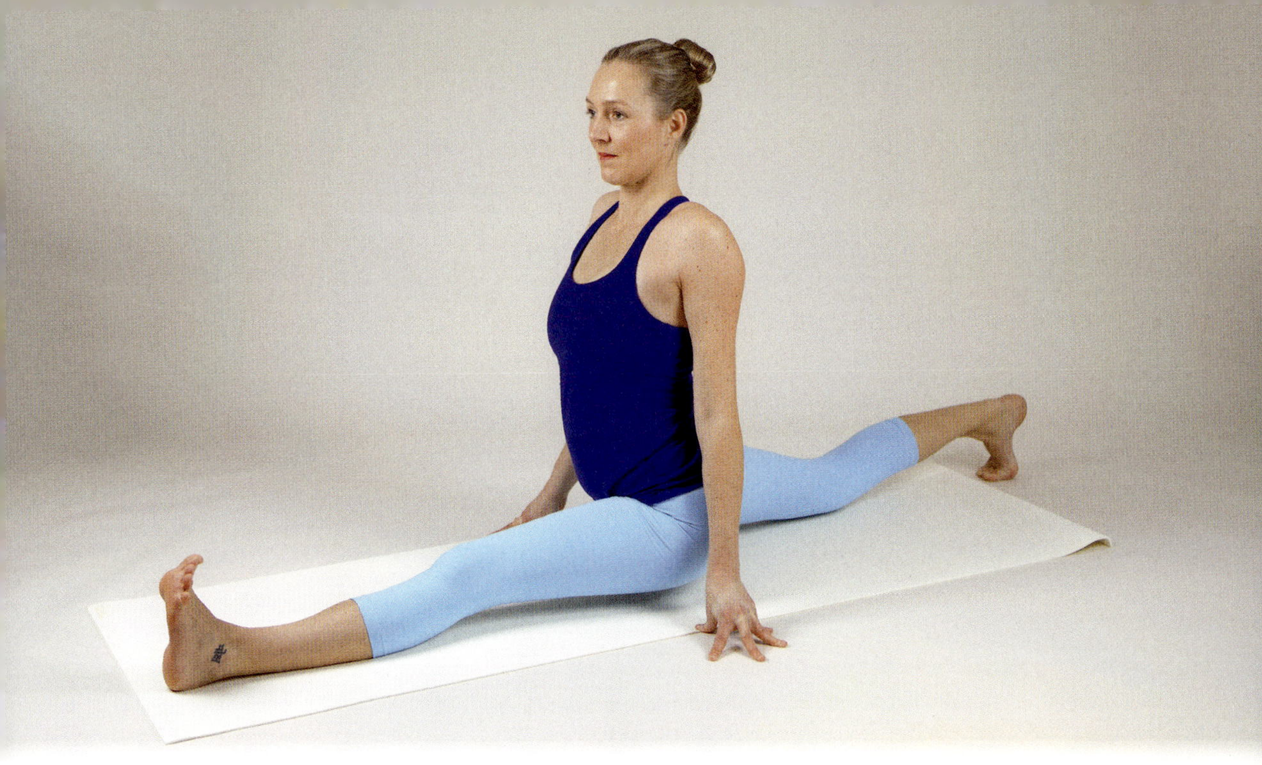

Was sind Vorbeugen?

Wird die Beinrückseite gedehnt, handelt es sich um eine Vorbeuge!

Die Antwort scheint zunächst einfach zu sein: Es sind all die Asanas, bei denen der Rumpf nach vorne gebeugt wird. Doch ist das entscheidende Kriterium für eine Vorbeuge nicht die Frage, ob wir uns aus der Frontalebene nach vorne bewegen, sondern vielmehr, was gedehnt wird. **Das vorrangige Ziel von Vorbeugen ist eine Dehnung der Beinrückseiten.** Bei manchen Vorbeugen bewegt sich der Rumpf gar nicht, dennoch gehört das Asana in die Gruppe der Vorbeugen.

In den » Abb. 38 und 39 werden auf den ersten Blick jeweils unterschiedliche Positionen gezeigt.

Uttanasana, Paschimottanasana und Supta Paschimottanasana Utthita Hasta Padangusthasana und Supta Padangusthasana

ut = intensiv | tan = Dehnung | paschima = Westen | supta = liegend/gestützt | utthita = gestreckt | pada = Fuß | tan = verlängern | hasta = Hand

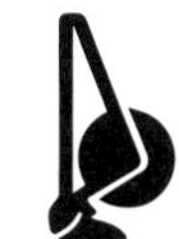
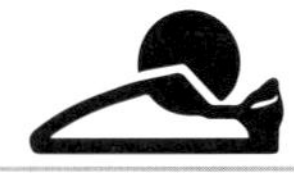

Abb. 38: Drei Positionen, die gleiche Form, nur auf eine andere Ebene gebracht.

Wie hier jedoch anschaulich zu erkennen ist, ist die Bewegung der Figur und ihre Form immer die gleiche. Das Einzige, was sich ändert, ist die Basis, also die Ausrichtung des Körpers in Bezug auf die Erde. Bei der Vorbeuge im Bild ganz rechts bleibt der Rumpf auf der Erde liegen, während die Figur die Beine nach hinten zu den Ohren bewegt (oder nach oben zur Decke – je nach Flexibilität). Da die Dehnung stets an den Beinrückseiten stattfindet, handelt es sich bei allen drei Positionen um eine Vorbeuge.

In » Abb. 39 sieht man, dass bei der linken Figur das Bein zum Rumpf bewegt wird, es entsteht Dehnung an der Beinrückseite, daher handelt es sich auch hier um eine Vorbeuge, obwohl der Oberkörper aufrecht bleibt. In der Rückenlage findet genau die gleiche Bewegung statt, siehe Figur rechts.

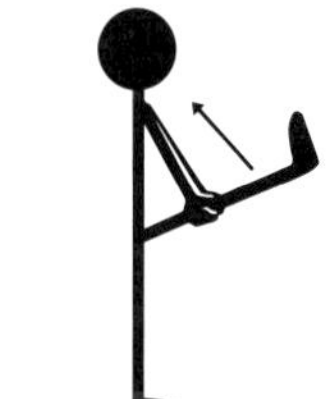
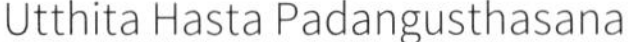
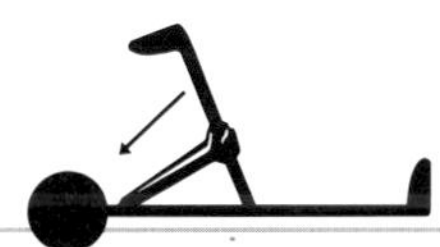

Abb. 39: Die Form ist dieselbe, die Basis ändert sich.

Wie wirken Vorbeugen?

Vorbeugen fordern uns zur Begegnung mit uns selbst auf

Vorbeugen wirken beruhigend und zentrierend. Sie helfen dabei, Stille zu erfahren und präsent im Selbst zu verweilen. Ein ruhiger und tiefer Atem ist auch in dieser Asana-Gruppe hilfreich. *Prana*, die kleinste Einheit von Energie, wird vor allem durch den Atem empfangen. Es ist wohltuend, sich durchströmen zu lassen, loszulassen und sich der Atembewegung vollkommen hinzugeben. Bei vielen Vorbeugen (nicht bei allen, s. o.) verneigt sich der Körper. Daher stellen sich hier im Besonderen die Fragen: Wozu kann und will ich mich verneigen? Wofür bin ich dankbar?

Es gibt im Sanskrit das Wort *murti*, das in einigen Mantras auftaucht und mit »Abbild« oder »Verkörperung« übersetzt werden kann. Doch steckt hinter diesem Wort noch viel mehr. Wie bereits dargelegt, besagt die tantrische Philosophie, dass alles Teil des Einen ist. Das klingt zunächst abstrakt, mehr nach einer Idee als einer direkten Erfahrung. Ich mache es konkreter: Alle Dinge, alle Körper, jegliche Existenz auf unserem Planeten ist buchstäblich »ein Kind der Erde«. Alles besteht aus Rohstoffen der Erde, jeder Stein, jedes Stück Papier, jedes Tier, selbst mein Computer, in den ich diese Worte tippe. Das gilt auch für meinen Körper, der die Gaben der Erde umwandelt und mich dadurch erschafft, nährt und erhält. Einige seiner Bausteine waren möglicherweise einmal Teil eines Dinosauriers oder eines Urwaldes, oder sie wurden aus einem Vulkan geschleudert. Ich bin Teil dieser Erde, nie getrennt von ihr gewesen. Natürlich wissen wir das, unser Geist versteht, dass die Erde ein geschlossener Kreislauf ist und dass wir ein Teil davon sind. **Doch manchmal weiß es auch unser Herz. Und das ist ein anderes Verstehen. Ein Begreifen aus tiefstem Herzen – ein Erwachen zu dem Wissen um das Einssein, eine tiefe Dankbarkeit für die Erfahrung des Lebens.** Da alles Schöpfung ist, ist es egal, wohin ich meinen Blick wende: Es gibt nichts anderes zu sehen als Verkörperungen des Einen in seinen mannigfaltigen Formen.

Im Yoga üben wir immer wieder den *Sonnengruß*, er ist wie ein Gebet in Bewegung. Wir verneigen uns vor den vielen Gesichtern der Schöpfung und sind selbst Teil davon.

Daneben laden Vorbeugen uns dazu ein, ruhig zu werden und uns zu beobachten. Wir werden in unserer Asana-Praxis immer wieder feststellen, dass unser Geist alles andere ist als gleichmütig. Ruhelosigkeit, das Bedürfnis, sich zu bewegen oder das Asana zu verändern, sich abzulenken oder auszuweichen, sind nur einige Beispiele. Vorbeugen ermutigen uns dazu, still zu werden und dem *Jetzt* aufrichtig zu begegnen. **Begegnung ist nicht Kampf! Begegnung ist ein Erlauben dessen, was ist – ein unvoreingenommenes Hinschauen und Erkennen, ein Sich-berühren-Lassen von dem, was ist – jetzt und hier.**

Yoga heißt: Verbinden!

Leiten wir den Begriff Yoga aus dem Wortstamm »yui« ab, so bedeutet das »verbinden, zusammenbinden«! Yoga ist das Zusammenspiel und die Entfaltung der eigenen Möglichkeiten auf allen Ebenen. Vorbeugen erlauben uns im besonderen Maße, nach innen zu gehen, zu kontemplieren, zu hinterfragen und uns dadurch besser kennenzulernen. Indem wir uns in Stille vor uns selbst verneigen, können wir erkennen, welche Muster in uns wirken und welche Gedanken immer wieder auftauchen. Wir sehen plötzlich, auf welche Weise alte Gedankenmuster unser gegenwärtiges Denken und auch unsere Handlungen bestimmen. Mehr Verständnis für sich selbst zu erlangen, ist eine Grundvoraussetzung für Selbstakzeptanz. Dazu gehört die Vergebung eigener Schwächen und der anderer, und es beinhaltet die Erkenntnis, dass wir Teil der Schöpfung sind und oft mehr Handlungsoptionen haben, als es manchmal auf den ersten Blick scheint.

Nimm die Einladung der Vorbeugen an: Atme ruhig ein, das beruhigt deinen Geist, spüre dich selbst und atme wieder aus, entspanne dich erlaubend ins Sein. Immer wieder: einatmen und sich begegnen, ausatmen und sich anvertrauen. In größtmöglicher Präsenz einfach da sein, beobachten, fühlen, erfahren, und immer tiefer in die Realität, in das Mysterium der Schöpfung eintauchen.

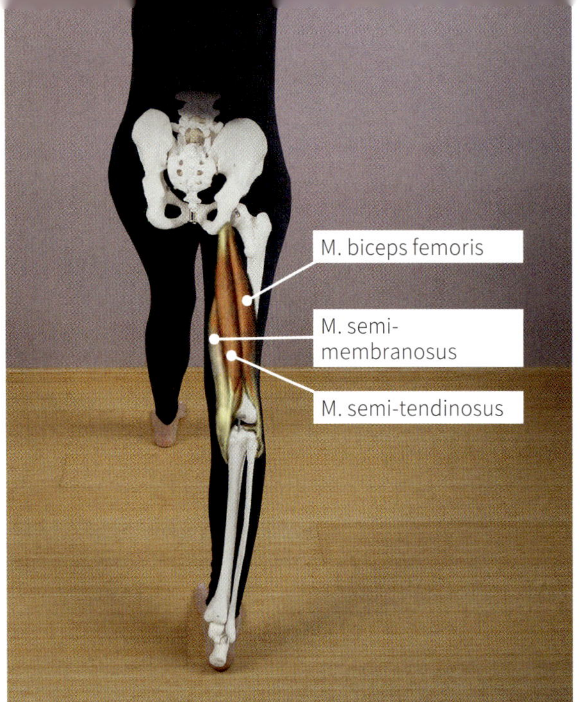

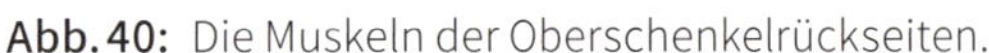

Abb. 40: Die Muskeln der Oberschenkelrückseiten.

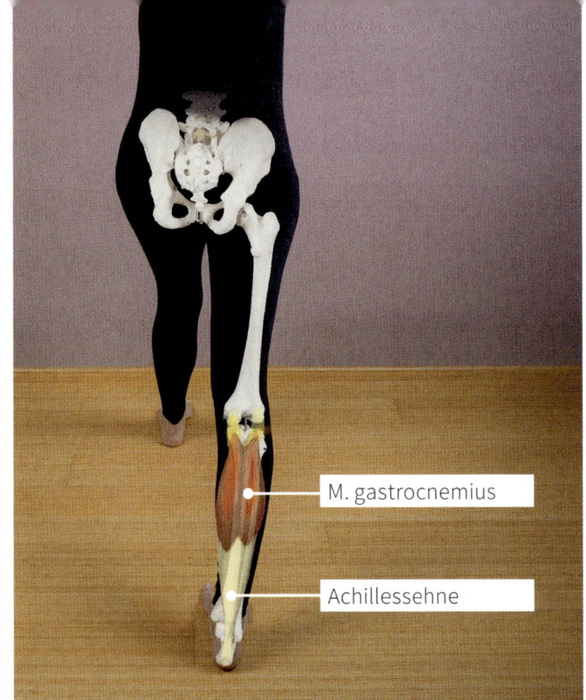

Abb. 41: Die Wadenmuskulatur.

Was passiert bei Vorbeugen?

Bei Vorbeugen werden vor allem die Beinrückseiten gedehnt, aber auch die Innen- und Außenseiten der Beine, die Rückenmuskeln, die Gesäßmuskeln sowie die Hüftmuskulatur. Das optimale Zusammenspiel der Muskulatur an der Körperrückseite ist essenziell für die korrekte Ausführung von Vorbeugen. Wenn wir uns die Verbindung der Muskeln der Oberschenkelrückseiten mit dem Becken genauer anschauen, verstehen wir, dass dies der Schlüsselfaktor für Vorbeugen ist.

Wie in » Abb. 40 zu sehen ist, verläuft die ischiocrurale Muskulatur (Oberschenkelrückseiten) vom Sitzknochen bis unterhalb des Kniegelenks. Die Wadenmuskulatur verläuft von oberhalb des Knies bis zur Ferse, wobei sie sich in der Achillessehne bündelt » Abb. 41. Bewegt man sich in eine Vorbeuge, entsteht Zug auf die Muskeln der Beinrückseite, sie müssen sich verlängern, damit der Oberkörper gebeugt werden kann. Sind diese Muskeln endgradig gedehnt – was bei eher steifen Menschen recht früh der Fall ist –, so ziehen sie die

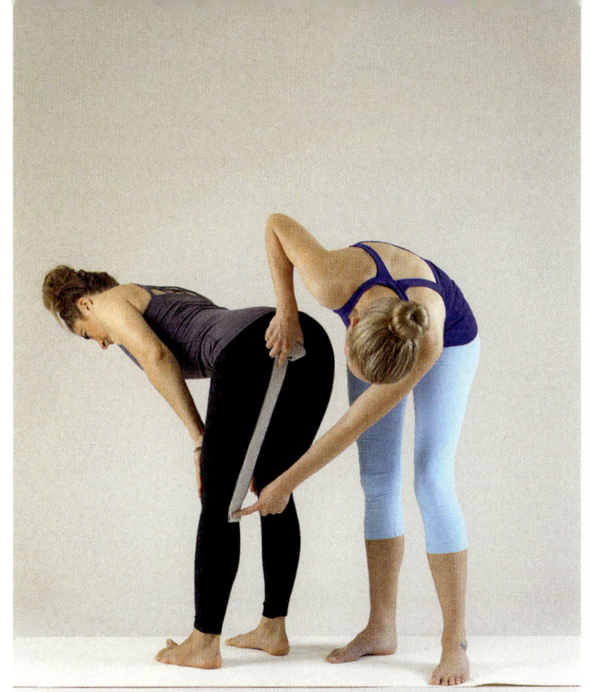

Abb. 42: Die Oberschenkelrückseiten-Muskulatur, lang gedehnt in der Vorbeuge.

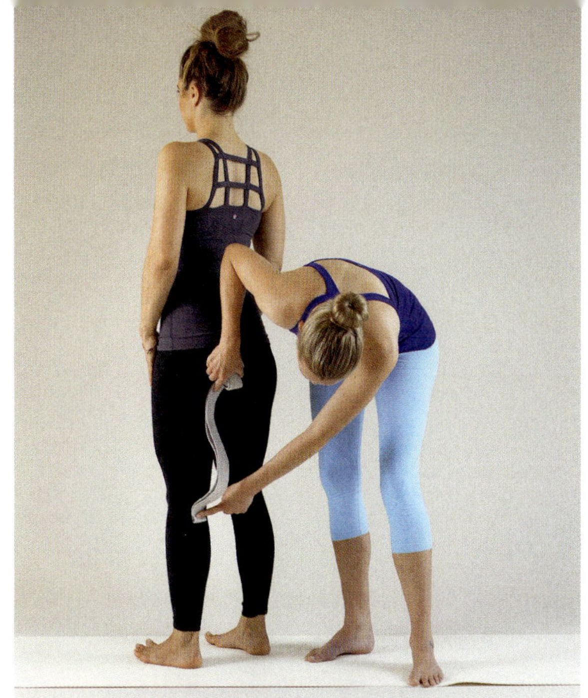

Abb. 43: Wenn der Mensch aufgerichtet ist, zieht sich die Oberschenkelrückseiten-Muskulatur entspannt zusammen. Da der Gurt sich nicht zusammenziehen kann, hängt er durch.

Sitzknochen nach unten und infolgedessen rundet sich der Rücken. Wie unglaublich groß die Dehnfähigkeit der Beinrückseiten sein muss, zeigt die folgende praktische Übung.

Praxis-Tipp Veränderung der Oberschenkelrückseiten-Muskulatur bei Vorbeugen, hier am Beispiel einer flexiblen Yogini.

Der Gurt stellt den Verlauf der Muskulatur an den Oberschenkelrückseiten nach. In einer Vorbeuge muss diese sich entsprechend dehnen » Abb. 42. Stellt man sich wieder aufrecht hin, zieht der Muskel sich zusammen, der Gurt jedoch nicht – er hängt deutlich durch » Abb. 43. Diese einfache Übung zeigt anschaulich, um wie viel länger (weil gedehnt) der Muskel bei einer Vorbeuge ist als im aufrechten Stand.

Sind die Beinrückseiten verkürzt, ziehen diese starken Muskeln, die an den Sitzknochen ansetzen, das Becken nach unten, und der Rücken rundet sich. Ein Schlüssel zu optimal ausgerichteten Vorbeu-

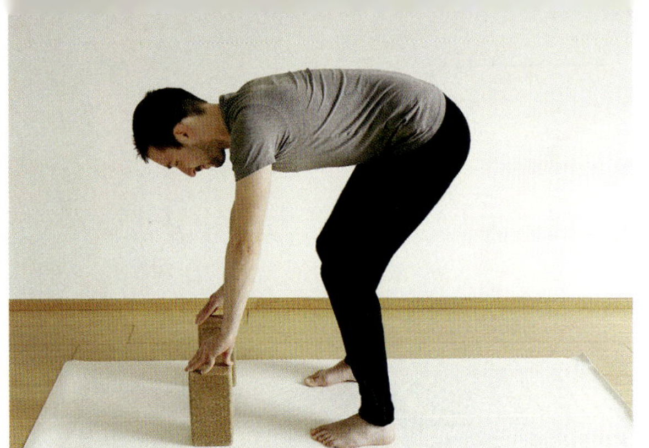

Abb. 44: Sind die Oberschenkelrückseiten eher wenig dehnfähig, empfiehlt es sich, die Knie zu beugen und die Hände auf Klötze zu stellen, damit der Rücken möglichst wenig gerundet wird.

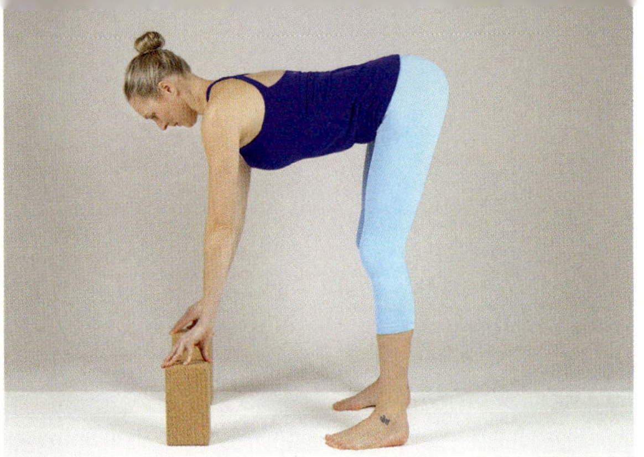

Abb. 45: Klötze unter den Händen und minimal gebeugte Knie erleichtern es auch flexiblen Yogis, den Rücken gerade und lang ausgerichtet einzustellen.

gen liegt darin, das Becken korrekt eingestellt beizubehalten, denn es ist das Bindeglied zwischen den Beinen und dem Rumpf. Im direkten Vergleich der » Abb. 42 und 43 ist zu erkennen, dass die Beinrückseiten eine unterschiedlich lange Strecke überspannen müssen. Bei » Abb. 52 erlaubt die große Dehnfähigkeit der Beinrückseiten die Bewahrung eines geraden Rückens auch in der vollen Vorbeuge. Ist eine solche Dehnfähigkeit nicht gegeben, ist es besser, Klötze unter die Hände zu stellen, um einen geraden Rücken und die gewünschte Beckenkippung und damit einhergehend die korrekte Ausrichtung der Sitzknochen zu bewahren » Abb. 44+45. Wie diese sein soll, schauen wir uns nachfolgend an.

Wo genau sind die Sitzknochen, und wie müssen diese ausgerichtet sein? Das schauen wir uns nun genauer an.

Utkatasana

utkata = kraftvoll

Praxis-Tipp Erspüren der Sitzbeinhöcker/Sitzknochen (Ansatz der Oberschenkelrückseiten) – Nimm *Utkatasana* ein, indem du die Knie beugst und den Po nach hinten schiebst. Fühle in deine Pobacken. Dort spürst du auf beiden Seiten recht spitze Knochen, das sind die Sitzknochen, die unteren Enden des Beckens. Hier ist der Ansatz der Oberschenkelrückseiten-Muskulatur. Auf den folgenden Abbildungen haben wir an diesen Stellen imaginäre Smileys eingefügt.

Im Stuhlsitz » Abb. 46 ist es einfach, die Sitzknochen nach hinten zu schieben und den Rücken in seinen natürlichen Krümmungen lang zu strecken. Dies zu bewahren, wird jedoch deutlich schwieriger, je weiter man die Beine in Richtung Streckung bringt oder den Oberkörper neigt. Bei steiferen Körpern führt das Strecken der Beine dazu, dass die Sitzknochen wieder zum Boden ziehen und die Smileys nach unten schauen und infolgedessen der Rücken rundet » Abb. 47, das gilt es zu vermeiden! Hyperflexible Yogis könnten die Beine dermaßen überstrecken, dass das Becken zu sehr gekippt wird und die Smileys sogar nach oben schauen » Abb. 48.

Ziel bei Vorbeugen ist es, dass die imaginären Smileys auf den Sitzknochen diagonal nach hinten schauen, selbst dann, wenn man die Position vertieft und den Oberkörper von hier aus in eine tiefe Vorbeuge nach unten neigt » Abb. 50–52.

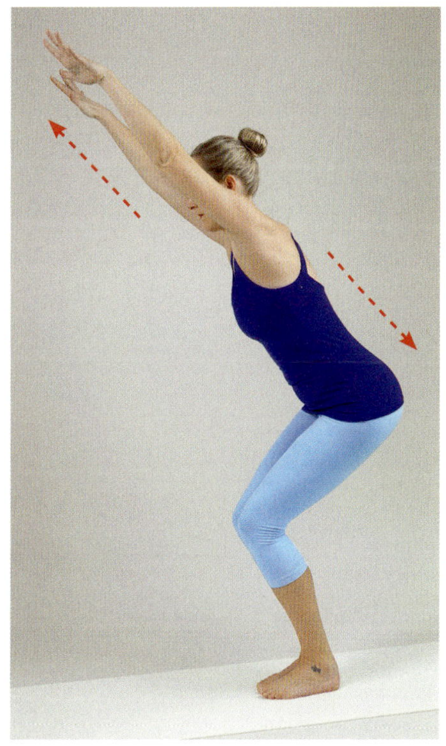

Abb. 46: Utkatasana, der Stuhlsitz in voller Position.

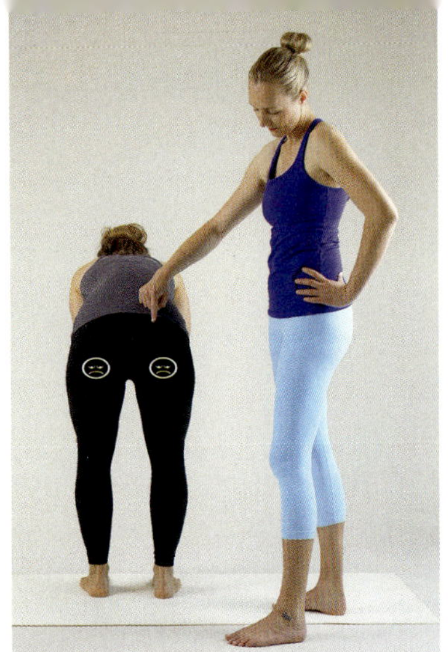

Abb. 47: Die Sitzbeinhöcker zeigen nach unten zur Erde, der Rücken ist gerundet, der Nacken verspannt.

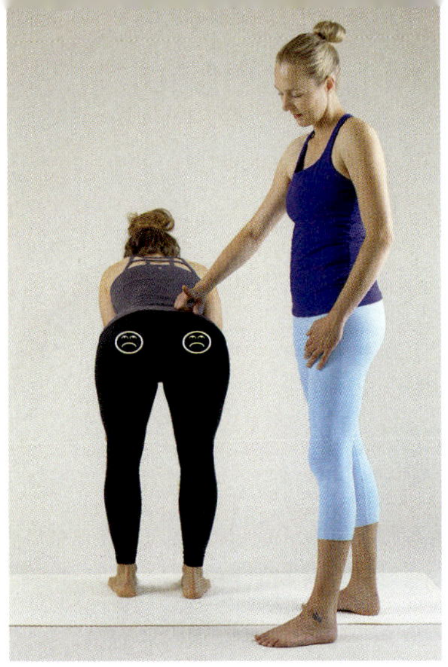

Abb. 48: Die Sitzbeinhöcker zeigen nach oben zur Decke, der Rücken sinkt in ein Hohlkreuz, der Bauch ist ohne Spannung.

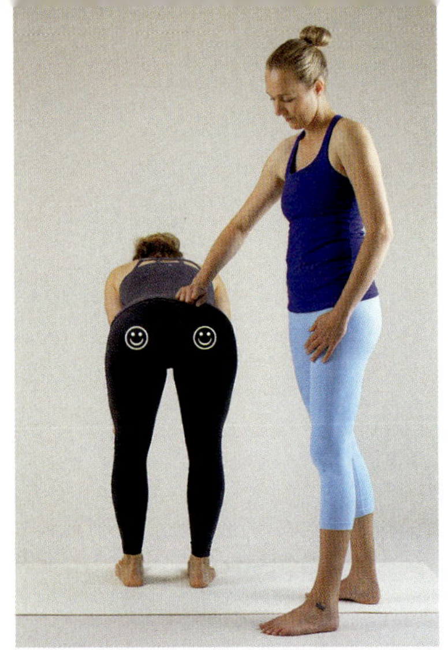

Abb. 49: Der Körper der Teilnehmerin ist optimal ausgerichtet: Die Sitzbeinhöcker zeigen gerade nach hinten, der Bauch trägt aktiv den lang gestreckten Rücken.

Wie praktiziert man Vorbeugen?

Anhand der ***stehenden Vorbeuge*** werden nun die allgemeingültigen Ausrichtungsprinzipien und gängige Fehler für Vorbeugen erläutert. Im Anschluss folgen die Besonderheiten bei eher steifen bzw. sehr flexiblen Menschen sowie die Erklärungen, warum diese auftreten und wie man ihnen begegnet. Generell ist es für Anfänger am einfachsten, mit ***stehenden Vorbeugen*** zu beginnen. Das Becken ist hier frei beweglich und kann dadurch einfacher ausgerichtet und korrigiert werden als bei ***sitzenden Vorbeugen***, wenn das Becken durch die Erde fixiert wird.

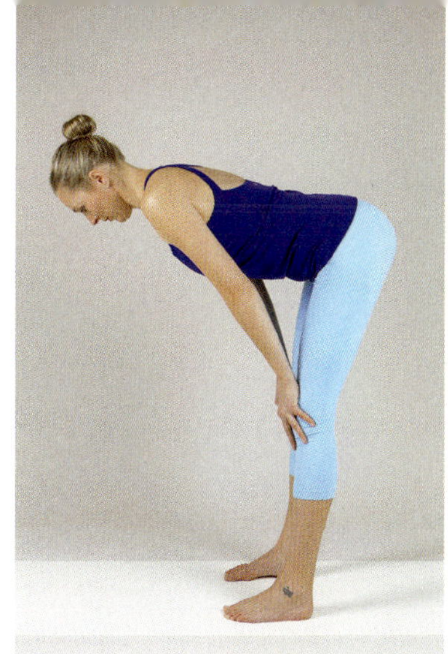

Abb. 50: Die halbe Vorbeuge mit abgestützten Händen auf den Knien.

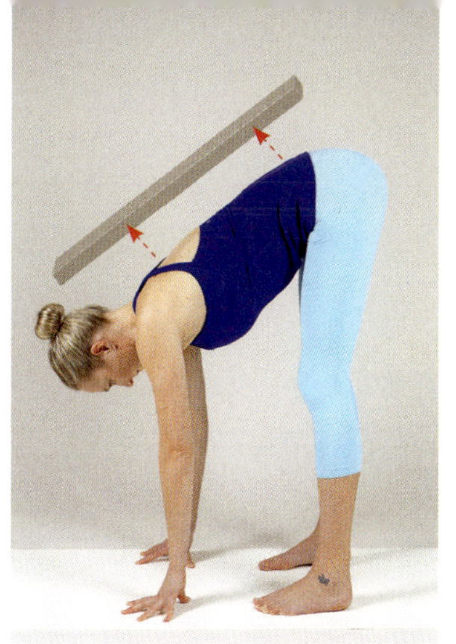

Abb. 51: Vorbeuge mit aufgestellten Fingerspitzen. Die Yogini lehnt sich gedanklich mit ihrem Rücken und Hinterkopf an ein imaginäres Brett an.

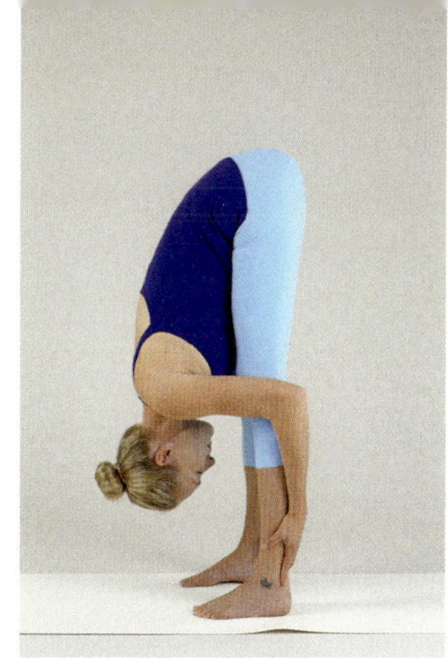

Abb. 52: Die volle Form der Vorbeuge Uttanasana.

Ardha Uttanasana und Uttanasana

ardha = halb | uttana = intensiv gedehnt

Auf dem Weg in die *tiefe Vorbeuge* geschieht die *halbe Vorbeuge* » Abb. 50 sozusagen im Vorbeigehen, sie wird daher oft gar nicht als eigenständiges Asana wahrgenommen. Aber *Ardha Uttanasana* ist nicht nur eine ausgezeichnete Vorbereitung für *Uttanasana*. Diese Position dient der optimalen Ausrichtung des Körpers, bevor man weiter vertieft, und gerade steifere Yogis finden hier schon eine vollkommen ausreichende Dehnung. Nun beschreiben wir die Bewegungsfolge für eine gute Ausrichtung am Beispiel der halben Vorbeuge:

Halbe Vorbeuge

1. Das Fundament des Asanas

Richten wir das Augenmerk zuerst auf die Basis. Die Platzierung der Füße ist je nach gewähltem Asana unterschiedlich. Jedoch gilt in jedem Fall:

- Drück die vier Punkte der Füße gleichmäßig in die Erde.
- Die Mitte der Kniescheibe ist und bleibt stets in einer Linie mit der zweiten Zehe; das schützt das Knie, denn es wird in seiner natürlichen Ausrichtung bewahrt.
- Die Beine stehen in einer Linie: Mitte der Fersen, Mitte der Knie, Hüftgelenke.
- Die Muskulatur der Beine ist aktiv.

2. Die Beckenkippung

Die wesentliche Voraussetzung für Vorbeugen ist die korrekte Ausrichtung des Beckens, da nur dadurch verhindert werden kann, dass der Oberkörper sich rundet.

Damit die Sitzknochen/Smileys horizontal nach hinten schauen können:

- Beuge die Knie und rolle die Oberschenkelinnenseiten nach hinten.
- Weite die Sitzknochen nach hinten und oben (Enten-Po), die Smileys blicken nach hinten.
- Nimm wahr, dass sich der Rücken nun auf seiner gesamten Länge auseinanderziehen kann, das untere Ende des Beckens kippt etwas nach hinten, während das obere Ende nach vorne kippt.

3. Bauchdecke und mittlerer Rücken

Auch für Vorbeugen gilt: behalte deine Bauchspannung

Zur Stabilisierung der Wirbelsäule ist es dringend erforderlich, dass die Bauchmuskulatur den Rücken aktiv unterstützt. Weitet man einfach nur die Sitzknochen nach oben (wie unter Nr. 2 beschrieben), geht infolgedessen häufig die Bauchspannung verloren, und man hängt im Bauch durch – das darf nicht passieren!

- Strecke deinen Oberkörper zwischen dem Beckenboden und der Krone des Kopfes, sodass auch im Brustkorb Länge entsteht.
- Hebe die Bauchdecke aktiv zur Wirbelsäule, hebe auch die vorderen Rippen zu den hinteren Rippen, sodass die gesamte Körpervorderseite die Körperrückseite stützt. Atme tief in die Körperrückseite ein.
- Verringere den Abstand zwischen Schambein und Brustbein, indem du das Steißbein sanft unterrollst, dies schafft mehr Tonus im Beckenboden.

- Drück kraftvoll in die Fersen und die Großzehenballen.
- Die LWS schmiegt sich weiterhin in den Körper, und der mittlere Rücken darf nicht buckelig rund werden. Oder anders gesagt: Die Smileys sollten immer noch nach hinten zeigen und der Rücken lang gestreckt und stabilisiert sein.

4. Oberer Rücken, Schultergürtel und Nacken

Manche Yogis glauben fälschlicherweise, dass eine Vorbeuge dann besonders gelungen sei, wenn der Kopf möglichst nah zu den Knien kommt. Sie ziehen mit dem Kopf zu den Beinen, was zu einer Rundung der Brustwirbelsäule (im Folgenden BWS) und zu einem ungesunden Druck auf die Halswirbel führt.

Wie im Kapitel »Alles ist Tadasana« erläutert, ist es wichtig, dass die Schulterblätter fortwährend am Rücken anliegen, die Schulterköpfe nach hinten ziehen und der Hals in seiner natürlichen Verlängerung der Wirbelsäule in einer leichten lordotischen Krümmung bleibt. Bei der Übung von Vorbeugen geht die Länge im Oberkörper manchmal verloren, und man rundet den Rücken. Gilt die Idee, dass alles ***Tadasana*** ist, dann bleibt der Oberkörper unverändert, während man sich ausschließlich aus dem Hüftgelenk nach vorne beugt. Damit die Vorbeuge gut ausgerichtet ist und bleibt, geh langsam und achtsam vor. Halte in der ***halben Vorbeuge*** an, platziere Klötze unter die Hände oder stell die Hände auf den Schienbeinen auf.

Zieh die Schulterköpfe zurück, atme Fülle ein und erlaube den Schulterblättern, sanft in Richtung Wirbelsäule aufeinander zuzugleiten und auch die Schulterblattspitzen sanft aufeinander zuzuziehen. Ausatmend entspanne den Raum zwischen den Schulterblättern »Herz weich«.

Verlängere die Krone des Kopfes nach vorne und strecke die Wirbelsäule auf ihrer gesamten Länge. Der Oberkörper ist nun optimal ausgerichtet und sollte nicht mehr verändert werden! Möchte man die Vorbeuge vertiefen, erfolgt die weitere Bewegung ausschließlich aus dem Hüftgelenk!

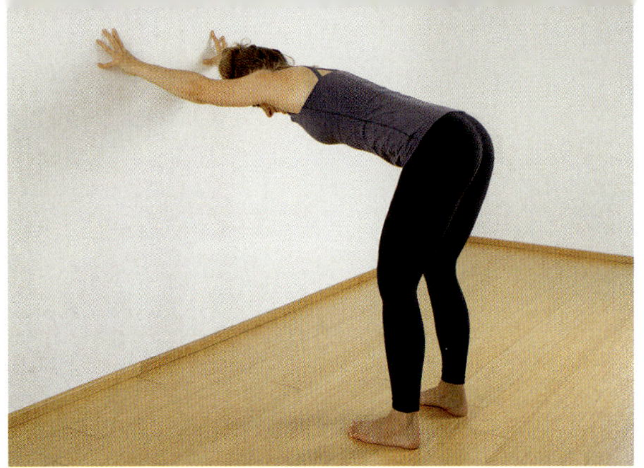

Abb. 53: Halbe Vorbeuge mit den Fingern an der Wand.

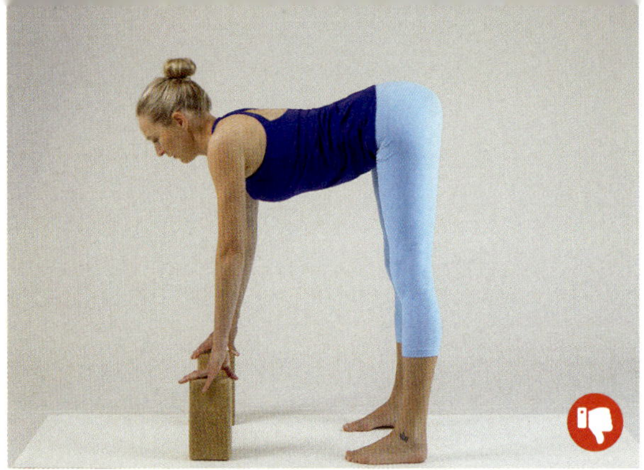

Abb. 54: Diese Yogini stützt zwar die Hände auf Klötze, sie überstreckt aber die Beine, ihr Nacken ist gestaucht, und die Mitte hängt durch, wodurch Körperspannnung verloren geht.

Für meine Praxis stelle ich mir vor, dass ein Brett auf meinem Rücken liegt, das ich von der Erde weg hebe und gegen das ich atme. Weiterhin an das Brett anlehnend beuge ich mich nach vorne, dabei hebe ich stets die Bauchdecke weg von den Beinen und expandiere gegen das imaginäre Brett. Vielleicht bietet mein Körper mir eine tiefere Position an, und ich verneige mich vollkommen in *Uttanasana*, die ***tiefe Vorbeuge*** » Abb. 51 + 52.

Hinweise für Menschen mit eher steifen Hüften und Beinrückseiten

Beginne Vorbeugen immer mit gebeugten Beinen

Verständlicherweise sind Vorbeugen bei steiferen Menschen wenig beliebt. Ihre verkürzte Muskulatur führt dazu, dass bereits früh ein starkes Dehnungsgefühl auftritt. Oftmals fühlt es sich zu Beginn ihrer Praxis so an, als ob die notwendige Kippung des Beckens völlig außerhalb ihrer Möglichkeiten liegt. Aber auch wenn es zunächst unerreichbar erscheint, genau diese Beckenkippung ist absolut notwendig! Überspringt man diese so essenzielle Ausrichtung, kann dies zu Verletzungen an der Wirbelsäule führen. Zum Glück gibt es hier eine einfache Lösung: Knie beugen, dann fällt die Bewegung leichter. Es ist daher generell zu empfehlen, Vorbeugen stets mit gebeugten Beinen zu beginnen.

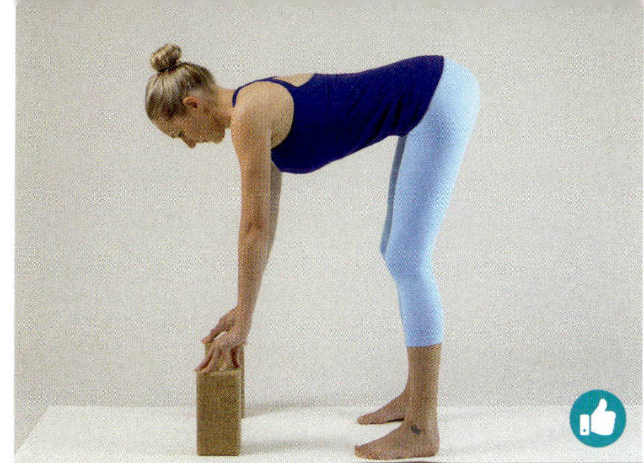

Abb. 55: Hier ist der Körper in einer guten Ausrichtung. Im direkten Vergleich mit **Abb. 54** erkennt man, dass hier die Yogini die Bauchdecke von den Beinen weg hebt und somit den Rücken unterstützt.

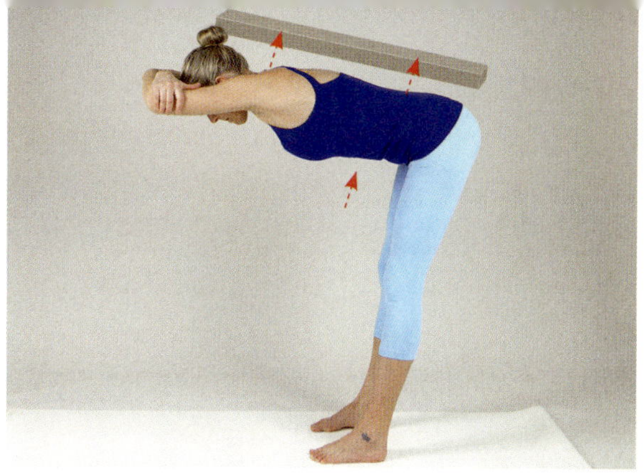

Abb. 56: Eine Variation der halben Vorbeuge – stabil und kraftvoll aus der Körpermitte heraus getragen.

Oftmals gelangen steifere Yogis trotz gebeugter Beine schnell an die Dehnungsgrenze ihrer Beinrückseiten, die Smileys wollen zum Boden schauen, manchmal zittern sogar die Beine vor Anstrengung. Das komplette Strecken der Beine oder eine tiefe Vorbeuge des Oberkörpers ist unter Beibehaltung einer guten Ausrichtung der Wirbelsäule zunächst gar nicht möglich. Die gute Nachricht: Das ist auch überhaupt nicht nötig!

Klötze unter den Händen » Abb. 55 oder aufgestellte Hände an den Schienbeinen verkürzen den Weg zur Erde und helfen, den Körper in eine gute Ausrichtung zu bringen. In manchen Fällen ist es sinnvoll, das Asana mit den Händen an die Wand gestützt zu beginnen » Abb. 53. Erst wenn durch häufiges Üben die Beckenkippung bei gestreckten Beinen beibehalten werden kann, ist der Zeitpunkt gekommen, den lang gestreckten Oberkörper tiefer nach vorne zu beugen.

Hinweise für sehr flexible Menschen

Sehr bewegliche Menschen haben oft auch sehr dehnbare Oberschenkelrückseiten-Muskeln. Sie können die Sitzknochen dermaßen weit nach oben ziehen, dass eine übermäßige Beckenkippung möglich ist » Abb. 54. Dies hat verschiedene problematische Folgen, denen man wie folgt entgegenwirken kann:

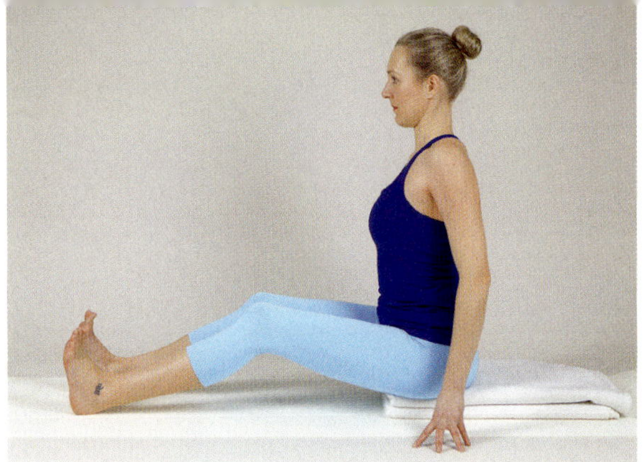

Abb. 57: Um einen geraden Rücken zu bewahren, kann es angebracht sein, die Knie zu beugen und sich auf eine Decke oder einen Klotz zu setzen.

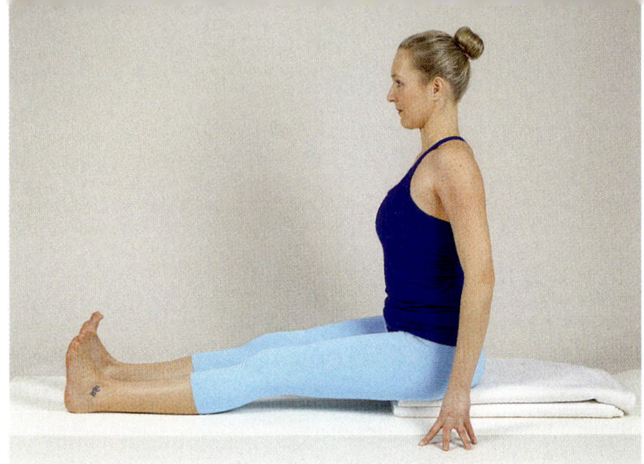

Abb. 58: Im zweiten Schritt kann man die Beine strecken und, sollte der Körper diesen Spielraum anbieten, die Form vertiefen,

- Überstreckung der Sehnen an den Sitzknochen und in den Knien.

-> Unter Beibehaltung der Kippung des Beckens zieh die Sitzknochen sanft aufeinander zu, stell dir vor, dass daran Gewichte befestigt sind, die die Sitzknochen erden. Rolle dein Steißbein ein wenig unter. Diese Bewegungen bewirken einen stabilisierenden Tonus in Bauch und Beckenboden. Auch das unerwünschte Dehnungsgefühl an den Sehnen sollte verschwinden.

- Die Wirbelsäule wird nicht von der Bauchmuskulatur gestützt und die Rumpfmitte hängt durch (es fühlt sich so an, als würde man den Rumpf auf die Oberschenkel ablegen).

-> Spüre, wie die Kraft des Bauches und der Beine die Form tragen, halte diese Aktivität bei und verneige dich tiefer, der Rücken bleibt gerade. Drück kraftvoll die Fersen zum Boden. Der Bauch hebt sich weg von den Beinen, auch wenn du den Oberkörper nach unten beugst.

- Eine Verengung zwischen den Schulterblättern durch zu starkes Aufeinanderzuziehen der Schulterblätter bewirkt oftmals Verspannungen.

-> Atme in den Raum zwischen den Schulterblättern, um einem übermäßigen Einsacken im Oberkörper entgegenzuwirken, und lehne dich an ein imaginäres Brett an, gegen das du expandierst.

- Die Kehle wird überstreckt, der Nacken gestaucht.

-> Verlängere die Krone des Kopfes nach vorne in einer Linie mit der Wirbelsäule, lehne auch den Hinterkopf an das Brett, zieh das Kinn sanft ran, bis der Hals seine natürliche Krümmung wieder erreicht.

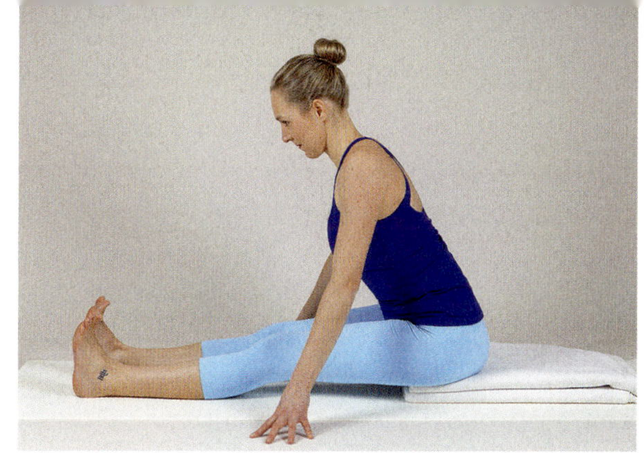

Abb. 59: … und den Oberkörper noch weiter nach vorne bewegen. Die Hände stützen seitlich den Oberkörper.

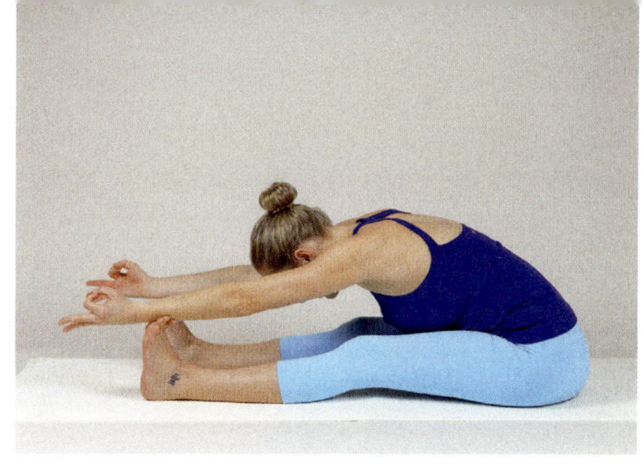

Abb. 60: Sehr flexible Yogis können in eine komplette Vorbeuge im Sitzen gehen (siehe auch **Abb. 79**).

Im direkten Vergleich sieht man, dass die Teilnehmerin in » Abb. 54 die Bauchdecke zu den Beinen fallen lässt – das ist schädlich für den Rücken, weil die Bauchmuskulatur die Wirbelsäule nicht ausreichend stützt. Außerdem ist der Blick zu sehr gehoben, der Kopf ist nicht mehr in Verlängerung der Wirbelsäule, dadurch wird der Nacken gestaucht, und die Kniekehlen sind überstreckt. In » Abb. 56 ist zu erkennen, dass sie gegen ein imaginäres Brett auf dem Rücken atmet und die Bauchdecke zur Wirbelsäule hebt.

Praxis-Tipp Kraft und Verbindung in Vorbeugen – Gehe mit gebeugten Knien in die ***halbe Vorbeuge***. Greife beide Ellbogen und hebe die Arme auf Schulterhöhe. Weite die Sitzknochen, bis sie horizontal nach hinten schauen, rolle dein Steißbein sanft unter, hebe kraftvoll die Bauchdecke und expandiere gegen das imaginäre Brett auf deinem Rücken. Bewahre das und strecke mit geradem Rücken, so gut es geht, die Beine nach hinten durch, ohne die Kniekehlen zu überstrecken – halte die Form kraftvoll aus der Körpermitte heraus. Atme dich beständig größer und voller, aktiviere fortwährend die Bauchdecke und drück die Fersen zum Boden. Bleibe hier für einige Atemzüge » Abb. 56. Solltest du in die ***tiefe Vorbeuge*** abtauchen » Abb. 52, bewahre diese Aktivität und beuge dich nach vorne, während du weiterhin die Bauchdecke von den Oberschenkelvorderseiten weghebst. Diese Übung lehrt uns, mit mehr Kraft aus Bauch und Beinen zu stehen. Sie kann sowohl von steiferen wie auch von flexibleren Yogis geübt werden. Erstere sollten dabei unbedingt die Knie minimal gebeugt lassen.

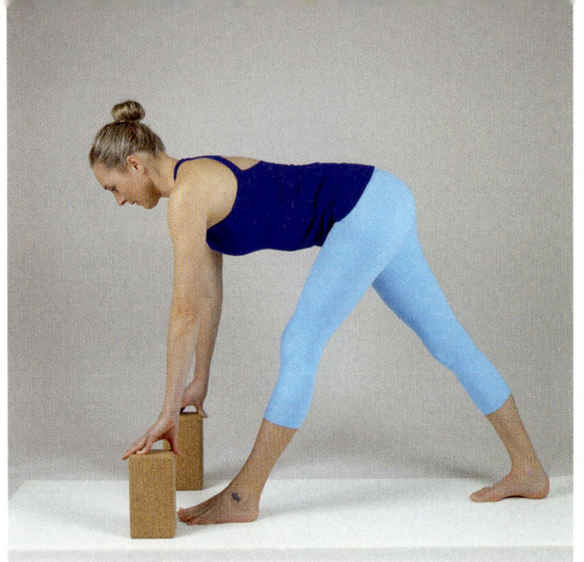

Abb. 61: Je nach Beweglichkeit stellt man die Hände auf Klötze,

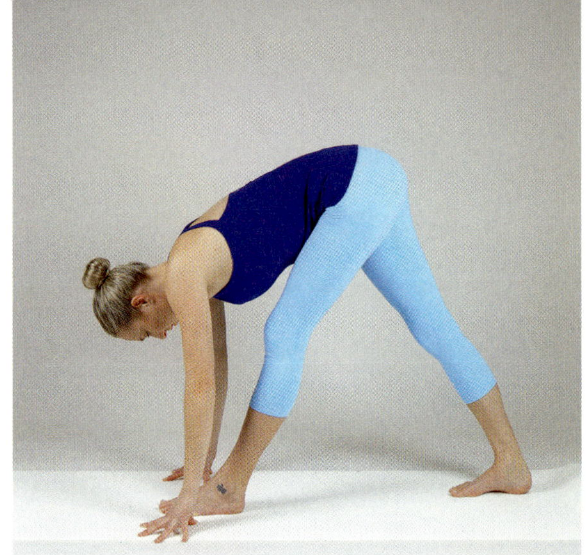

Abb. 62: … oder verneigt sich mit langem Rücken tiefer.

Vorbeugen im Sitzen

… sind eine noch größere Herausforderung. Schließlich ist eine sitzende Position bereits eine Vorbeuge, da der Oberkörper im 90-Grad-Winkel zu den Beinen steht. Außerdem wird das Becken durch den Boden fixiert, und es ist schwerer, die gewünschte Kippung umzusetzen. Steifere Menschen runden im *Langsitz* mit gestreckten Beinen oftmals automatisch den Rücken, da die größtmögliche Dehnfähigkeit ihrer Beinrückseiten bereits erreicht ist.

Damit das Becken unter Beibehaltung der natürlichen Krümmungen des Rückens gekippt werden kann, ist es besser, die Knie zu beugen oder die Hüfte höher zu setzen, manchmal auch beides » Abb. 57. Mit der Zeit wird diese Übung den gewünschten Erfolg bringen: Eine längere Muskulatur an der Körperrückseite und eine gute Aufrichtung der Wirbelsäule.

Bisher haben wir die grundlegenden Dynamiken der Vorbeugen betrachtet und die Probleme erklärt, die bei den gegensätzlichen Körperformen von sehr steif und sehr flexibel auftreten können.
Eine kleine Auswahl bekannter Asanas schauen wir uns nun im Detail an.

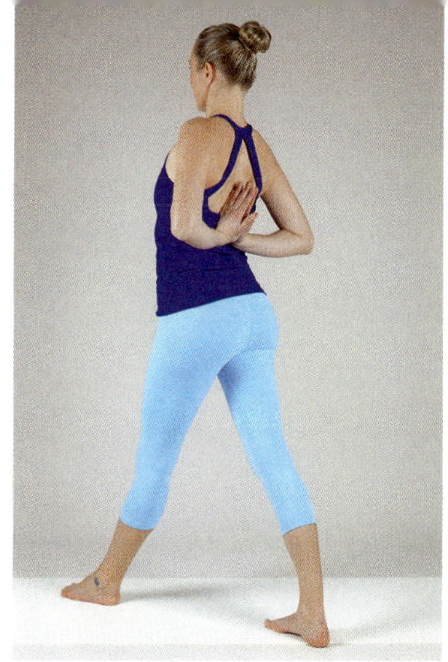

Abb. 63: Ich praktiziere die Variante der Hände in Reverse Namaste lieber in einer Standhaltung als in einer Vorbeuge.

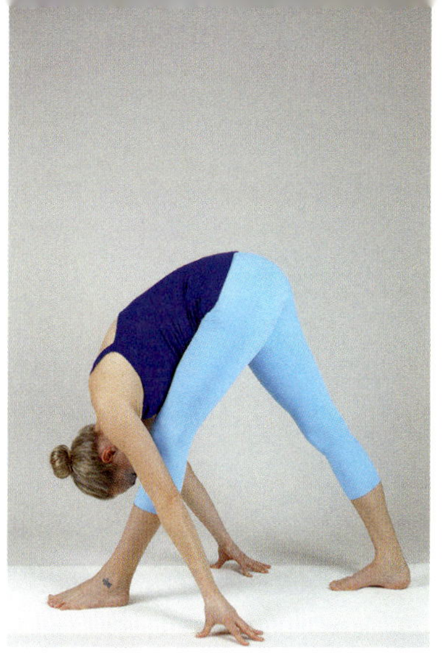

Abb. 64: Parsvottanasana mit einer Variation für die Arme, hier werden die Hände nach hinten aufgestellt und drücken in die Erde.

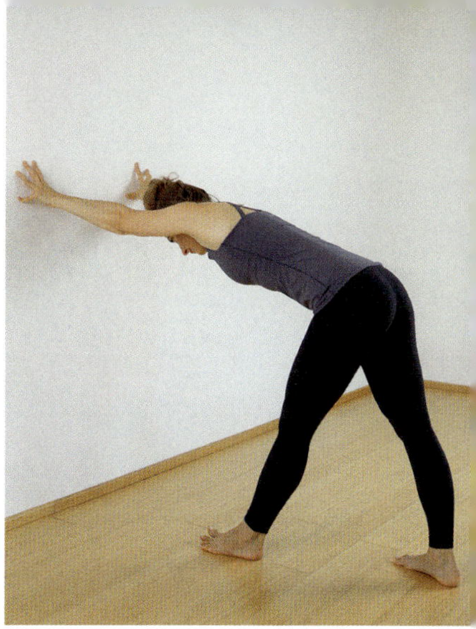

Abb. 65: Bei sehr steifen Menschen kann es wieder angebracht sein, die Übung mit den Händen an der Wand zu beginnen.

Welche Asanas gibt es sonst noch?

Parsvottanasana

parsva = Seite/Flanke

Die Aussage, dass im Grunde genommen jede Yoga-Position eine Variante von *Tadasana* ist, lässt sich auch hier erkennen. In *Parsvottanasana* wird ein Bein nach hinten gestellt, und der Körper beugt sich aus dem Becken heraus nach vorne *(halbe Vorbeuge im kurzen Ausfallschritt)*.

Bewegungsfolge für eine gute Ausrichtung in Parsvottanasana

- Beginne mit einem mittelgroßen Schritt, die Füße stehen hüftweit auseinander.
- Der Schritt ist so kurz, dass die hintere Ferse in den Boden drücken kann. Der hintere Fuß zeigt entweder nach vorne oder ist ein wenig nach außen gedreht.
- Zieh die Füße aktiv aufeinander zu, ohne sie tatsächlich zu bewegen (isometrisch). Diese Bewegung schafft muskuläre Aktivität in den Beinen.

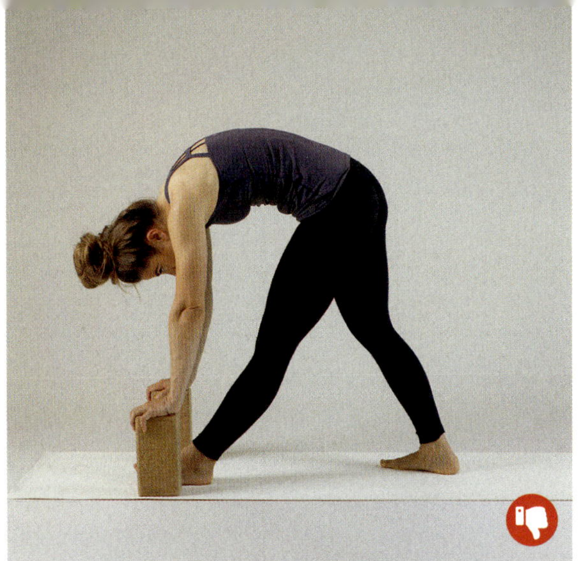

Abb. 66: Diese Teilnehmerin macht einige Fehler in der Ausrichtung: Das vordere Bein ist überstreckt, was nicht gut für das Knie ist. Der Rücken ist rund, und die Yogini versucht die Haltung zu vertiefen, indem sie den Kopf zu den Beinen zieht. Besser wäre es, die Knie zu beugen und den Rücken lang zu strecken.

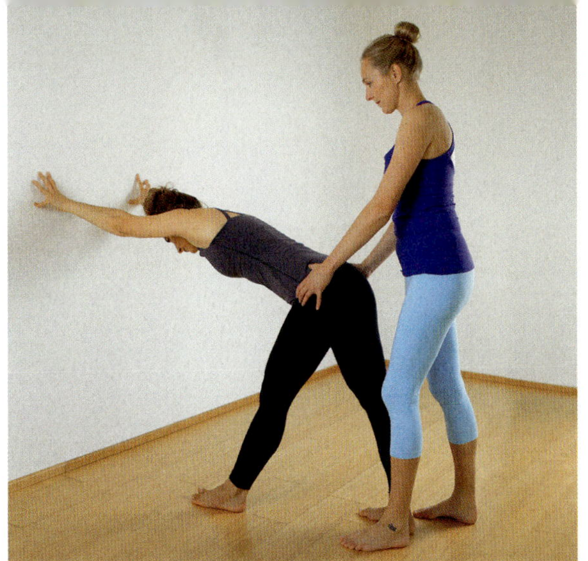

Abb. 67: Korrekturen erfolgen immer von unten nach oben. Sind die Füße und Beine korrekt platziert, schaut man als Lehrende auf die Hüftkippung und korrigiert diese entsprechend.

- Die Hüfte wird parallel zum vorderen Mattenrand ausgerichtet. Zieh dafür die vordere Leiste zum hinteren Mattenrand und die hintere Hüfte nach vorne. Dies schafft mehr Stabilität und Standfestigkeit im Rumpf und in den Beinen.
- Auch hier gelten die generellen Ansagen (s. o. Punkt 1–4):
- Für die Beckenkippung rolle die Oberschenkelinnenseiten nach hinten und zieh die Sitzknochen nach oben, bis diese horizontal nach hinten schauen. Dies ist insbesondere für die Gesäßmuskulatur und die Oberschenkelrückseiten-Muskulatur im vorderen Bein besonders intensiv, da stark gedehnt wird.
- Du kannst die Beckenkippung zunächst mit gebeugten Beinen einstellen und die Beine erst dann strecken, wenn der Rücken optimal ausgerichtet ist.
- Stabilisiere den Rücken, indem du das Steißbein sanft unterrollst und die Bauchdecke und die vorderen Rippen zur Körperrückseite hebst, verankere in deine Füße.
- Strecke die Wirbelsäule unter Beibehaltung ihrer natürlichen Krümmungen. Die Schulterköpfe ziehen nach hinten, und die Schulterblätter schmiegen sich sanft an den Rücken.

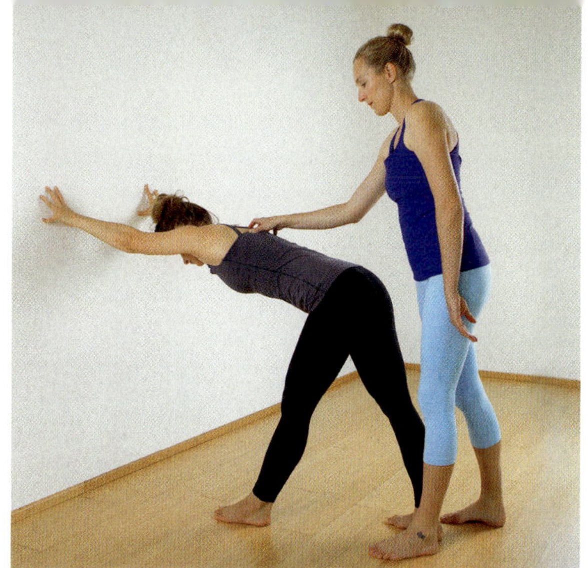

Abb. 68: Als weitere Hilfestellung für den Oberkörper kannst du die Teilnehmerin darin unterstützen, dass die Schulterblätter sanft aufeinander zuziehen und das Herz weich ist,

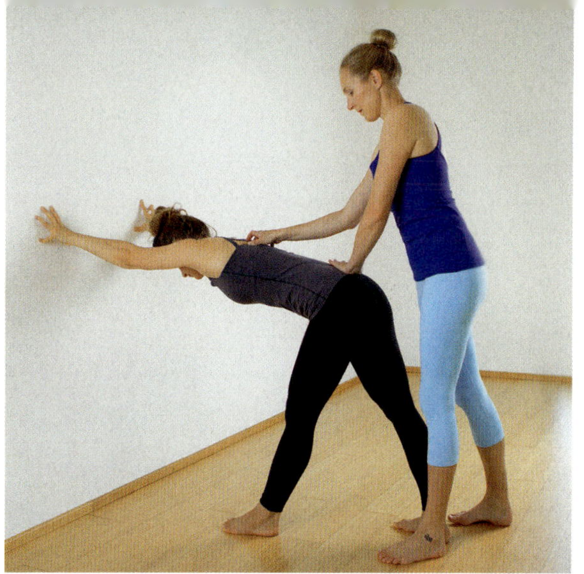

Abb. 69: … und die Erdung der Haltung unterstützen, indem du die Hand am Kreuzbein platzierst und in Richtung Füße drückst.

Praxis-Tipp *Parsvottanasana* gibt es mit diversen Armhaltungen. Häufig wird dieses Asana mit gefalteten Händen hinter dem Rücken geübt. Ich unterrichte diese Variation so gut wie nie, da davon auszugehen ist, dass ein Fehlalignment im Schultergürtel die Folge ist. So führt *Reverse Namaste* oftmals dazu, dass die Schulterköpfe beim Versuch, die Hände hinter den Rücken zu bringen, nach vorne gezogen werden, was zumeist noch schlimmer wird, wenn sich der Yogi nach vorne beugt (korrekte Schulterausrichtung: siehe » Abb. 99+100). Auch drücken die Hände den mittleren Rücken nach vorne und verstärken eine Tendenz zum Hohlkreuz. All das ist wenig dienlich für eine gute und gesunde Ausrichtung. Daher unterrichte ich lieber eine Vorbeuge mit aufgestützten Händen » Abb. 61+62+64 und erspüre diese Form. Eine Dehnung und Öffnung des Schultergürtels wird gesondert geübt » Abb. 63.

Hilfestellung für Parsvottanasana und Uttanasana

Wahrscheinlich wird die Problematik einer unzureichenden Beckenkippung bei beiden Asanas häufig auftreten. Betrachte zunächst die Basis des Asanas: Stehen die Füße und Knie der Teilnehmerin korrekt? Ist ihr Rücken gerundet, verkürze den Abstand zur Erde mit Klötzen und/oder lass sie die Knie beugen, alternativ kann sie die Hände an die Wand stellen. Stell dich hinter deine Teilnehmerin und platziere deine Hände außen an ihren Hüftknochen (siehe auch »Ethik bei Hilfestellungen«). Zieh das obere Ende des Beckens mit den Daumen nach oben/vorne zu den Schultern und kippe mit den Fingern den unteren Teil des Beckens nach unten/hinten, bis die Sitzknochen (Smileys) der Yogini parallel nach hinten zeigen. Gelingt dies nicht, sollte die Praktizierende ihre Knie so stark beugen, bis die Bewegung möglich ist » Abb. 67 – 69.

Es ist wie immer hilfreich, deine Korrekturen auch verbal zu kommentieren und klarzumachen, wann die gewünschte Kippung der Hüfte erreicht ist. So fühlt und hört die Yogini, wie ihre Ausrichtung optimal ist, und kann die Bewegung im besten Fall künftig selbstständig ausführen.

Hands-on-Adjustments folgen immer der Regel: Korrektur von der Basis des Asanas aufwärts (also von unten nach oben). Daher könnte als Nächstes der obere Rücken korrigiert werden, falls dieser rund ist. Dafür kannst du deine Hände an die Schulterblätter legen und die Teilnehmerin bitten, sich gegen deine Hände zu heben. Dann drück sanft mit deinen Daumen in den Bereich zwischen den Schulterblättern und weise darauf hin, hier im Herzen sanft zu bleiben.

Verlängert man aus *Parsvottanasana* den Abstand der Beine, wird daraus *Hanuman Prep* » Abb. 71, eine Vorstufe von *Spagat*. Von hier aus kann man die Position in den vollen Spagat vertiefen, *Hanumanasana* » Abb. 70. Die Regeln der Ausführung bleiben gleich, das Asana wird lediglich intensiver und fortgeschrittener. Die Beibehaltung der korrekten Körperhaltung bedarf daher umso mehr der Aufmerksamkeit, da auch das Verletzungsrisiko zunimmt.

Hanuman Prep und Hanumanasana

Hanuman = mythische Göttergestalt

Die Positionen bilden eine Erzählung ab, in der *Hanuman* mit einem einzigen riesigen Schritt ein Meer überquert, um seine verehrte Königin zu retten.

Vorab bemerkt, bereits das vorbereitende Asana wird die meisten Menschen sehr deutlich an ihre absolute Dehnungsgrenze führen. Ist dies der Fall, bleibe hier und genieße die Intensität.

Bewegungsfolge für eine gute Ausrichtung im Spagat

- Lege das hintere Bein zum Boden ab, die Standweite entspricht dem Ausfallschritt. Die Kniescheibe liegt nicht am Boden, sondern das Bein ist so platziert, dass der Druckpunkt auf dem Oberschenkelknochen (vor der Kniescheibe) liegt. Das Knie kann mit einer Decke gepolstert werden.
- Stell die Klötze auf der höchsten Stufe unter deine Hände » Abb. 71.
- Senke den Blick zum hinteren Oberschenkel und hebe die Leiste vom hinteren Bein von der Erde weg.
- Zieh den Sitzknochen des vorderen Beines nach hinten und oben.

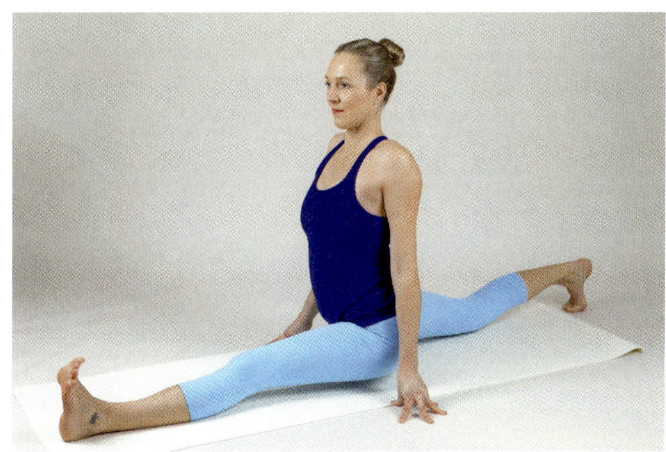

Abb. 70: Voller Spagat durch die Hände an den Seiten abgestützt.

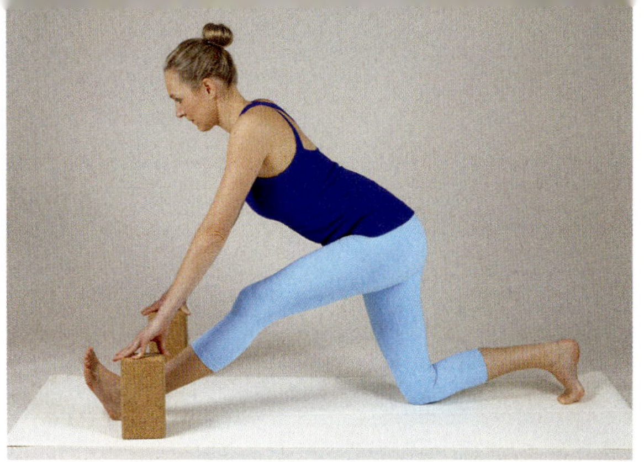

Abb. 71: Hanuman Prep mit Klötzen, das hintere Knie ist am Boden aufgestellt.

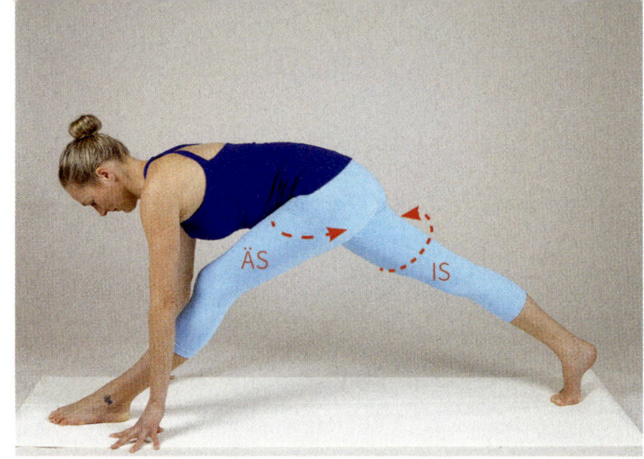

Abb. 72: Selbstkorrektur auf dem Weg in den Spagat.

- Rolle die Oberschenkelinnenseite des hinteren Beines nach hinten/oben und richte die Hüfte gerade zum vorderen Mattenrand aus: Die hintere Hüfte zieht nach vorne, die vordere nach hinten.
- Bewahre die gerade Ausrichtung der Hüfte und verlängere den ganzen Oberkörper, indem du dich lang streckst und die Schulterblätter an den Rücken legst, der Raum zwischen den Schulterblättern bleibt weich.
- Achte auf dein vorderes Knie. Um eine Überstreckung zu vermeiden, hebe mit dem Wadenmuskel den Schienbeinknochen, bis das vordere Knie minimal gebeugt ist.
- Atme in die Körperrückseite: Stell dir vor, dein Einatem füllt den Bereich mittlerer Rücken und Nieren so sehr, dass er sich ausdehnt. Hebe die Bauchdecke sehr aktiv weg vom vorderen Bein und genieße die Dehnung.

Die Hüfte wird parallel zum vorderen Mattenrand ausgerichtet!

Achtung! Bei diesen Asanas besteht die Gefahr, dass Yogis die Hüfte zur offenen Seite hin aufdrehen, um vermeintlich einfacher tiefer zu gehen. Das hat jedoch erhebliche negative Folgen für den Körper: Durch das Aufdrehen der Hüfte geht die muskuläre Stabilität verloren. Infolgedessen entsteht akute Verletzungsgefahr für das Iliosakralgelenk (im Folgenden ISG), die LWS und die hintere Leiste. Da die Schwerkraft hinzukommt, entsteht zusätzlicher Druck auf die bereits gefährdeten Stellen des Körpers. **Die Hüfte muss parallel zum vorderen Mattenrand ausgerichtet sein.** Für alle Variationen

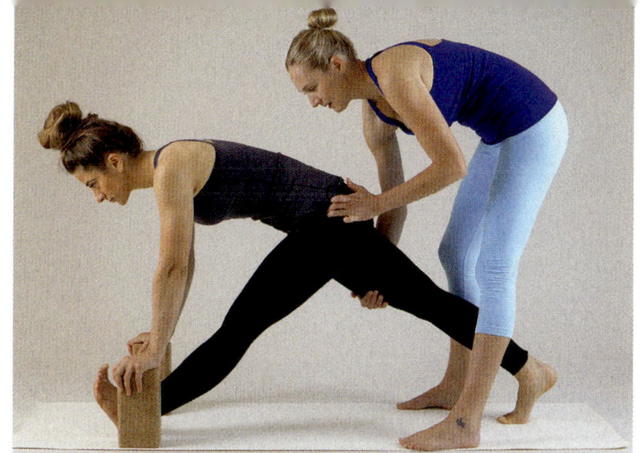

Abb. 73: Hilfestellung zur korrekten Ausrichtung der Hüfte.

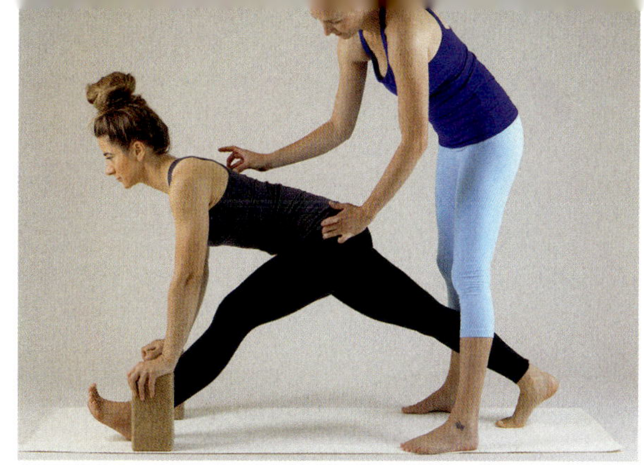

Abb. 74: Die Schulterblattspitzen ziehen sanft aufeinander zu, um eine kraftvolle Verbindung zu schaffen, gleichzeitig werde weich zwischen den Schulterblättern, sodass auch Offenheit und Sanftheit in dem Asana zu finden sind.

gilt: Die hintere Hüfte zieht nach vorne, die vordere nach hinten. Es ist hierbei völlig zweitrangig, ob es gelingt, das vordere Bein zu strecken. Dies ist sogar relativ einfach, indem man die Ferse nach vorne schiebt – doch Vorsicht! Auch das kann wiederum zu dem ungesunden Aufdrehen der Hüfte führen.

Eine ganz andere, diesmal gewünschte Intensität der Dehnung in den Muskeln entsteht, wenn man den Sitzknochen des vorderen Beins nach hinten und oben bewegt (Smiley horizontal) und die Oberschenkelinnenseite des hinteren Beins nach oben rollt » Abb. 72. Es fühlt sich so an, als wolle man den Po nach hinten oben herausschieben – nicht nach vorne. Ein Tipp zur Selbstkorrektur: Drück die Hände in die Erde und hebe die Hüfte hoch, richte sie noch einmal wie zuvor beschrieben gerade aus. Hebe die Bauchdecke, bewahre die gerade ausgerichtete Hüfte und gehe eventuell tiefer, ohne dabei das Gewicht nach vorne zu verlagern.

Wie vertieft man die Form?

Solltest du weitergehen wollen, versetze das hintere Knie weiter zurück, *ohne* dabei die Hüfte aufzudrehen. Vielleicht ist es möglich, die beschriebenen Schritte mehrfach und achtsam zu wiederholen, und du kommst im *vollen Spagat* an » Abb. 70.

Ein wichtiges Detail: Generell schauen die Zehen des vorderen Fußes gerade nach oben zur Decke (oftmals kippt der Fuß zur Seite), und beide Füße sind aktiv. Der hintere Fuß ist gerade aufgestellt.

Um die gesunde Ausrichtung zu bewahren und eine erweiterte Dehnungsgrenze zu erreichen, dreh den Oberkörper in Richtung des vorderen Beines. Ist das linke Bein vorne, twiste nach links – nachdem du die Hüfte wieder gerade zum vorderen Mattenrand eingestellt hast. Dies verhindert ein Aufdrehen zur offenen Seite und das Öffnen der Hüfte bzw. Instabilität im unteren Rücken und im ISG, s. o. Dreht man diese Haltung um, hat man den *Spagat im Handstand*, siehe Kapitelbild S. 80.

Hilfestellung für die Hüfte in Hanuman Prep und Hanumanasana

Mit der folgenden Hilfestellung korrigierst du die absolut riskante Fehlstellung eines zur offenen Seite aufgedrehten Beckens. **Das Aufdrehen der Hüfte ist derart gefährlich, dass dies bei den Schülern umgehend abgestellt werden muss!** Daher macht eine Demonstration des Lehrers im Vorfeld Sinn. Zeige und erkläre, wie genau die korrekte Bewegung vonstattengeht. Weise darauf hin, dass das Aufdrehen der Hüfte zur Seite eine Ausweichbewegung ist, die sehr häufig auftritt, aber nicht zu tolerieren ist. Das nun folgende Hands-on-Adjustment gilt den Yogis, die trotz Demo eine gute Ausrichtung nicht selbstständig umsetzen können.

Stell dich hinter die Yogini und hebe ihre Hüfte nach oben und hinten. So holst du sie aus der bestehenden Dehnungsgrenze heraus, *bevor* du die Hüfte korrigierst (was die Dehnung wieder deutlich vertiefen wird). Rolle die Oberschenkelinnenseite der Teilnehmerin im hinteren Bein nach oben (Zustimmung einholen – intimer Bereich) und zieh die vordere Hüfte nach hinten » Abb. 73. Achte darauf, dass das vordere Knie nicht überstreckt wird. Erkläre, dass die Hüfte gerade zum vorderen Mattenrand ausgerichtet bleiben muss und nur dann eine Vertiefung der Form auf gesunde Weise möglich ist.

Diese Hilfestellung funktioniert übrigens auch für den *hohen Ausfallschritt*. Nachfolgend kannst du noch deine Hände an die Schulterblattspitzen der Praktizierenden bringen und diese sanft aufeinanderzuziehen, erinnere sie daran, zwischen den Schulterblättern »weich zu werden« » Abb. 74.

Urdhva Prasarita Eka Padasana

urdhva = aufwärts | eka = eins |
prasarita = ausgestreckt, expandierend | pada = Fuß

Hanumanasana auf eine andere Ebene gebracht wird zum ***stehenden Spagat, Standing Split***. Die Form ist die gleiche, nur die Basis hat sich verändert. Da man nun steht – zumindest auf einem Bein – und die Hüfte nicht mehr vom Boden fixiert wird, ist das Asana etwas einfacher. Allerdings kommt hier die Herausforderung einer Balance hinzu. Die Ausrichtung und die zu erwartenden Problematiken bleiben die gleichen.

Hier in Kürze noch einmal die wichtigsten Details:

- Die Oberschenkelinnenseite des hinteren (hier oberen Beines) rollt nach hinten und zur Körperrückseite.
- Der Sitzknochen/die Hüfte des unteren Beins zieht in Richtung oberer Ferse.
- Die untere Hand hebt den Wadenknochen, das wirkt einer Überstreckung des Kniegelenks entgegen.

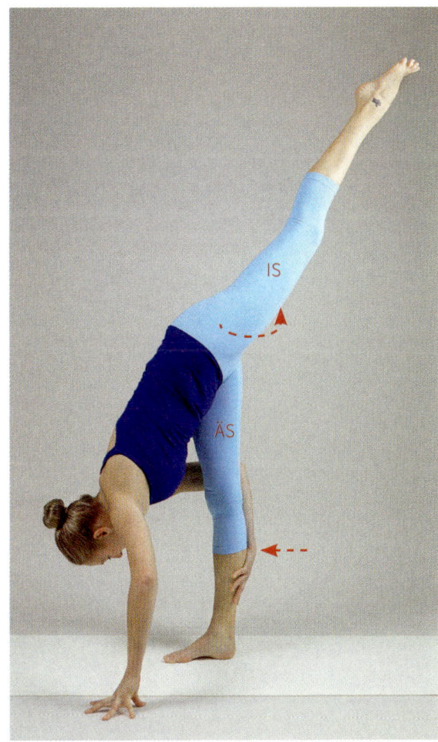

Abb. 75: Standing Split, der stehende Spagat – die Pfeile zeigen die Bewegungsrichtungen der Beine an (siehe auch Kapitelbild).

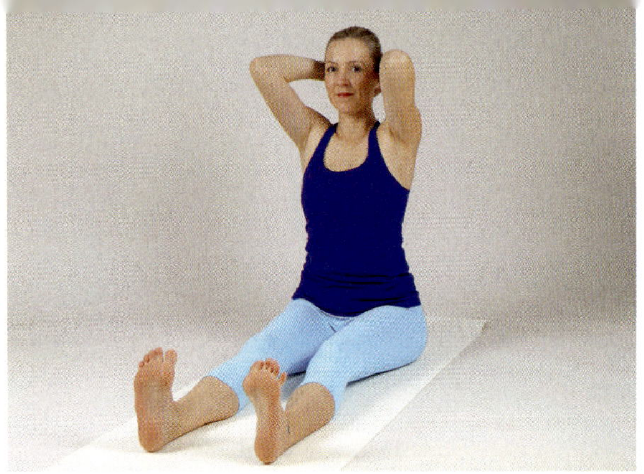

Abb. 76: Bewegungsfolge in Paschimottanasana, eine fordernde Variante, in der du die Hände nicht benutzt.

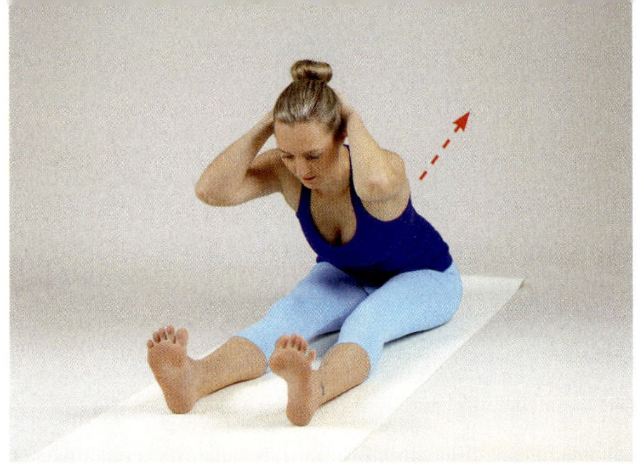

Abb. 77: Achte bei der Vorbeuge darauf, dass der Bauch kraftvoll nach innen/oben zieht und die Last des Oberkörpers trägt.

Paschimottanasana

paschima = Westen | uttana = intensiv gedehnt

- Dieselbe Systematik für ***stehende Vorbeugen*** finden wir auch in der ***sitzenden Vorbeuge***. Setz dich im ***Langsitz*** auf den Boden und strecke die Beine hüftgelenksweit aus, » Abb. 76 + 57.
- Zieh das Sitzfleisch nach hinten, bis du gleichmäßig und gut verankert breit auf den Sitzknochen sitzt.
- Streck den Rücken lang nach oben, ggf. setz dich auf eine Decke oder beuge deine Knie, falls die Dehnung in den Beinrückseiten hier schon intensiv ist » Abb. 58.
- Aktiviere die Beine, indem du die Zehen gerade zur Decke schauen lässt, den dicken Zehenballen nach vorne schiebst und die kleinen Zehen zu dir heranziehst.
- Platziere die Hände neben deiner Hüfte als Stütze und richte dich entlang der Linie der Wirbelsäule auf » Abb. 60.
- Bewahre die lang gestreckte Wirbelsäule und atme in deine Körperrückseite. Bleib gerade und gefühlt angelehnt an ein imaginäres Brett auf deinem Rücken; und neige dich, solltest du die Dehnungsgrenze noch nicht erreicht haben, nach vorne, dabei weiter gegen das gedachte Brett expandierend » Abb. 77.
- Je nach Flexibilität kannst du die Hände neben den Beinen aufstützen, von oben um die Zehen/Füße fassen oder, wie im Beispiel gezeigt, die Hände nach vorne strecken » Abb. 79 + 61.

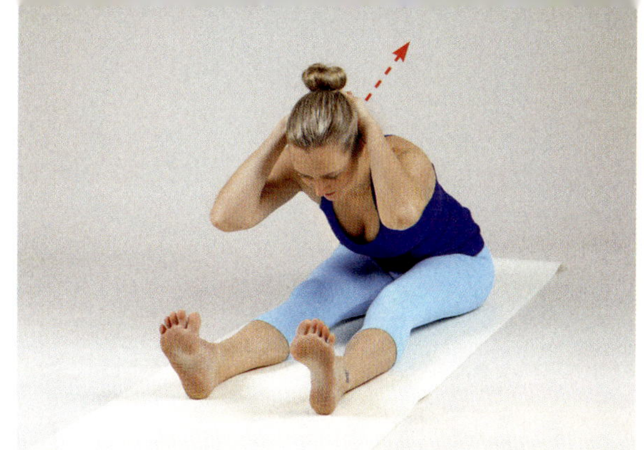

Abb. 78: Auch der Hinterkopf zieht beständig gegen die Hände.

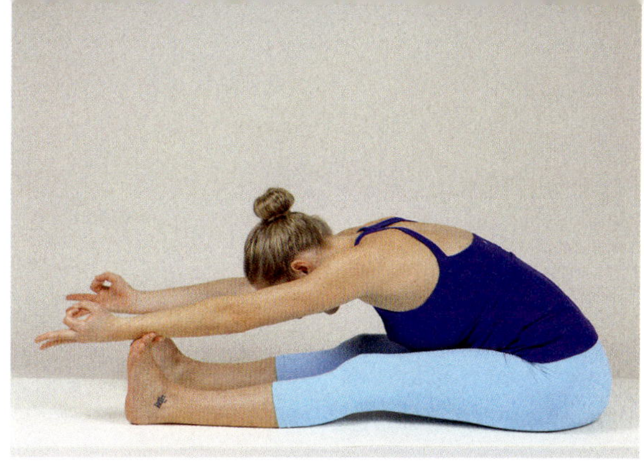

Abb. 79: Paschimottanasana, der Langsitz mit Vorbeuge. Als Variante für flexible Yogis liegen die gestreckten Arme auf den Füßen, die Hände können eine aktive Geste machen, hier zum Beispiel Gyan-Mudra.

Praxis-Tipp Ähnlich wie beim Praxis-Tipp für *Uttanasana*, » Abb. 56, kann man die ***sitzende Vorbeuge*** auf eine weitere, herausfordernde Weise üben. Um dem zu erwartenden Fehler entgegenzuwirken, dass die Teilnehmerin ihre Bauchdecke kraftlos einfach auf die Beine ablegt, muss mehr muskuläre Energie aufgebracht werden. Setz dich dazu wieder auf die Erde und zieh dein Sitzfleisch nach hinten heraus. Verankere die Sitzknochen und lasse sie während der Übung auf diese Weise schwer am Boden verankert. Verschränke die Hände am Hinterkopf ineinander, halte mit den Ellbogen einen imaginären Strandball (Ellbogen nach vorne und etwa schulterweit zusammen). Senke den Blick zu deinem Herzen, atme in die Körperrückseite (Blick zum Herzen) und integriere die Arme, indem du sie zurückziehst. Hebe dann dein Brustbein hin zu dem imaginären Strandball zwischen deinen Armen und verlängere die Krone des Kopfes nach oben (du richtest dich lang nach vorne in die Diagonale auf). Hebe die Bauchdecke weg von deinen Oberschenkeln und aktiviere die Bauchmuskulatur (kraftvoller Bauch trägt den Rumpf). Atme ein und beuge dich mit langem Rücken nach vorne. Benutze das Bild eines Widerstands auf deiner Körperrückseite, atme und expandiere dagegen. Drück fortwährend den Hinterkopf gegen die Hände und zieh weiterhin die Schulterblätter sanft aufeinander zu – wachse in die Länge und gehe vielleicht tiefer » Abb. 78. **Achtung! Die Sitzknochen dürfen sich nicht von der Erde abheben.**

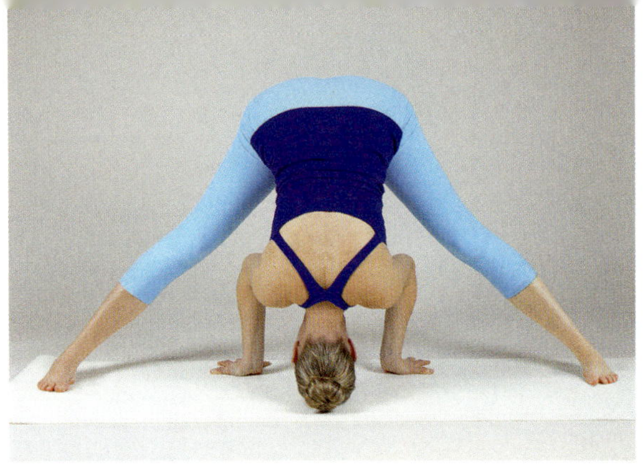

Abb. 80: Gegrätschte Vorbeuge mit abgestützten Händen.

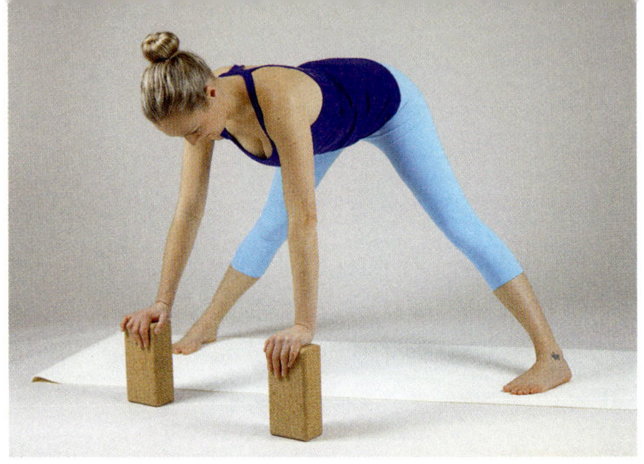

Abb. 81: Eine Variante der gegrätschten Vorbeuge mit Klötzen.

Diese Übung macht erfahrbar, wie kraftvoll diese Form ist, und man versteht, dass die Bauchdecke in all diesen Variationen von den Beinen weggehoben werden muss.

Prasarita Padottanasana

prasarita = gestreckt, expandiert | pada = Fuß | uttana = intensiv gedehnt

Bei ***gegrätschten Vorbeugen*** kommt zur Dehnung an der Körperrückseite eine weitere Dehnung an den Oberschenkelinnenseiten hinzu. Für die Standweite wird zumeist vorgeschlagen, dass die Füße unter den seitlich ausgestreckten Armen stehen, genauer gesagt, die Sprunggelenke unter den Handgelenken » Abb. 82.

Die vier Punkte der Füße drücken kraftvoll in die Erde, und die Beine ziehen isometrisch aufeinander zu, dies aktiviert die Muskulatur der Beine. Ein solch weiter Stand ist oftmals für ältere Menschen oder Personen, denen die Balance schwerfällt, nicht angemessen. In diesem Fall kann man den Abstand einfach verkleinern. Als nächster Schritt muss nun wieder das Becken eingestellt werden. Ist die notwendige Beckenkippung nicht möglich, nimm den Oberkörper ein wenig höher und stelle Klötze unter die Hände » Abb. 81.

Beuge die Knie und zieh die Sitzknochen nach oben, strecke die Flanken und somit auch den Rücken lang. Bewahre dies und rolle dein Steißbein wieder ein wenig unter, das aktiviert die Bauchdecke. Erlaube dem Atem, vor allem deinen Rücken zu weiten, und

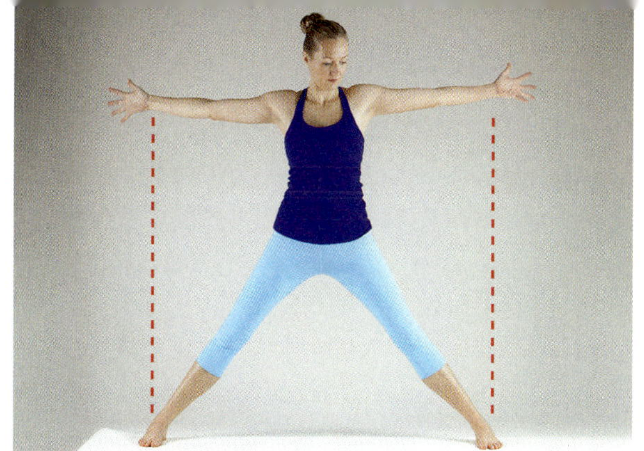

Abb. 82: So misst man den Abstand der Füße: fälle ein gedachtes Lot von den Handgelenken zu den Fußgelenken.

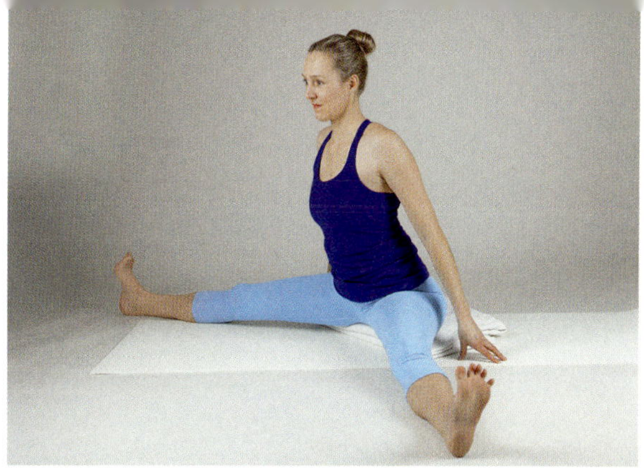

Abb. 83: Erhöhter Grätschsitz auf einer Decke, die Arme sind neben oder hinter dem Oberkörper als zusätzliche Stütze aufgestellt.

hebe dich gegen einen imaginären Widerstand auf deinem Rücken. Entspanne die Schulterblätter auf deinem Rücken, die Schulterblattspitzen ziehen auch hier wieder sanft aufeinander zu, das Herz ist weich. Nur unter Bewahrung der nun natürlich eingestellten Wirbelsäule beuge dich aus der Hüfte heraus tiefer – wenn dein Körper dies anbietet » Abb. 80.

Upavistha Konasana

upavistha = sitzend | kona = Winkel

Auch in dieser Position sind dieselben Fehler der sitzenden Vorbeugen für alle Körpertypen zu erwarten, und man kann ihnen ebenso begegnen (s. o.). An dieser Stelle daher nur einige vertiefende Hinweise.

- Sitzt man gut ausgerichtet am Boden, sollten beide Sitzknochen gleich stark in der Erde verankert und der Beckenboden parallel zur Erde ausgerichtet sein.
- Die Zehen der Füße zeigen gerade nach oben (lass die Füße weder nach innen noch nach außen fallen).
- Steifere Yogis können auch hier wieder eine Decke unter die Sitzknochen legen und/oder die Knie beugen » Abb. 83. Da der *aufrechte Sitz* am Boden bereits eine tiefe Vorbeuge ist, ist hier oftmals bereits eine starke Dehnung zu spüren. Erlaube dir, in den für dich geltenden Grenzen zu üben, und bleibe aufrecht sitzen.

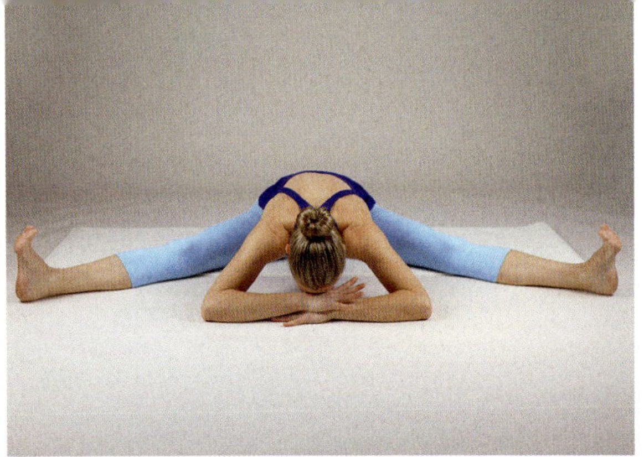

Abb. 84: Ein gegrätschter Sitz mit Vorbeuge, hier als Variante mit auf die Hände gestütztem Kopf.

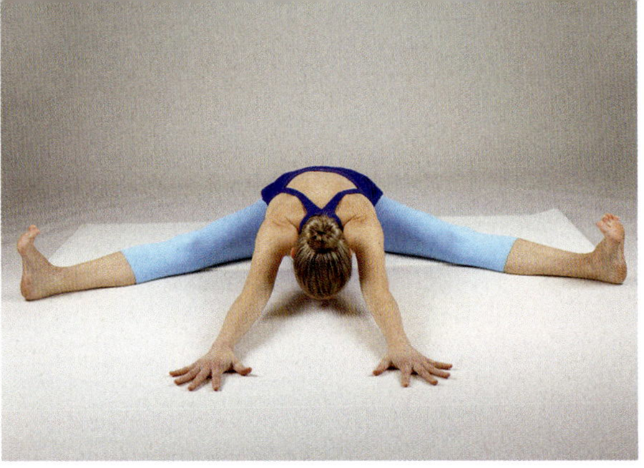

Abb. 85: Hier drücken die Hände gegen die Erde und unterstützen das Heben der Bauchdecke.

Ist die Dehnung zu intensiv? Verkleinere den Winkel der Beine!

Sehr flexible Menschen könnten in dieser Position den Bauch auf die Erde ablegen. Diese Bewegung ist jedoch wenig förderlich für eine gute Ausrichtung. Denn das ist nur dann möglich, wenn die Sitzknochen entlastet werden, das Gewicht nach vorne verlagert und die Bauchdecke fallen gelassen wird, also ohne Körperspannung. Der Job der Bauchmuskulatur ist es jedoch, die Körperrückseite zu stabilisieren, das kann sie nur, wenn sie aktiv bleibt. Achte bei der Übung darauf, dass die Sitzknochen gut verankert bleiben und dass du beständig die Kraft in der Körpermitte bewahrst. Wenn du etwas ablegen möchtest, dann gerne die Stirn » Abb. 84, aber hebe weiterhin aktiv und kraftvoll den Bauch weg von der Erde, gerade so, als würdest du wieder gegen ein Brett auf deinem Rücken expandieren.

Du möchtest mehr Dehnung? Vergrößere den Winkel zwischen den Beinen oder lehne die Füße gegen die Wand und entspanne den Kopf an der Wand » Abb. 86!

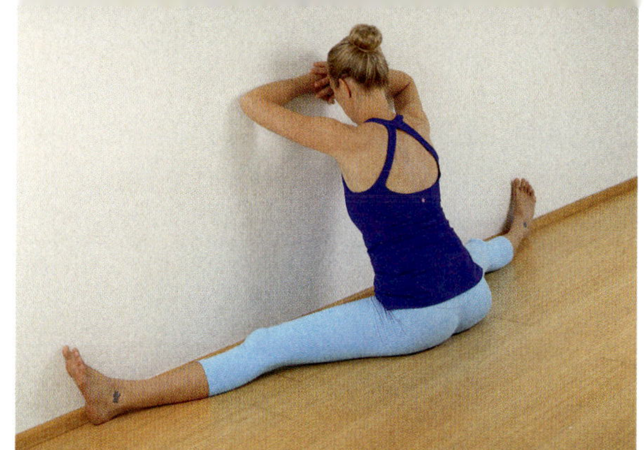

Abb. 86: Vertiefung der Position durch Gegendruck, Beine an der Wand, die Fußinnenkanten drücken gegen die Wand.

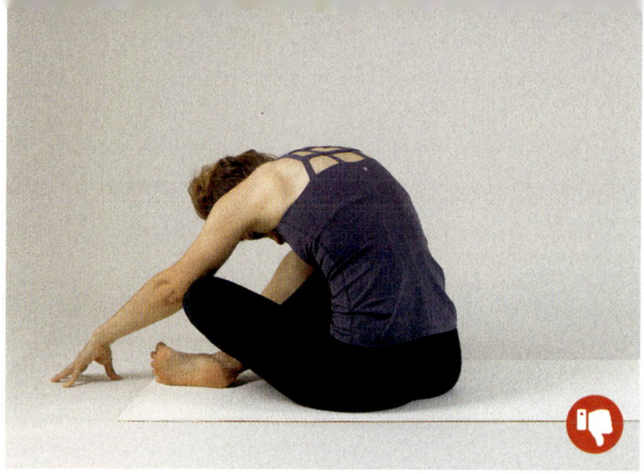

Abb. 87: Ein runder Oberkörper ist bei Vorbeugen nicht erwünscht.

Hilfestellung für sitzende Vorbeugen

Ist eine Yogini in der Vorbeuge rund im Oberkörper, wie hier abgebildet » Abb. 87, hilf ihr dabei, Länge zu schaffen. Stell dich mit deinem äußeren Bein an die Körperrückseite und zieh mit den Händen sanft die Schulterköpfe zurück. Bitte die Teilnehmerin, ihre Bauchdecke aktiv zu halten und diese Länge zu bewahren » Abb. 88.

Bei *sitzenden Vorbeugen* kommt es häufig vor, dass Yogis die Sitzknochen anheben und das Gewicht nach vorne verlagern, um mit dem Oberkörper tiefer nach unten zu kommen. Dies führt jedoch zu einer Fehlausrichtung, insbesondere zum Verlust der Bauchkraft. Es ist jedoch absolut notwendig, dass die Sitzknochen in der Erde verankert bleiben.

Um dies zu unterstützen, schiebe mit deinen Händen die Hüftknochen der Yogini kraftvoll in den Boden » Abb. 89. Schaue dann, ob der Rücken gerade und lang gezogen ist, und auch, ob der Kopf in seiner natürlichen Ausrichtung in Verlängerung der Wirbelsäule ist (ggf. verbal adressieren). Du kannst als weitere Hilfestellung eine Hand zwischen die Schulterblätter der Teilnehmerin legen und sie einladen, dort weich zu werden und den Raum des Herzens zu entspannen. Bei Bewahrung des langen Rückens kann sich die Praktizierende gerne weiter nach unten neigen, du unterstützt das Verankern der Sitzknochen im Boden, was bewahrt bleiben muss, auch wenn du loslässt.

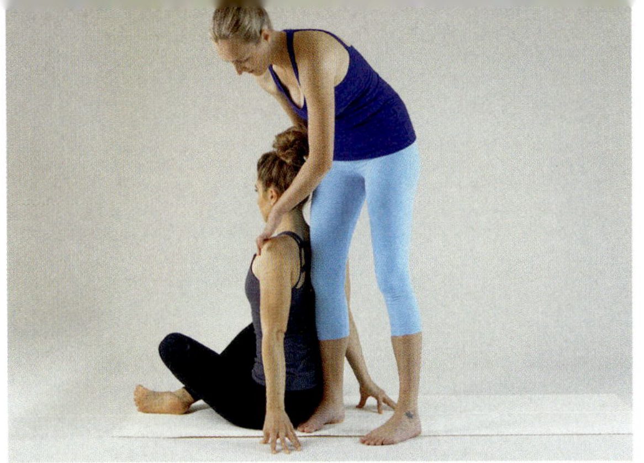

Abb. 88: Länge entlang der Wirbelsäule und Raum zum Atmen sind wichtiger, als dass der Kopf zum Boden zieht.

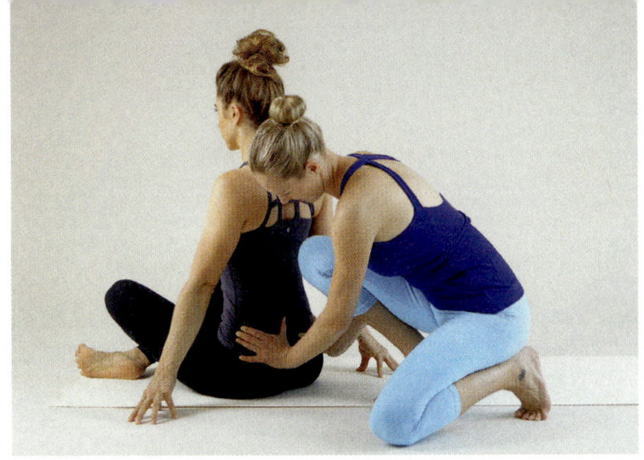

Abb. 89: Diese Hilfestellung beim Verankern der Sitzknochen zum Boden ist ein – insbesondere bei flexiblen Yogis – willkommenes Adjustment.

» Abb. 88 – Dieses Hands-on-Adjustment der Erdung über die Sitzknochen kann bei weiteren sitzenden Asanas angewendet werden; immer dann, wenn die Yogini dazu neigt, die Sitzknochen zu heben: *Paschimottanasana, Agni Stambhasana, Gomukhasana, Janu Shirshasana* u. v. m.

Step-by-step in Kurzform

1. Schaffe ein gutes Fundament.
2. Kippe das Becken für eine natürliche Krümmung der Wirbelsäule.
3. Stabilisiere die Wirbelsäule durch Bauchkraft.
4. Richte den Oberkörper aus.

Worauf man achten muss!

- Die Dehnung sollte vor allem im Muskelbauch zu spüren sein, es sollte kein Zug oder Druck auf die Gelenke ausgeübt werden!
- Vermeide es, den Rücken zu runden (ggf. beuge die Knie).
- Bewahre die stabilisierende Kraft in der Körpermitte – hebe die Bauchdecke zur Wirbelsäule.

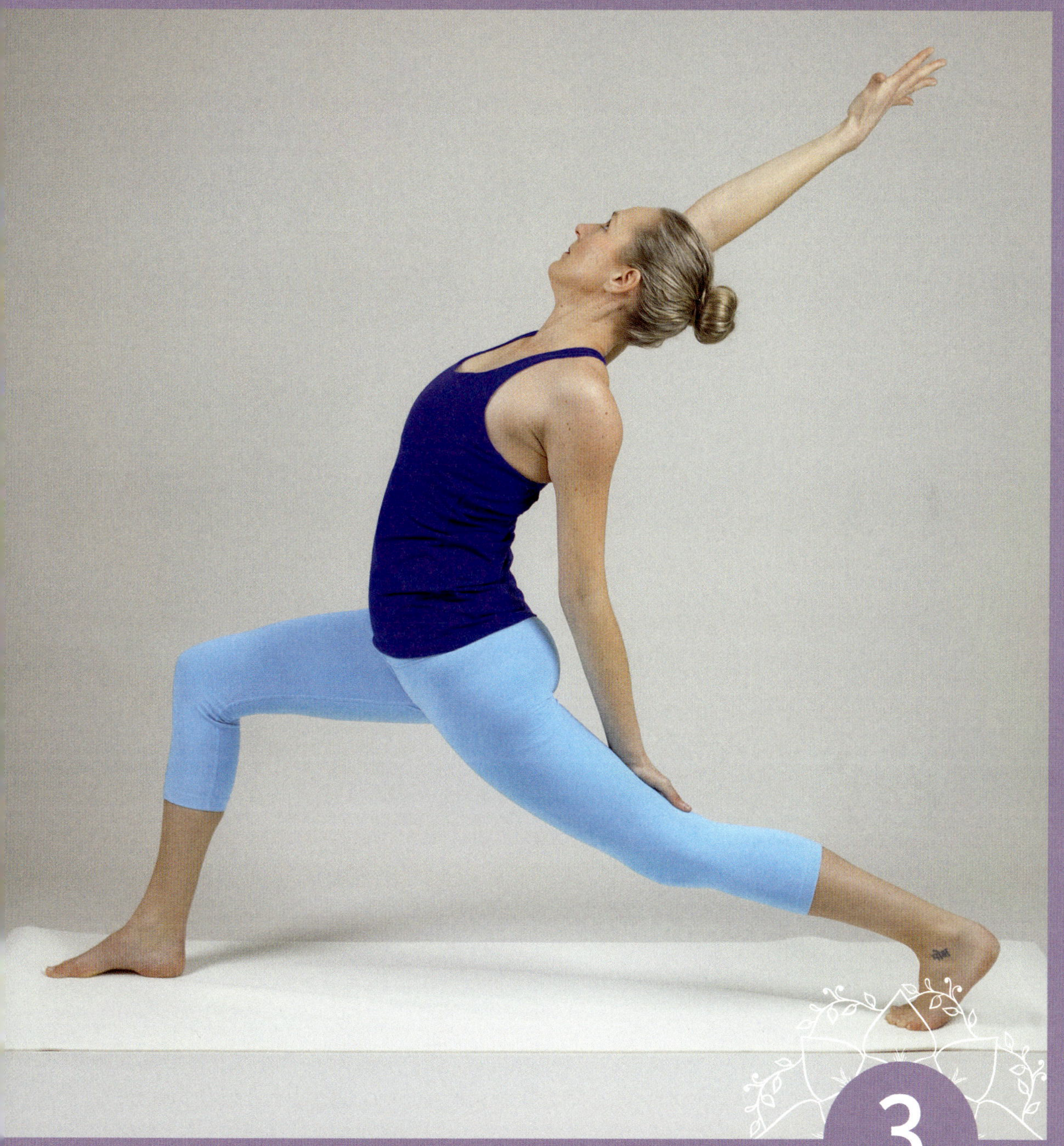

3 Rückbeugen

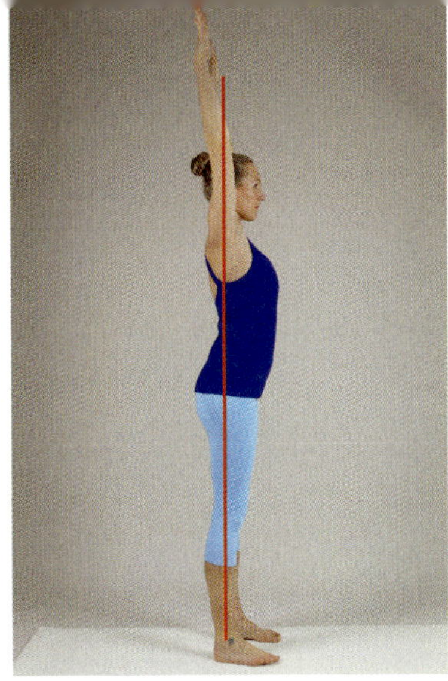

Abb. 90: Die rote Linie zeigt an, wie die Frontalebene den Körper in eine vordere und hintere Hälfte unterteilt.

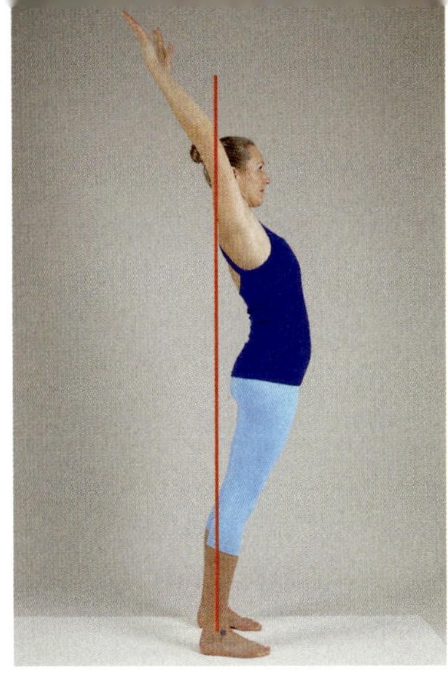

Abb. 91: Dies ist keine Rückbeuge, lediglich der Bauch und die Hüfte werden nach vorne geschoben.

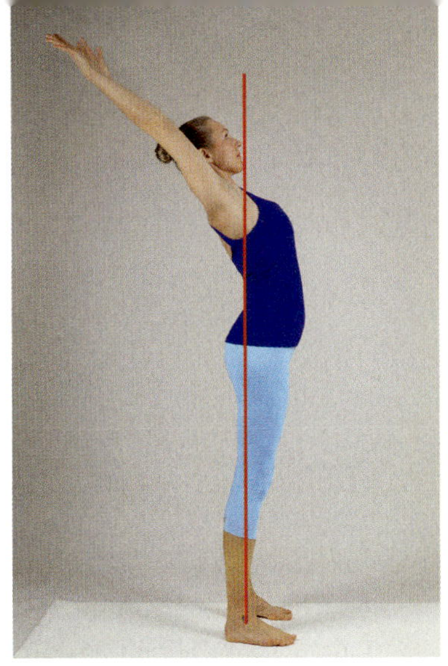

Abb. 92: Korrekte Rückbeuge, der Oberkörper neigt sich aus der Frontalebene nach hinten.

Was sind Rückbeugen?

Bewegt sich der Körper aus der Frontalebene heraus nach hinten, handelt es sich um eine Rückbeuge

Rückbeugen beschreiben Asanas, bei denen sich der Körper aus der neutralen Nullstellung *Tadasana* nach hinten, zur Körperrückseite bewegt.

In der Anatomie unterscheidet man im Körper fiktive Schnittebenen, die dazu dienen, Bewegungsebenen eindeutig zu definieren. Die sogenannte Frontalebene unterteilt den Körper mittig in eine Körpervorder- und -rückseite.

Eine Rückbeuge ist dann gegeben, wenn der Körper sich aus dieser fiktiven Achse herausbewegt und nach hinten beugt. Infolgedessen befindet sich zumindest der Oberkörper hinter der Frontalebene.

Praktiziert man Rückbeugen, so muss man im Vorfeld die Oberschenkelvorderseiten dehnen, siehe »Hüftöffner Gruppe 3« (ab S. 209).

Praxis-Tipp Probiere es selbst aus, stell dich in der ***Bergposition*** aufrecht hin: Mitte der Füße, Knie, Hüfte, Schultern und Mitte des Kopfes in einer geraden Linie » Abb. 90. Schiebe nun die Hüfte nach vorne und spüre in deinen Körper. Fühlt es sich nicht so an, als hättest du dich nach hinten gebeugt? Tatsächlich hast du lediglich die Hüfte nach vorne bewegt » Abb. 91. Der Test ist simpel – jedoch ist dieses Grundverständnis die maßgebliche Voraussetzung zur Vermeidung des häufigsten Fehlers in Rückbeugen: Die Bewegung wird aus der Hüfte anstatt aus dem Brustkorb durchgeführt. Im Bild rechts » Abb. 92 steht die Yogini fest verwurzelt von den Füßen bis zur Hüfte und neigt den Oberkörper aus der Frontalebene heraus nach hinten. Dies ist eine Rückbeuge! Schauen wir uns nun die Rückbeugendynamik in Asanas an.

Ustrasana, Urdhva Dhanurasana, Dhanurasana

ardha = halb | ustra = Kamel |
urdhva = heraufschauend, gehoben | dhanu = Bogen

Wie im ***Kamel*** zu sehen ist, können bei Rückbeugen weitere Teile des Körpers hinter dem Lot der Frontalebene sein. Hier sind zusätzlich noch die Unterschenkel hinter der Längsachse. Das Gleiche gilt für weiterführende Positionen wie den ***Bogen*** und das ***Rad***. Die Form der Bewegung ist bei allen drei Asanas die gleiche, sie wird nur auf eine andere Ebene bewegt.

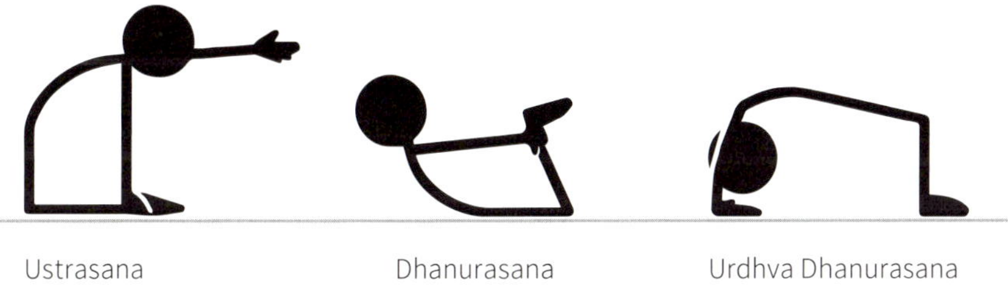

Abb. 93: Neben dem Oberkörper sind im Kamel außerdem die Unterschenkel hinter der Frontalebene. Dasselbe gilt für den Bogen und das Rad.

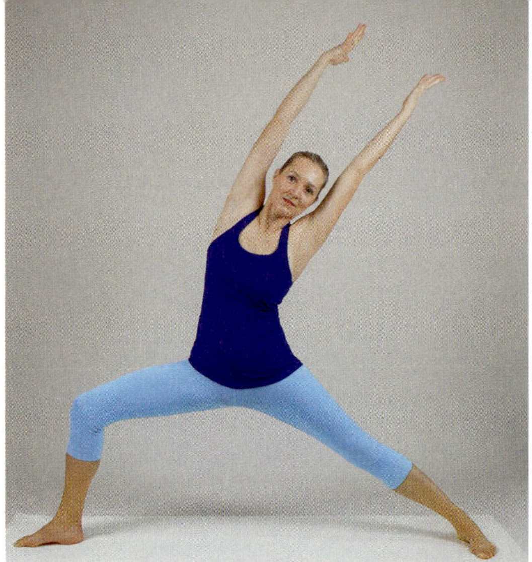

Abb. 94: Sowohl der friedvolle Krieger,

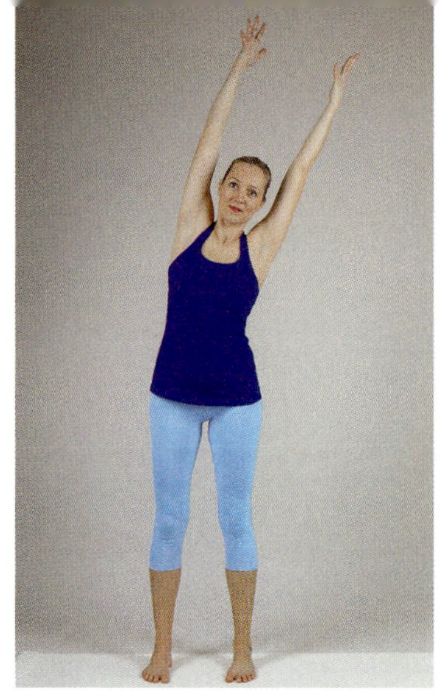

Abb. 95: … als auch die stehende Seitbeuge sind keine Rückbeugen.

Seitbeuge, nicht Rückbeuge!

Während bei Vorbeugen die Körperrückseite gedehnt wird, so wird bei Rückbeugen die Körpervorderseite gedehnt. Oftmals werden Asanas wie der ***friedvolle Krieger (Reverse Warrior)*** als Rückbeuge verstanden, das ist jedoch inkorrekt. Denn hier bewegt sich der Körper lediglich zur Seite, nicht aber nach hinten. Es mag sich zwar so anfühlen, als ob man sich nach hinten bewegt (zumal der Oberkörper sich zum hinteren Mattenende neigt), aber tatsächlich neigt sich der Körper zur Seite. Der ***friedvolle Krieger*** ist im Grunde genommen dasselbe wie ***Tadasana*** mit einer Seitbeuge, nur die Beine sind anders platziert.

Wie wirken Rückbeugen?

Rückbeugen erfordern Vertrauen

Fühlen wir uns bedroht oder unsicher, schützen wir die empfindlichsten Stellen durch unsere Körperhaltung: Brustkorb und Bauch. Rückbeugen bewegen uns jedoch in die entgegengesetzte Richtung und verlangen von uns ein physisches und energetisches Öffnen an den verletzlichsten Stellen unseres Selbst.

Diese Asana-Gruppe fordert uns dazu auf, unser Herz zu zeigen, uns zu offenbaren und uns anzuvertrauen.

Rückbeugen gelten als transformierende Asanas, da wir durch die Übung dieser Formen lernen, gut verankert und verbunden zu sein, während wir gleichzeitig auch etwas erlauben und zulassen können. Wir sind kraftvoll verwurzelt in der Basis/Erde/Schöpfung und stabilisiert in der eigenen Stärke und Ausrichtung. Dadurch sind wir auch in der Lage, uns an etwas Größeres hinzugeben. Rückbeugen verlangen den Mut, sich zu öffnen, die Courage, das eigene Selbst zu zeigen – völlig unabhängig davon, was andere darüber denken. Diese Asanas erfordern und bewirken zugleich mehr Raum im Brustkorb und helfen dabei, tiefer und voller zu atmen – oder anders gesagt, den eigenen Raum einzunehmen und sich zu entfalten.

Es wäre fahrlässig, sich *nur* zu öffnen und seine Verletzlichkeit zu zeigen, wenn man nicht zuvor eine sichere Basis geschaffen und auch eine kraftvolle, ermächtigende Verbindung zu sich selbst aufgebaut hat. Das Leben bringt es mit sich, dass jede und jeder von uns sehr wahrscheinlich eine Vielzahl von Leid und Schmerz erfahren hat. Unser Herz scheut es, sich zu zeigen und zu öffnen – aus Angst, dass es erneut verletzt wird. Und leider ist es tatsächlich so … Ja, es kann wieder passieren, und es wird vermutlich auch wieder passieren. Doch welche Optionen haben wir? Wir können uns dazu entscheiden, unser Herz und unsere Empfindungen abzuschotten, sozusagen Mauern um uns herum zu errichten, um den Angriffen zu trotzen. Das Problem dabei ist aber leider, dass wir diese Mau-

Das Herz öffnen bedeutet, alles zulassen: Freude und Schmerz

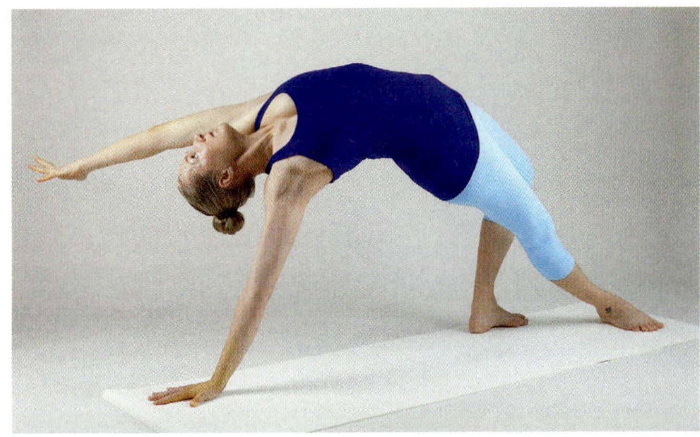

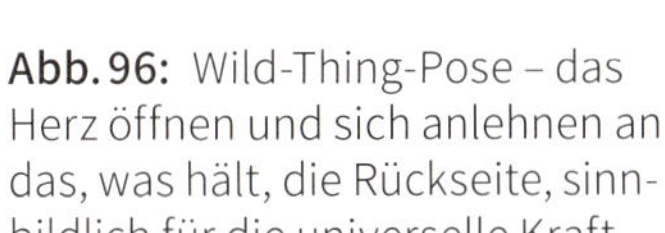

Abb. 96: Wild-Thing-Pose – das Herz öffnen und sich anlehnen an das, was hält, die Rückseite, sinnbildlich für die universelle Kraft.

ern nicht nur gegen »das Schlechte« errichten. Auch die Freude, die Liebe und die Schönheit stehen vor den Toren.

Manchmal errichten wir auch Mauern in uns selbst – damit wir unseren eigenen Gefühlen nicht begegnen müssen. Es mag Situationen gegeben haben, die derart überwältigend und kraftvoll waren, dass in dem Moment die einzige Lösung darin bestanden hatte, sich von diesen Empfindungen abzuschneiden, um weiterleben zu können. Der Schmerz wurde sozusagen energetisch in einen sicheren Container verschlossen und weit weggeschoben. Doch ist er natürlich immer noch vorhanden und wird, vielleicht auch durch unsere Yoga-Praxis – sobald wir unser sicher und stabil genug dazu fühlen –, ans Licht kommen und Beachtung einfordern.

Die wichtigen Punkte bei der Praxis von Rückbeugen bestehen darin, sowohl energetisch wie auch physisch eine gute Verbindung zum Fundament aufzubauen; ebenso wie auch Vertrauen in die eigene Kraft zu gewinnen, um den Herausforderungen der Asanas wie auch denen, die das Leben uns stellt, sicher begegnen zu können.

Die Bambuspflanze ist ein gutes Bild zur Veranschaulichung dieser Idee. Bambus ist sehr biegsam und dabei gleichzeitig in seiner Struktur so fest, dass er sogar als Parkett für den Fußboden verwendet wird. Bambus bricht weder, noch knickt er ab, denn seine starken Wurzeln und seine stabile Struktur halten ihn, auch wenn er sich in alle Richtungen bewegt und gebogen wird. Ist etwas nicht gut verankert und nicht aus sich selbst heraus stark, wird es im Sturm abbrechen. Und genau das ist die Aufgabe von Rückbeugen: **Finde Vertrauen in das, was hält, was nährt, was hervorbringt und immer wieder zurücknimmt – ob du es die Basis nennst, die Erde oder die Schöpfung.** Lerne außerdem, ganz du selbst zu sein und kraftvoll zu dir zu stehen. Finde Vertrauen in das, was dich bewegt, in das Wissen darum, dass das, was dir begegnet, einen Sinn hat, und dass du es meistern kannst; Vertrauen und Hingabe an den Weg des Lebens in all seiner Vielfalt.

Wenn ich die (ehemals schützenden, nun begrenzenden) Mauern um mich herum Stück für Stück abtrage, wird sowohl mehr Licht als auch mehr Schatten zu mir hindurchdringen, und ich werde alles davon deutlicher fühlen als zuvor. Im Yoga geht es auch immer darum, sich selbst mit freundlichem Respekt zu begegnen.

Das bedeutet auch, dass ich mir die Zeit gebe, die ich für meinen Weg benötige. Es wäre ganz schön fahrlässig, auf einen Schlag alle Dämme einzureißen, denn das Wasser würde mächtig aufschlagen. Vielmehr geht es darum, den Umgang mit dem Wasser, das entfesselt wird, zu lernen. Das geschieht am besten in kleinen Dosen, solche, die sich mit den Qualitäten von Selbstliebe und tiefem, aufrichtigem Respekt für sich selbst bewältigen lassen.

Yoga ist ein Pfad der Heilung! Er sollte bei der Praxis nicht zu weiteren Verletzungen führen. Bin ich zu schnell, zu fordernd, zu ungeduldig, oder erzwinge ich etwas, respektiere ich weder das So-Sein noch mich selbst. Das Herz steht für die Kraft der Liebe, auch der Selbstliebe. Wahre Liebe aus dem Herzen heraus ist bedingungslos und unbegrenzt in Raum und Zeit – dieses Geschenk kann ich auch mir selbst geben.

Was passiert bei Rückbeugen?

Aus physischer Sicht wird bei Rückbeugen die Körpervorderseite gedehnt. Nicht nur der Brustkorb, was offensichtlich ist, sondern ganz besonders auch die Oberschenkelvorderseiten, die Bauchmuskulatur und der tiefe Hüftbeuger ***(Iliopsoas)***, und je nach Haltung auch die Armmuskulatur. Die vorbereitenden Übungen zur notwendigen Dehnung der Oberschenkelvorderseiten und des Iliopsoas (im Folgenden Psoas) erläutere ich im Kapitel »Hüftöffner«.

Rückbeugen können eine Vielzahl von Fundamenten haben. In der ***Kobra*** und im ***Bogen*** ist es die Körpervorderseite, in ***Tadasana mit Rückbeuge*** sind es die Füße, im ***Kamel*** die Unterschenkel und Füße, und manchmal die Hände und Füße wie zum Beispiel im ***Rad***.

Was auch immer das Fundament der Form ist, es muss den gesamten Körper, der sich nach hinten lehnt, verankern und stabilisieren. Neben der soliden Basis braucht es außerdem eine durchgängige Spannkraft und eine gute Verbindung (insbesondere hier der Rumpfmuskulatur), damit der Bogen, den der Körper spannt, sicher gehalten werden kann. Das ist gar nicht so einfach und erfordert vom Yogi ein weitreichendes Verständnis der Bewegungsdynamik.

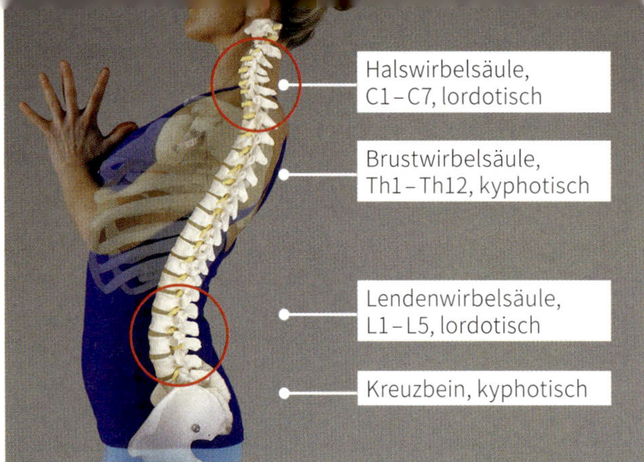

Abb. 97: Unsere Wirbelsäule ist in den Bereichen der BWS und des Kreuzbeins knöchern mit den Rippen und der Hüfte verbunden, daher ist sie dort weniger beweglich. Die Abschnitte LWS und HWS sind frei und daher eher gefährdet.

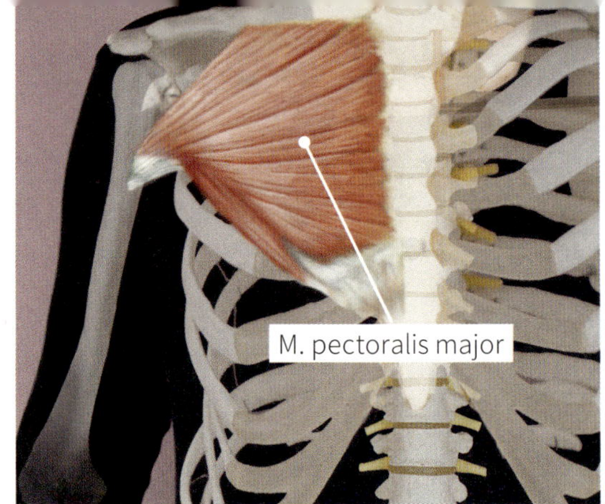

Abb. 98: Schematische Darstellung der Brustmuskulatur.

Leider ist es oftmals so, dass Yogis über die Grenzen ihrer Bewegungsmöglichkeiten hinausgehen wollen und dann die Asanas aus den falschen Stellen im Körper herausholen, bevorzugt aus der LWS und der HWS. Der untere Rücken ist besonders gefährdet, denn er trägt sehr viel Last und kann bei Fehlausrichtung unter Belastung verletzt werden. Wieso das so ist, schauen wir uns nun genauer an.

Wie im Kapitel »Tadasana – Anatomie« dargestellt, haben Hals- und Lendenwirbelsäule eine lordotische, also nach vorne/innen zur Körpervorderseite gewölbte Krümmung, und die BWS und das Kreuzbein sind kyphotisch, also nach hinten/außen gekrümmt.

Rückbeugen verlangen von uns, dass wir die relativ unbewegliche BWS nach hinten beugen. Jedoch ist gerade die BWS oft recht steif und der Oberkörper durch unsere alltägliche ***schlechte Haltung*** (zu wenig Bewegung, zu viel Sitzen, beispielsweise am PC oder am Steuer, oder die Beschäftigung mit dem Handy) noch mehr nach vorne gekrümmt (siehe auch Kapitel »Armbalancen«) » Abb. 205. Beobachten wir die Körperhaltung von Menschen, so ist oftmals erkennbar, dass außerdem die Schulterköpfe nach vorne und unten ziehen, was oft mit einem verspannten Nacken und fehlender Bauchkraft einhergeht. Um dies zu korrigieren, können uns wieder imaginäre Smileys aushelfen: Die Smileys, diesmal auf den Schulterköpfen platziert, sollen auch hier wieder nicht zum Boden schauen, sondern nach vorne und oben. Schauen wir uns dies genauer an:

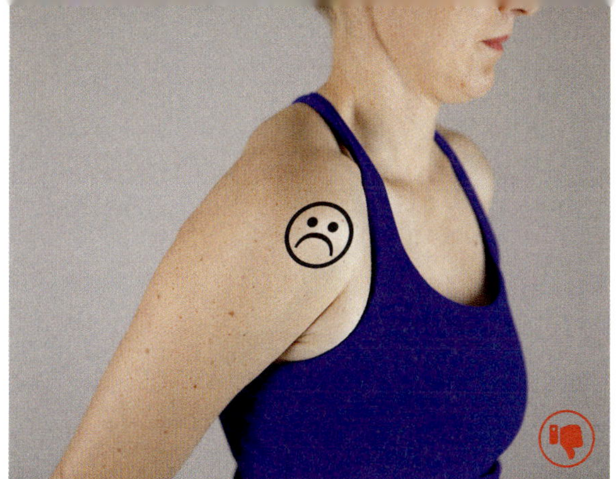

Abb. 99: Dieses Bild zeigt eine schlechte Haltung, die Schultern ziehen nach vorne und unten, imaginäre Smileys würden nach unten schauen.

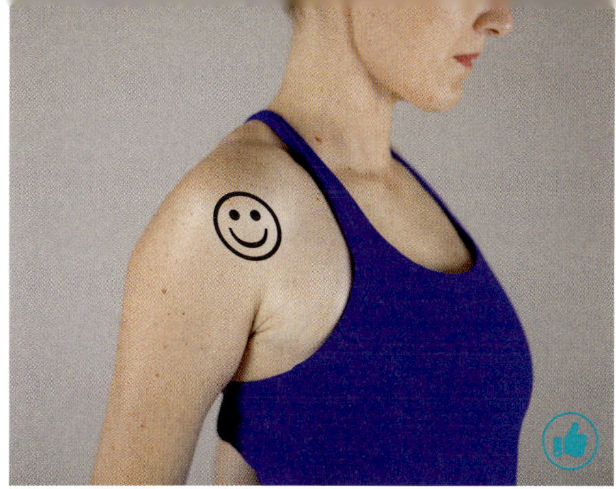

Abb. 100: Die Schulterköpfe ziehen nach hinten, die Schulterblätter schmiegen sich an den Rücken, und der obere Brustkorb ist weit. Die Smileys auf den Schulterköpfen zeigen nach oben.

Eine verkürzte Brustmuskulatur » Abb. 99 führt dazu, dass der Schultergürtel nach vorne und unten gezogen wird. Generell ist es für eine aufrechte Haltung notwendig, diese Muskulatur so gut gedehnt zu erhalten, dass ein solches Nach-vorne-Ziehen des Schultergürtels nicht auftritt.

Praxis-Tipp **Übungen zur Dehnung der Brustmuskulatur**
Lehne dich mit dem Unterarm bei angewinkeltem Ellbogen an eine Wand und drück diesen gefühlt sanft durch die Wand hindurch. Der Ellbogen ist ein wenig tiefer als die Schulter. Atme die Wirbelsäule und die Flanken lang und rolle den Schulterkopf nach oben und zurück und nimm wahr, wie das Schulterblatt an den Rücken gleitet und so dein »Herz hebt«. Aktiviere die Bauchdecke und stabilisiere dadurch den unteren Rücken; dreh dich langsam weg von der Wand, der Unterarm bleibt stehen. Du wirst eine deutliche Dehnung in der Brustmuskulatur fühlen » Abb. 101 – 102.

Eine weitere gute Dehnübung wird in » Abb. 103 dargestellt. Falte entweder die Hände hinter dem Rücken ineinander oder spanne einen Gurt (oder ein Handtuch) zwischen den Händen. Bringe die Schulterköpfe wieder zurück und zieh die Oberarme aufeinander zu, du kannst dabei auch die Ellbogen gebeugt lassen. Achtung! Die Schulterköpfe sollen in der korrekten Ausrichtung sein. Dies wird durch das Aufeinanderzubewegen der Oberarme vertieft. Die Hände vom Po wegzunehmen oder die Arme zu strecken, ist absolut

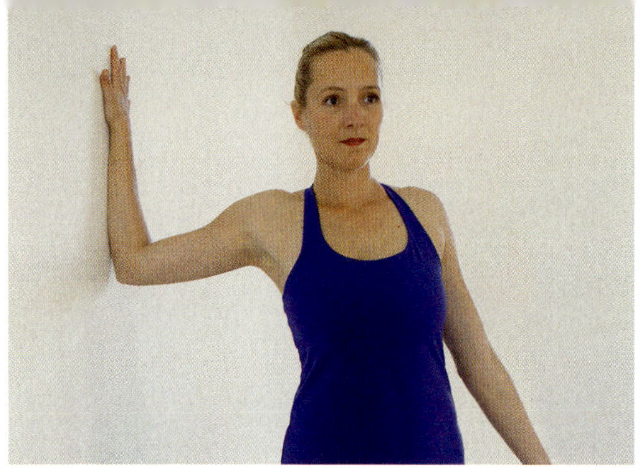

Abb. 101: Drück mit dem Unterarm gegen die Wand. Achte darauf, dass die Schulterköpfe nach hinten ziehen und die Bauchmuskeln die Haltung stabilisieren.

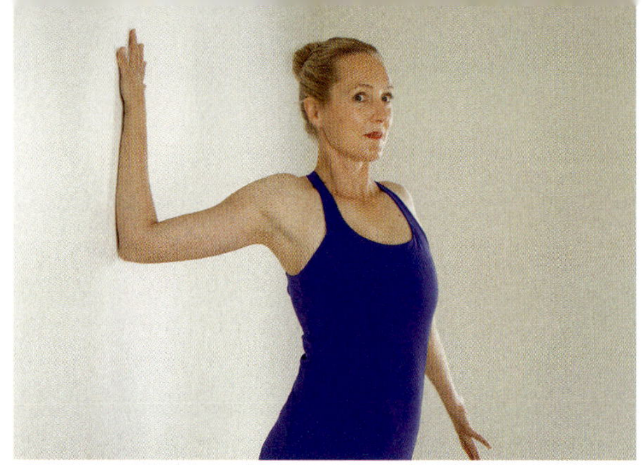

Abb. 102: Behalte die Kraft im Unterarm und dreh dich von der Wand weg, während der Schulterkopf hinten bleibt.

zweitrangig. Mehr noch, das Heben der Hände führt zumeist dazu, dass die Schulterköpfe wieder nach unten zeigen, wodurch das Schultergelenk in einer äußerst schlechten Ausrichtung ist und zusätzlich belastet wird. Gehe Schritt für Schritt vor: Lass die Schulterköpfe/Smileys weiter nach oben zeigen, zieh die Oberarme aufeinander zu, und solltest du das bewahren können – und nur dann –, hebe auch noch die gestreckten Arme und Hände weg vom Po.

Schwachstelle unterer Rücken

Doch was genau hat der Oberkörper mit dem unteren Rücken zu tun, den es bei Rückbeugen besonders zu schützen gilt? Um das zu verstehen, sehen wir uns nun an, auf welche Weise der Brustkorb in Verbindung mit der Hüfte steht.

Hast du die Dehnung in » Abb. 103 ausprobiert? Bereits diese Übung ist für die meisten Menschen sehr intensiv. Eine Rückbeuge wird es aber erst dann, wenn sich der Oberkörper über die Frontalebene hinaus nach hinten beugt, siehe » Abb. 92. Und spätestens hier fangen die Probleme an.

Praxis-Tipp Probiere es selbst einmal. Fasse den Gurt und richte den Schultergürtel ein wie bei » Abb. 103 gezeigt. Öffne und dehne den Brustkorb weit. Schau vielleicht in einen Spiegel, du hast dich nur minimal nach hinten gebeugt, im Grunde genommen stehst du noch immer in der aufrechten Achse. Möchtest du den Brustkorb nunmehr weiter nach hinten bewegen, wirst du wahrscheinlich merken, dass dies unter Beibehaltung der Bauchspannung extrem schwer ist. Die

Versuchung ist groß, hier auszuweichen und die Hüfte nach vorne zu schieben » Abb. 91. Schiebt man aber die Hüfte vor, so verkürzt sich der Abstand zwischen den letzten Brustwirbeln und der Hüfte, und der untere Rücken wird in eine viel zu starke Lordose (Hohlkreuz) geschoben. Die Wirbelkörper haben nun keinen Platz mehr und drücken auf die Bandscheiben. Da sich außerdem auch noch der Oberkörper nach hinten bewegt, entsteht ein sehr schädlicher Druck auf die Wirbel im unteren Rücken, die zudem in einer komplett falschen Winkeleinstellung eingestellt sind und extrem belastet werden. »AUA!« Man kann es nicht oft genug wiederholen, denn genau das ist der große Fehler bei der Ausführung von Rückbeugen: Das Nach-vorne-Schieben der Hüfte und infolgedessen eine ungesunde Kompression im LWS-Bereich.

Hilfreich: Die Oberschenkelinnenseiten rollen zur Körperrückseite

Fehlerbegrenzung

Wie kann man diesen Fehler umgehen? Das schauen wir uns nachfolgend an. Sehr wichtig ist es, die natürlichen Krümmungen der Wirbelsäule zu bewahren und Länge in der Wirbelsäule zu schaffen.

Unsere Wirbelsäule ist eine elastische Stange – ähnlich wie der Bambus –, die jedoch nicht gerade ist, sondern eine Doppel-S-Form hat. Schiebt man die Wirbelsäule entlang ihrer Achse zusammen, entsteht massiver Druck; insbesondere an den Stellen, wo sie die Richtung wechselt, und je näher man an der Hüfte ist, da dort viel mehr Gewicht lastet. Es ist daher entscheidend, dass die Wirbelsäule unter Bewahrung ihrer Krümmungen in allen Bewegungen möglichst *lang* gezogen bleibt. Auch bei der

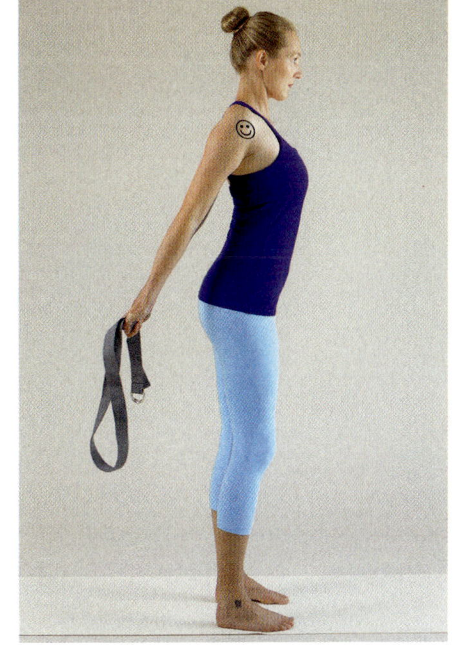

Abb. 103: Praktische Übung – spann den Gurt hinter deinem Rücken, die Handflächen zeigen nach vorne, und dehne die Brustmuskulatur, möglicherweise kannst du den Gurt vom Po wegheben.

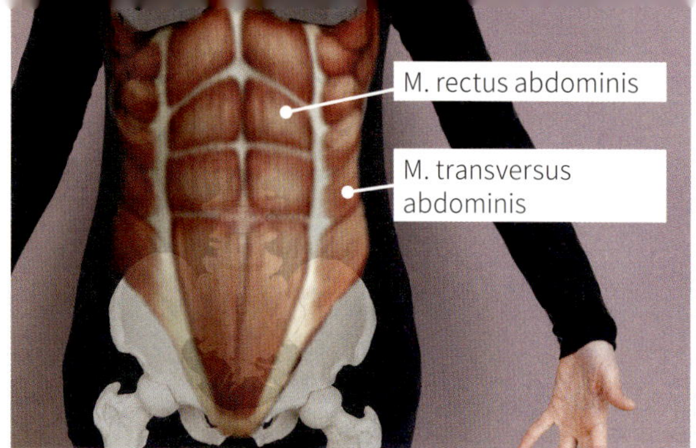

Abb. 104: Die Bauchmuskulatur verbindet u. a. das untere Ende des Brustbeins mit dem Schambein.

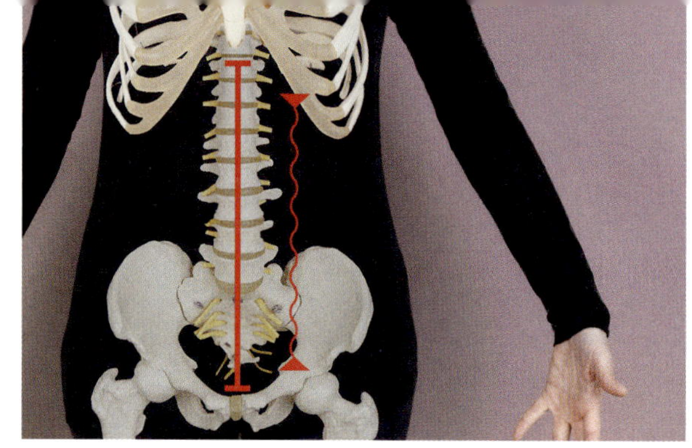

Abb. 105: Zieht man diese aufeinander zu, wird die Bauchmuskulatur aktiviert und der untere Rücken verlängert.

Ausführung von Rückbeugen bleibt der Abstand zwischen der Hüfte und den hinteren Rippen bestehen. So entsteht mehr Raum zwischen den einzelnen Wirbeln und als Folge auch mehr Platz für die Bandscheiben.

Damit der Bereich der LWS gut geschützt die Beugung nach hinten ausführen kann, muss das Gewicht des Körpers in die Basis abgegeben werden, und der Rücken muss durch unsere Rumpfmuskulatur unterstützt werden und lang bleiben.

Wie es gelingt, den unteren Rücken über unsere Bauchmuskeln zu stabilisieren, schauen wir uns nun an. Die Bauchmuskulatur umschließt den Bauch- und Beckenraum und verbindet den Brustkorb mit dem Becken. Um einem Hohlkreuz entgegenzuwirken, aktiviert man die Bauchmuskeln, die entlang des Brustbeins und der Rippen zum Schambein verlaufen.

Praxis-Tipp Taste entlang deines Brustbeins abwärts bis zum unteren Ende des Brustbeins. Dort stößt du auf eine sehr empfindliche Stelle direkt an der unteren Spitze des Brustbeins. Dort und entlang der Rippen setzt die Bauchmuskulatur an. Ertaste auch dein Schambein, das ganz unten und vorne am Becken als ebenfalls recht druckempfindliche Stelle spürbar ist. Zwischen Schambein und Brustbein spannt sich die Bauchmuskulatur auf » Abb. 104.

Ziehst du dein Schambein leicht zum Brustbein heran, verkürzt die Bauchmuskulatur den Abstand und ist nun aktiv » Abb. 105. Drückst du nun deine Finger in den Bauch, sind hinter der Haut- und Fettschicht feste Muskeln spürbar, die deutlich Widerstand leisten.

Der Bereich der LWS ist lang gezogen, und der Abstand zwischen den unteren Rippen und den Hüftknochen ist größer geworden. Dies ist die korrekte Ausrichtung: eine weiterhin natürlich gekrümmte LWS, die gleichzeitig muskulär gehalten wird, auch die Leisten bleiben weich.

Mache nun das Gegenteil. Schiebe den Nabel nach vorne, den Bauch raus und gehe vorsichtig in ein Hohlkreuz. Nun ist der Abstand zwischen den hinteren Rippen und der Hüfte kleiner geworden. Du müsstest jetzt spüren, dass die Bauchmuskeln losgelassen haben und dass du die Finger tief in deinen Bauch drücken kannst. Diese Bewegung ohne Bauchspannung ist bei der Übung von Rückbeugen schädlich für deinen Körper, da er nicht mehr muskulär stabilisiert wird.

Aktivieren der Bauchmuskulatur

Widmen wir uns nun noch einmal der Übung auf » Abb. 103, indem wir einen Gurt hinter dem Rücken spannen und den Brustkorb dehnen. Bei dieser Übung hebt sich der Brustkorb, und die Rippen werden vom Schambein weggezogen. Die Bauchmuskeln müssen sich hier aufspannen und zur gleichen Zeit aktiv arbeiten. Leider wird oftmals, wie bereits beschrieben, die Hüfte nach vorne geschoben. Manche Menschen können diese Bewegung derart stark machen, dass sogar die unteren Rippen nach vorne herausstaken. Der Abstand zwischen den hinteren Rippen und dem Becken verringert sich, und es entsteht Kompression im unteren Rücken. Genau das darf nicht passieren!

Vermeide eine Kompression im unteren Rücken!

Wie gelingt es also, den Brustkorb zu öffnen und diesen nach hinten zu beugen, *ohne* die stabilisierende Kraft der Bauchmuskeln zu verlieren und *ohne* den unteren Rücken zu stauchen? Greif noch einmal den Gurt hinter dem Rücken, bring die Schulterköpfe nach oben und die Schulterblätter zurück und dehne den Brustmuskel. Spürst du, dass du die vorderen Rippen hebst?

Senke nun den Blick und schau zum Herzen. Infolgedessen bewegen sich die vorderen Rippen sowohl wieder etwas nach unten zum Schambein als auch zu den hinteren Rippen – im mittleren und unteren Rücken entsteht mehr Länge. **Bewahre bei der Vertiefung von Rückbeugen eine aktive Bauchmuskulatur und Länge im Rücken!** Akzeptiere deine Dehnungsgrenze und erzwinge Rückbeugen keinesfalls, indem du die Hüfte nach vorne schiebst (denn das vertieft die Rückbeuge ja nicht) siehe » Abb. 90–92.

Wie praktiziert man Rückbeugen?

Wie bei einem kraftvoll gespannten Bogen entsteht nirgendwo ein Knick!

Während bei Rückbeugen in besonderem Maß die Körpervorderseite gedehnt wird, müssen an beiden Körperseiten Länge und Spannkraft bewahrt bleiben. Stell dir den Rumpf als einen kraftvoll gespannten Bogen vor, dieser knickt nirgendwo durch (weder in der LWS noch in der HWS). Am Beispiel der *Kobra* zeigen wir nun die Bewegungsfolge für eine gute Ausrichtung.

Bhujangasana

bhujanga = Schlange, Kobra

Anhand der sehr oft praktizierten Rückbeuge *Bhujangasana* werden nun die allgemeingültigen Ausrichtungsprinzipien für Rückbeugen erläutert.

1. Das Fundament des Asanas

Bei der *Kobra* stellen die Beine und Füße sowie auch die Hände die Basis der Form dar, daher gilt es, diese besonders zu beachten. Hebe nacheinander die Beine an und rolle die Oberschenkelinnenseiten zur Decke hin. Die Füße sind hüftgelenkbreit, und der Fußspann sowie auch jede einzelne Zehe (auch die kleinen, wenn dies anatomisch möglich ist) drücken aktiv in die Erde – bewahre eine gerade Achse vom Hüftgelenk bis zum zweiten Zeh, die Beine ziehen isometrisch aufeinander zu. Da in dieser Rückbeuge die Hände den Oberkörper stützen, sind auch Hände, Arme und Schulterbereich Teil des Fundaments.

Es ist maßgeblich für den Oberkörper, dass der Schultergürtel in einer gesunden Ausrichtung ist. Zuerst verlängere dich entlang der Wirbelsäule und der Flanken. Zieh dann die Schulterköpfe zurück, weg von der Erde (wieder so, als würdest du dich an ein Brett anlehnen) und nimm wahr, dass sich die Schlüsselbeine weiten und dass sich die Schulterblätter am Rücken ablegen. Dort, wo es möglich ist, diese Einstellung im Schultergürtel zu bewahren, werden die Hände platziert, zumeist etwa auf Höhe des Herzens. Platziere kraftvoll und weit aufgefächert deine Hände auf der Erde und zieh sie isometrisch aufeinander zu. Aktiviere die Haltung noch mehr, indem du die Hände gefühlt zu den Zehen ziehst und die Zehen zu den Händen » Abb. 106.

2. Die Beckenkippung

Mit dem Rollen der Oberschenkelinnenseiten der Beine im ersten Schritt hast du die Beine korrekt eingerichtet. Spüre noch einmal genauer hin. Nimmst du wahr, dass sich die Leisten ebenso wie auch das Schambein leicht von der Erde weg heben? Nimm auch deine Sitzknochen wahr. Verlängere diese zu den Fersen und spüre, dass sich dadurch der untere Rücken verlängert und die Krümmung ein wenig verringert – diese darf aber nicht aufgehoben werden. Du solltest nun auch einen Tonus in der Bauchdecke und im Beckenboden wahrnehmen.

3. Bauchdecke und mittlerer Rücken

Atme dich voll und zieh den Körper – bevor du ihn hebst – noch einmal in die Länge. Bewahre den Kopf und Nacken in seiner natürlichen Ausrichtung in Verlängerung der Wirbelsäule. Stell dir vor, du legst eine Weintraube unter den Nabel. Hebe den Oberkörper von der Erde weg, ohne die imaginäre Weintraube zu zerdrücken. Diese Idee soll dir dabei helfen, die Bauchdecke die ganze Zeit zu aktivieren. Halte auf halber Höhe an. Senke den

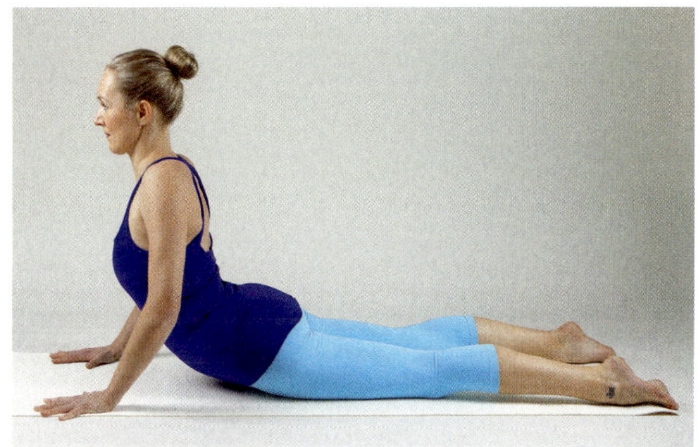

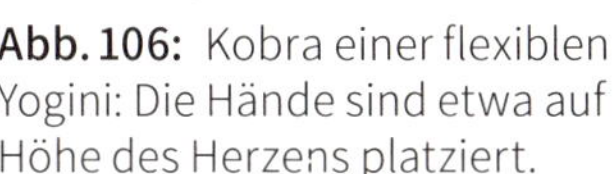

Abb. 106: Kobra einer flexiblen Yogini: Die Hände sind etwa auf Höhe des Herzens platziert.

Blick zum Herzen. Hebe die vorderen Rippen zu den hinteren Rippen und schaffe dadurch Raum und Länge im mittleren und unteren Rücken. So schaffst du wiederum Länge und verhinderst ein Verkürzen im Bereich der LWS.

4. Oberer Rücken, Schultergürtel und Nacken
Bewahre die aktiven Beine und die kraftvoll hebende Bauchdecke und zieh die Schulterköpfe nach hinten. Spüre, dass sich die Schlüsselbeine weiten und die Schulterblätter an deinen Brustkorb gleiten. Die Schulterblattspitzen ziehen sanft aufeinander zu. Verlängere die Aufrichtung bis zur Krone deines Kopfes und zieh über die Linie der Ohren den Kopf zurück. Der Kopf bleibt dabei in seiner natürlichen Linie, überstrecke den Nacken nicht, indem du zu weit nach vorne oder nach oben schaust. Genieße die Öffnung im Brustkorb.

Praxis-Tipp Manche Vergleiche mögen seltsam erscheinen, aber das nun nachfolgende Bild verdeutlicht sehr anschaulich die Funktionsweise der Bewegungsdynamik von Rückbeugen. Stell dir also nun einen (Veggie-)Burger vor: Bun + Patty + Bun. Dein Rumpf ist sozusagen das Patty zwischen zwei imaginären Buns. In der Kobra liegt eine Brötchenhälfte unter deinem Bauch, die andere auf deinem Rücken. Bewegt man sich in Rückbeugen, hebt das untere Brötchen den Rumpf stabilisierend hoch, während sich die Körperrückseite an das obere Brötchen anschmiegt. Versuche es unbedingt selbst einmal. Übe die ***Kobra*** und stell dir vor, dass nur die untere Hälfte dich hebt. Nimmst du wahr, dass sich die Körperrückseite verkürzt und man dazu neigt, im unteren Rücken einzuknicken?

Übe die ***Kobra*** mit beiden Brötchenhälften. Spüre die hebende Wirkung des unteren Buns an der Körpervorderseite und expandiere kraftvoll in das obere Bun, das auf dem Rücken liegt. Du müsstest deutlich mehr Spannkraft und Länge im Körper wahrnehmen.

Je fortgeschrittener die Praxis wird, desto höher kannst du – bei gesunder und stabiler Ausrichtung – den Oberkörper heben. Hier kann es angebracht sein, im Verlauf der Übung die Hände weiter nach hinten in Richtung des Beckens zu setzen und den Oberkörper mehr aufzurichten. Wichtig ist, dass der Schultergürtel in seiner korrekten Ausrichtung verbleibt. Dieser muss zuerst eingestellt werden – je nachdem, wie die Proportionen und der Praxisstand der Teilnehmerin sind, verändert sich die Platzierung der Hände. Bis hier haben wir die Grunddynamiken von Rückbeugen betrachtet und die generell zu erwartenden Probleme diskutiert. Eine Auswahl gängiger Asanas schauen wir uns nun wieder im Detail an.

Welche Asanas gibt es sonst noch?

Auch für Rückbeugen gilt, dass jedes Asana einfach eine Modifikation von *Tadasana* ist und die gültigen Bewegungsprinzipien in gleicher Weise Anwendung finden. **Die in Rückbeugen zu erkennen, ist manchmal gar nicht so einfach – versuchen wir es.**

Die Ähnlichkeit zu *Tadasana* ist am leichtesten zu erkennen im ***Kamel*** » Abb. 113–117 und in der bereits dargestellten ***Kobra*** » Abb. 106. Alles bleibt im Grunde genommen wie in der Ausgangsposition, lediglich der Oberkörper wird nach hinten gebeugt. Um nun das Verschieben der Achse und die Gewichtsverlagerung auszugleichen, müssen bestimmte Bewegungsprinzipien verstärkt werden. Die *Kobra* hat zwar eine andere Basis als die *Bergposition*, und im *Kamel* begibt man sich ein Stockwerk tiefer auf die Knie – dennoch bleiben die Bewegungsprinzipien der Ausrichtung immer gleich.

Yogis fällt es zumeist leichter, die Ausrichtung zu verstehen und wiederzuerkennen, wenn sich der Körper in seiner *normalen Nullstellung* (im aufrechten Stand bzw. *Tadasana*) befindet und nicht die Ebene gewechselt hat, wie das zum Beispiel im Liegen der Fall ist. Jedoch sind gerade Rückbeugen im Stehen oder auf den Knien besonders verletzungsgefährdend, da die Hüfte frei beweglich ist und ungehindert nach vorne – in die Fehlhaltung – geschoben werden kann. Asanas wie das *Kamel* » Abb. 113, *Wild Thing* » Abb. 255–258 oder das *Rad* » Abb. 119 und noch weiter fortgeschrittene Varianten sollten erst dann praktiziert werden, wenn wirklich verinnerlicht ist, wie die korrekte Ausrichtung des Beckens im Zusammenspiel mit den Beinen und dem Brustkorb funktioniert. Um die richtige Bewegungsdynamik gut und sicher zu verstehen, beginnen wir mit der *Schulterbrücke*.

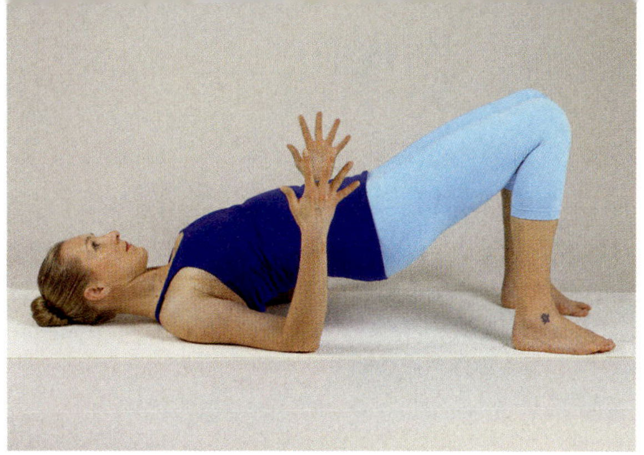

Abb. 107: Die Schulterbrücke, der Brustkorb ist weit gedehnt, die Oberarme stützen die Form, die Leisten sind entspannt und der Nacken natürlich gekrümmt.

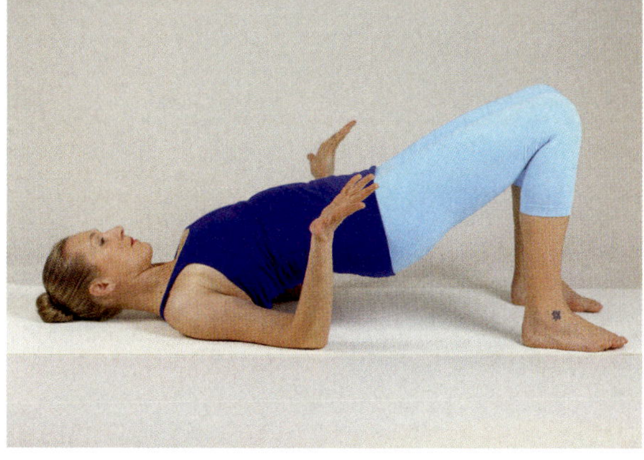

Abb. 108: Die Oberarme drücken in die Erde, sodass sich die Schulterblätter an den Rücken schmiegen können.

Setu Bandhasana

setu = Brücke | bandha = Verschluss/Siegel/Schleuse

In der *Schulterbrücke* kann man das Zusammenspiel von Beinen, Hüfte, Bauch und unterem Rücken sehr gut darstellen, dieses ist der Schlüssel für eine gesunde Rückbeugenpraxis.

Bewegungsfolge für eine gute Ausrichtung am Beispiel der Schulterbrücke

Lege dich auf den Rücken und stell die Füße hüftgelenkbreit direkt unter deinen Knien auf. Die Zehen zeigen nach vorne, die zweite Zehe ist in einer Linie mit der Mitte des Knies. Lehne dich ein wenig auf eine Seite und rolle auf der gehobenen Seite den Schulterkopf zurück, lass das Schulterblatt an den Rücken gleiten, lege die integrierte Schulter als gute Stütze wieder ab und wiederhole das auf der anderen Seite. Der Hinterkopf zieht über die Linie der Ohren zurück, die HWS ist natürlich gekrümmt und hat daher einen kleinen Abstand zur Erde. Damit die Muskulatur der Beine aktiviert wird, klemme dir einen Klotz zwischen deine Waden und drück diesen kraftvoll zusammen » Abb. 109. Der Klotz verhindert, dass die Knie nach innen oder außen kippen, und die Beinmuskulatur »springt an«. Bewahre die Aktivität der Beine und bringe einen zweiten Klotz (oder nimm den ersten) zwischen deine Oberschenkelinnenseiten und rolle den Klotz in Richtung Erde » Abb. 110. Nimm wahr, dass diese Bewegung das Schambein daran hindert, nach oben zum

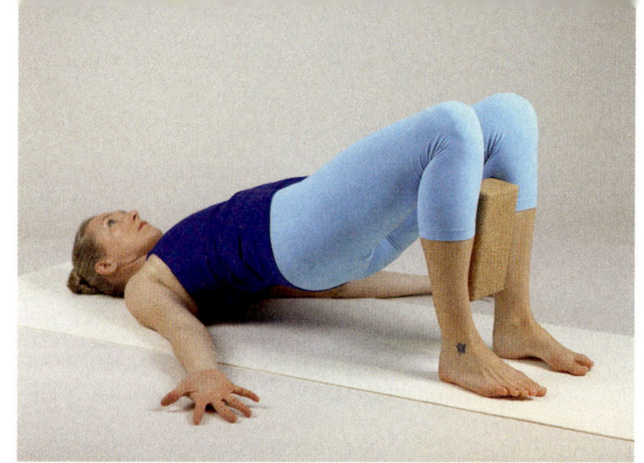

Abb. 109: Der Klotz hilft dabei, dass die Knie nicht auseinanderfallen und die Beine muskulär aktiv sind.

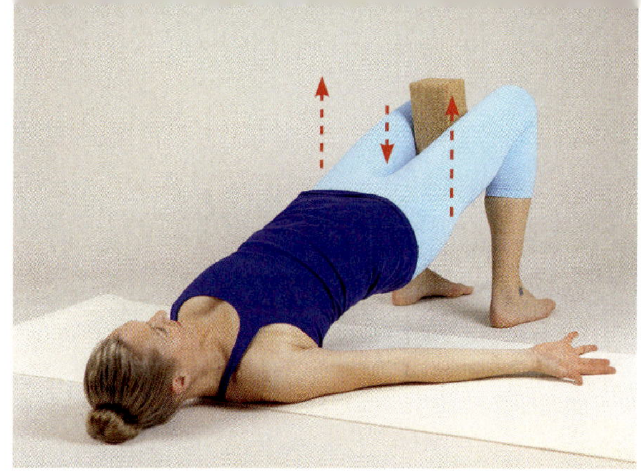

Abb. 110: Hebe die äußere Hüfte »schneller« nach oben als die innere. Der Klotz hilft, die Bewegung der Oberschenkelinnenseiten zur Körperrückseite zu unterstützen.

Himmel zu drücken, auch die Leisten werden dadurch weich. Das ist absolut wünschenswert und sollte während der Ausführung der Übung beibehalten werden.

Um den unteren Rücken bei Beibehaltung der lordotischen Krümmung zu stabilisieren, verlängere die Sitzknochen zu den Fersen. Das vermindert ein wenig die LWS-Krümmung und schafft Tonus in den Beckenboden- und Bauchmuskeln. Hebe deine Hüfte, indem du die Knie nach vorne bewegst, während die Füße stehen bleiben. Achte darauf, dass beim Heben des Beckens weiterhin die Oberschenkelinnenseiten nach unten zur Erde rollen. Dies scheint wieder so eine paradoxe Bewegung zu sein: Obwohl du die Hüfte nach oben bewegst, rollst du die Oberschenkelinnenseiten zur Erde zurück. Als Ergebnis zieht die äußere Hüfte »schneller« nach oben als die innere » Abb. 110. Bewahre den Tonus in der Rumpfmuskulatur.

Mit weiterhin kraftvoll ausgerichteten Beinen spüre in deinen Oberkörper. Der Brustkorb wird von den am Rücken liegenden Schulterblättern gehoben. Atme dich anvertrauend in die Körperrückseite (auch hier stützt dich die Brötchenhälfte), spüre die Unterstützung und öffne den Brustkorb, ohne die vorderen Rippen herauszudrücken – diese halten die stabilisierende Verbindung zum Schambein. Solltest du bei Beibehaltung einer guten Schulterausrichtung (Smileys) die Hände unter deinem Rücken ineinander greifen können, prima. Ansonsten lass die Arme am Boden liegen. Dein Kinn ist weder nach oben gereckt, noch berührt es deinen Brustkorb – Ziel ist, die HWS in ihrer natürlichen Krümmung zu bewahren, daher

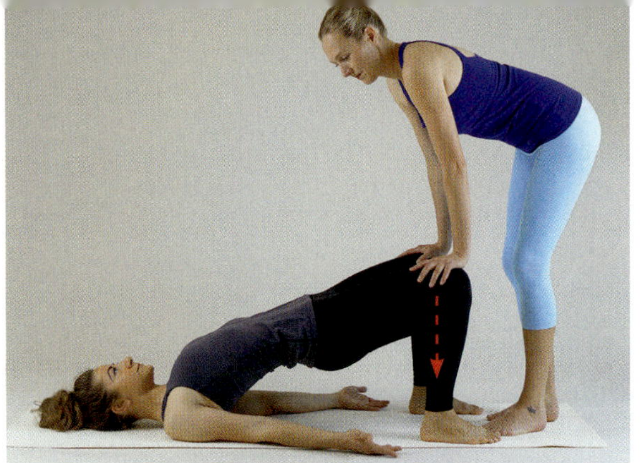

Abb. 111: Um das Gewicht aus dem Brustkorb zu nehmen, zieh die Oberschenkel sanft nach vorne zu den Knien. Achte darauf, dass sie ihr Schambein nicht nach oben drückt. Schieb ihre Knie sanft Richtung Erde.

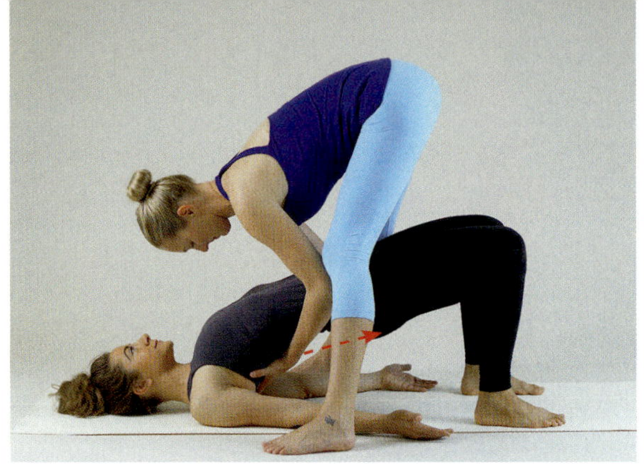

Abb. 112: Du kannst die Rückbeuge der Teilnehmerin vertiefen, indem du ihre Schulterblätter etwas anhebst, dadurch kann sie die Wölbung im Brustkorb vertiefen. Zieh deine Hände in Richtung Hüfte der Teilnehmerin heraus, so entsteht mehr Länge.

darf sie nicht flach auf der Erde liegen. Aus dem Raum deines Herzens expandiere entlang der Linie der Wirbelsäule sowohl zur Krone des Kopfes als auch zu deinen Knien und Füßen.

Praxis-Tipp Wie wichtig das Rollen der Oberschenkelinnenseiten zur Körperrückseite ist, schauen wir uns im Detail an. Lange Zeit war auch mir diese so unglaublich wichtige Bewegung in Rückbeugen nicht verständlich. Heute weiß ich: Genau diese Bewegung ist absolut *essenziell*. Daher nimm dir die Zeit, um den Unterschied zu spüren und dir die richtige Bewegung anzueignen!

Übe die *Schulterbrücke* genauso wie oben beschrieben. Beim Heben der Hüfte rolle den Klotz zwischen den Oberschenkelinnenseiten nach unten. Zieh die Sitzknochen leicht zu den Kniekehlen, das schafft Länge im unteren Rücken und erzeugt einen Tonus in den Bauchmuskeln zwischen Schambein und Rippen. Spüre deinen unteren Rücken. Jetzt mache das Gegenteil, um den Unterschied zwischen »richtig« und »falsch« wahrnehmen zu können: Rolle den Klotz mit den Oberschenkelinnenseiten nach oben. Nimm wahr, dass nun die Knie auseinanderfallen wollen, dass du auf die Fußaußenkanten kippst. Das Schambein drückt sich hoch, die Leisten werden hart, und der Abstand zwischen den hinteren Rippen und der Hüfte wird kleiner. Du knickst eher im unteren Rücken ein, als dass du dich auseinanderziehst. Spüre in deinen Bauch, die Bauchmuskeln sind wahrscheinlich schlaff, da du das Schambein und die vorderen Rippen voneinander wegziehst. Vielleicht verspürst du auch ein unangenehmes Ziehen im unteren Rücken oder sogar Schmerz. Dies ist klar erkennbar die falsche Ausrichtung der Hüfte – daher übe diese Version höchst vorsichtig, und nur, um dir den Unterschied einzuprägen! Ist die Problematik nun verständlicher? Gut, denn diese Bewegungsdynamik wird bei Rückbeugen fortwährend benötigt.

Hilfestellung für Setu Bandhasana

Der Klotz, der als Hilfsmittel zwischen den Oberschenkelinnenseiten nach unten gerollt wird, ist auch hier wieder ausgesprochen nützlich. Diese Aktion verhindert ein Heben des Schambeins und kann von jeder Yoga-Praktizierenden in Eigenregie durchgeführt werden.

Ein Problem bei dieser Übung besteht darin, dass viel Gewicht auf dem Brustkorb lastet. Hier hilft es, das Gewicht aus dem Oberkörper weg mehr in die Beine und Füße zu bringen. Stell dich vor die Füße der Teilnehmerin und greife oberhalb der Knie auf die Oberschenkel. Zieh die Oberschenkelknochen ein wenig zu dir hin (weiterhin müssen die Knie über den Fersen platziert sein) und drück kraftvoll nach unten in Richtung Füße. Diese Hilfestellung bringt mehr Aufmerksamkeit in die Beine und unterstützt die Yogini darin, die Basis ihrer Füße mehr zu nutzen.

Das *Kamel* ist eine weitaus schwierigere Rückbeuge, warum, das schauen wir uns nachfolgend genauer an. Die *Schulterbrücke* übe ich jedoch zumeist als vorbereitende Übung, um hier die Bewegungsdynamik der Oberschenkelinnenseiten und die Stabilisierung der Bauchdecke deutlich herauszuarbeiten und erfahrbar zu machen.

Ustrasana

ustra = das Kamel

Platziere die Knie hüftgelenkbreit, bei empfindlichen Knien lege eine Decke darunter. Wenn deine Zehen dies erlauben, lass die Füße aufgestellt » Abb. 114 (wenn nicht, lege den Fußspann ab und drück die Zehennägel kraftvoll in die Erde – achte darauf, dass sich Zehen/

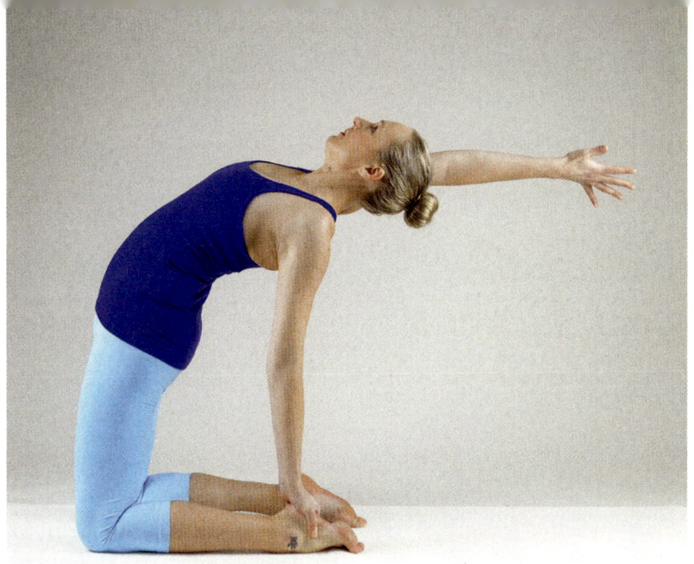

Abb. 113: Das Kamel, hier zusätzlich ein Arm nach hinten gestreckt.

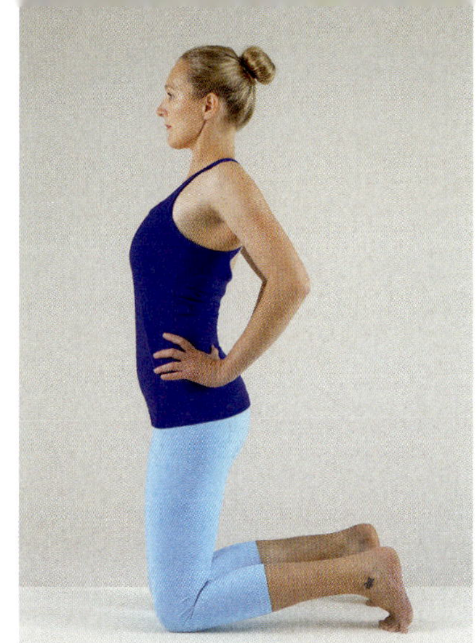

Abb. 114: Stell die Zehen nicht auf, wenn du Arthrose in den Zehen hast.

Füße/Fersen nicht aufeinander zubewegen » Abb. 115). Aktiviere die Muskeln in den Beinen, indem du gegen einen realen oder imaginären Klotz zwischen deinen Waden drückst. Dieser verhindert u. a., dass sich die Knie beim Nach-hinten-Beugen voneinander wegbewegen, was wiederum zu einem ungesunden Hohlkreuz führen würde.

Stell den Klotz nun zwischen die Oberschenkel und rolle diese nach hinten, um eine Krümmung in der LWS zu schaffen. Verlängere dann die Sitzknochen zu den Kniekehlen und schaffe dadurch mehr Länge im unteren Rücken. Bewahre dies. Bis hierhin haben wir die Basis und eine gute Einstellung der Hüfte geschaffen. Schauen wir uns nun den Oberkörper an.

Ausrichtung des Oberkörpers und Kopfes

Verlängere die Wirbelsäule und die Flanken, zieh die Schulterköpfe hoch und bewege sie zurück, bis sich die Schulterblätter am Rücken anschmiegen (so als würdest du mit deinen Händen einen Gurt hinter deinem Rücken fassen). Indem du nun zum Herzen schaust, korrigierst du die automatisch auftretende Tendenz der vorderen Rippen, die nach oben/vorne herausstaken wollen. Atme in deinen unteren und mittleren Rücken, »atme die Nieren voll« und zieh die hinteren Rippen weg von der Hüfte. Stabilisiere die natürlich einge-

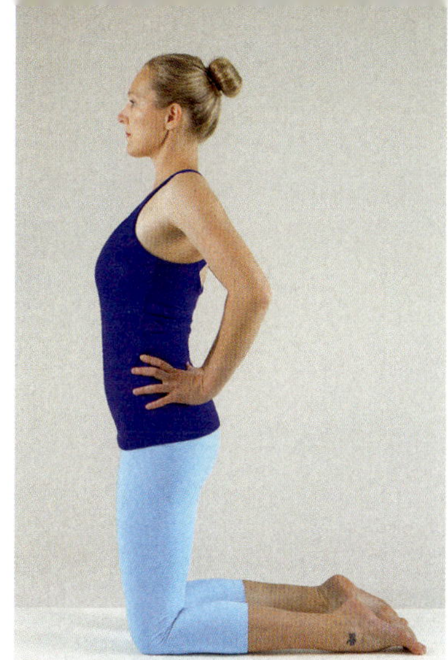

Abb. 115: Liegt der Fußrücken lang auf, drück die Zehen derart stark in den Boden, dass sich der Fußspann leicht von der Erde abhebt.

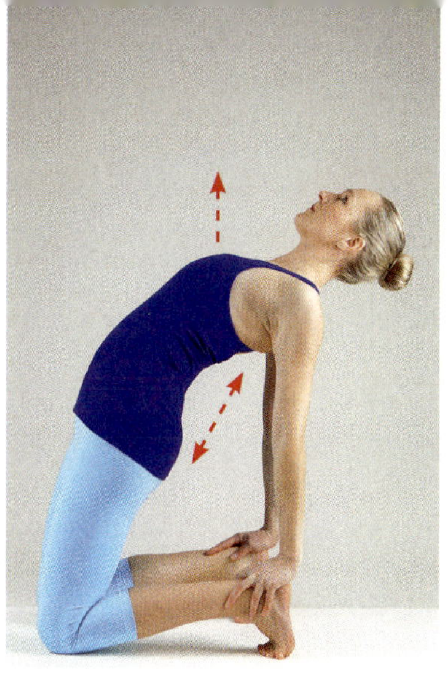

Abb. 116: Hier sind die Füße aufgestellt, das macht den Weg kürzer und ist einfacher zu üben.

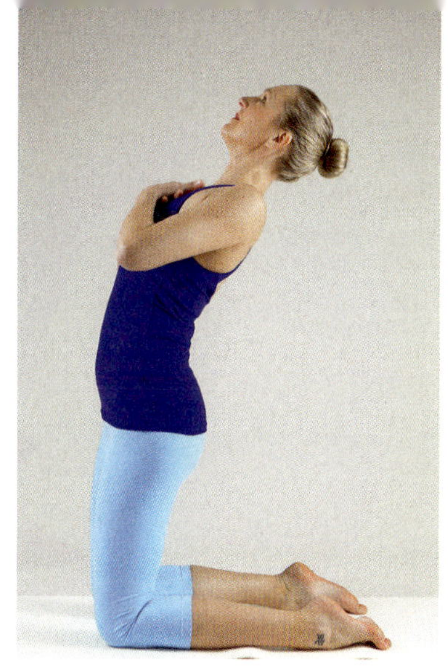

Abb. 117: Die Hände auf dem Herzen helfen dabei, mehr Länge zu schaffen.

stellte Wirbelsäule mit deinen Bauchmuskeln und lehne dich wieder an einen imaginären Widerstand an, der sich genau passend an deinen Rücken anschmiegt. Expandiere und zieh dich fortwährend entlang der Achse der Wirbelsäule auseinander, bewahre insbesondere den Abstand zwischen den hinteren Rippen und der Hüfte. Drück kraftvoll in deine Beine, halte die Kraft im Bauch und lehne dich fortwährend an den imaginären Widerstand an deiner Körperrückseite an.

Wenn deine Hände die Fersen erreichen können, ohne dass du dich dafür aufdrehen oder im unteren Rücken verkürzen musst, kannst du sie auf den Fersen abstellen » Abb. 116. Eine etwas intensivere Variante ist es, die Hände auf das Herz zu legen und kraftvoll dagegen zu expandieren und lediglich aus der Kraft der Beine und des Rumpfes zu stehen » Abb. 117.

Es ist überhaupt nicht notwendig, die Hände auf die Füße zu stellen! Dies ist insbesondere für diejenigen Yogis schwierig, die im Verhältnis zu ihrem Rumpf relativ kurze Arme haben. Drück bei der Übung von *Ustrasana* nicht das Schambein vor. Knicke nicht im unteren Rücken ab und überstrecke nicht deinen Kopf! Die Bewegung kommt aus der BWS und nicht aus der LWS und HWS!

Ich vergleiche dieses Asana mit Schwingstühlen. Die Beine des Stuhls müssen das gesamte Gewicht in die Basis bringen und halten. Genauso ist es bei der Übung dieser Form. Hier werden die Oberschenkelvorderseiten und die Bauchmuskulatur extrem beansprucht, da diese die gesamte Haltearbeit leisten müssen. Die Wirbelsäule und insbesondere der untere Rücken sollten niemals unangenehm zu spüren sein, falls doch, musst du die Position weniger intensiv gestalten. Genieße bei alldem den freien, strahlenden und kraftvoll getragenen Raum im Brustkorb.

Dhanurasana

dhanu = Bogen

Der ***Bogen*** ist im Grunde die gleiche Haltung wie das ***Kamel***, nur eben wieder auf eine andere Ebene bewegt. Man startet in Bauchlage, in derselben Grundhaltung wie für die ***Kobra***. Die Hüftgelenke, die Mitte des Knies und auch der Fußspann liegen in einer Linie, du rollst die Oberschenkelinnenseiten nach oben und verlängerst dann die Sitzknochen zu den Fersen. Das Ergebnis sollte sein, dass das Becken schwer auf der Erde ruht, ohne dein Schambein nach unten zu pressen, dass du einen guten Tonus in der Bauchdecke wahrnimmst und auch Länge in deinem unteren Rücken bewahrst. Diese Grundeinstellung solltest du während der Übung des Bogens beibehalten, was gar nicht so einfach ist. Schauen wir uns an, warum.

Das Greifen der Sprunggelenke und die Ausrichtung der Schulter
Als Nächstes bringt man die Hände an die Sprunggelenke – diese Bewegung führt häufig zu einer Verkürzung im unteren Rücken. Dies korrigieren wir, nachdem wir die Schultern und Füße ausgerichtet haben. Wenn du merkst, dass deine Arme zu kurz sind, verlängere sie, indem du einen Gurt nutzt.

Kannst du deine Füße einfach greifen, geschieht es oftmals, dass die Sprunggelenke von außen gefasst werden und die Daumen dadurch nach unten zeigen. Leider schauen die Schulterköpfe dann in der Regel auch zur Erde anstatt nach vorne. Daher verlängere die Flanken, rolle die Schulterköpfe zurück und schmiege die Schulter-

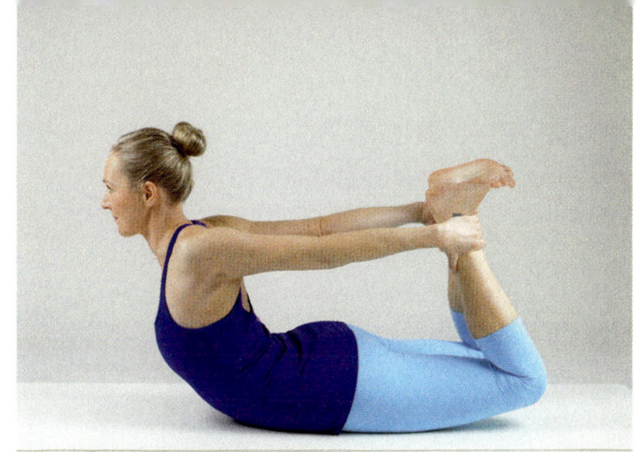

Abb. 118: Der Bogen, Dhanurasana wird umgedreht zu Urdhva Dhanurasana, siehe **Abb. 119**.

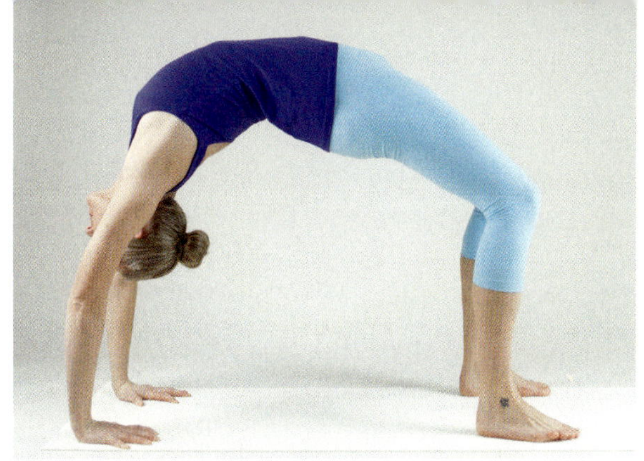

Abb. 119: Das Rad verlangt eine große Dehnfähigkeit der Brustmuskulatur und eine gut integrierte Schulter.

blätter sanft an den Rücken » Abb. 118. Für die Schulter ist es besser, die Fersen von innen zu greifen, die Daumen schauen nach oben, und die Handflächen zeigen nach außen. Dies erfordert jedoch deutlich mehr Dehnfähigkeit im Schultergürtel und ist daher nicht für alle Yogis möglich. Welche Handhaltung auch immer du nimmst, achte darauf, dass die Schulterköpfe nach hinten gerollt sind und dass du Weite im Brustkorb wahrnimmst.

Ein wichtiges Detail: Beim Greifen der Füße achte darauf, dass die Knie nicht zur Seite ausweichen, um Knieverletzungen vorzubeugen. Bringe die Hände zu den Füßen (oder nutze einen Gurt) – die Füße bleiben in der geraden Achse zum Knie stehen.

Die Ausrichtung der Füße, Beine und der Hüfte

Durch das Greifen der Füße hat man zumeist die gewünschte Ausrichtung der Beine und des Beckens verloren, dem wenden wir uns nun zu. Beginnen wir bei den Füßen und arbeiten wir uns nach oben.

Erinnere dich an die Idee, dass jede Haltung *Tadasana* ist. Beim *Bogen* liegen wir mit angewinkelten Beinen auf dem Bauch, aber alles andere ist geblieben, wie es war. Das bedeutet, dass die Beine und die Füße immer noch hüftweit sind und sich somit nicht berühren. Im geraden Stand schauen die Zehen gerade nach vorne, bei angewinkelten Beinen in der Bauchlage schauen die Zehen nun geradewegs nach hinten und die Fußsohlen zur Decke. Halte inne – überspringe diesen Punkt nicht und gib dir Zeit, deine Füße korrekt einzustellen! Dadurch, dass man die Füße nicht sehen kann und sie gefühlt so weit weg sind, ist es schwer, diese wirklich gut wahrzunehmen. Zumeist verdrehen sich die Füße nach außen, und oftmals ist auch die Fußsohle nach innen gekippt. Drück daher mit deinen dicken Zehenballen nach oben Richtung Decke, zieh über die Fußaußenkanten nach unten zu den äußeren Knien und lass die Zehen gerade nach hinten schauen.

Damit die Knie nicht auseinandergehen (das hätte die negative Folge, dass du den unteren Rücken komprimieren und das Schambein in die Erde drücken würdest), stell dir einen Klotz zwischen deinen Knien vor, gegen den du sanft drückst. Dieser imaginäre Klotz hilft dir dabei, die Knie hüftweit zu bewahren. Drück die Knie in die Erde, rolle die Oberschenkelinnenseiten nach oben zur Decke (das hebt das Schambein von der Erde weg), verlängere die Sitzknochen zu deinen Kniekehlen und lass dein Becken schwer auf der Erde liegen. Du müsstest nun eine natürlich gekrümmte Wirbelsäule wahrnehmen, die von der Bauchmuskulatur gehalten ist.

Schultergürtel und Kopf

Verlängere nun noch einmal die Flanken, zieh die Schulterköpfe zurück, senke den Blick zu deinem Herzen, um die vorderen Rippen zu den hinteren Rippen zu bringen, und hebe den Oberkörper von der Erde hoch. Nutze erneut einen imaginären Widerstand an deiner Rückseite, der sich an deinen Rücken anschmiegt, und expandiere dagegen. Nimm den Kopf in seiner natürlichen Linie mit, schaue nach vorne und drück auch den Hinterkopf gegen diesen imaginären Widerstand.

Atme und genieße diese Haltung, die durch ihre kraftvoll haltende Arbeit in Beinen und Bauch einen freien und weiten Oberkörper erfahrbar machen sollte.

Urdhva Dhanurasana

urdhva = heraufschauend, gehoben | dhanu = Bogen | chakra = Rad
wird häufig auch als Chakrasana bezeichnet

Eines der größten Hindernisse bei der Ausführung des ***Rades*** » Abb. 119 ist eine fehlende Offenheit im Schultergürtel. Diese kann beispielsweise mit den weiter vorne beschriebenen Dehnungsübungen vorbereitet werden » Abb. 101–103. Auch die Platzierung der Hände neben den Ohren ist gar nicht so einfach und verlangt das Verständnis dafür, auf welche Weise der Oberarm mit dem Schultergelenk gut in Verbindung gebracht werden kann und dort auch bleibt, wenn man die Position aufbaut. Diesen Aspekt schauen wir uns vorab gesondert an. Dieselbe Bewegung brauchen wir zum Beispiel auch für ***Dolphins Pose*** oder den ***Unterarmstand*** – siehe Kapitel »Armbalancen«.

Wie wir bereits im Kapitel »Alles ist Tadasana – muskuläre Energie« gesehen haben, können wir den Arm entweder herausziehen und dadurch das Schulterblatt seitlich an den Rumpf gleiten lassen oder auch gut im Schultergelenk integrieren und dabei das Schulterblatt an den Rücken anlegen » Abb. 22+23. Dieses Herausziehen ist aufgrund der großen Beweglichkeit der Schulter problemlos möglich, und manchmal ist es durchaus angenehm, da man auf diese Weise die Muskulatur im hinteren oberen Brustkorb dehnen kann. Sobald jedoch Gewicht auf den Schultern/Armen lastet, müssen die Schulterköpfe stabil verankert, also in die Schultergelenke integriert werden, da es ansonsten zu Verletzungen in der Schulter kommen kann.

»Trockenübung« als Vorbereitung für das Rad

Für die Vorübung des ***Rades*** zieh einen Arm zurück und nimm wahr, wie sich das Schulterblatt am Rücken anfühlt und dass der Oberarmkopf gut mit dem Schultergelenk verbunden ist. Beuge bei integriertem Oberarm den Unterarm. Nun, mit einem zusätzlichen Knick, wird es schon schwerer, das Schulterblatt am Rücken zu belassen. Klappe nun auch noch die Handfläche zur Decke. Spürst du, dass die gesamte Armmuskulatur nun noch aktiver ist? Dieser weitere Knick verlangt noch mehr Dehnfähigkeit in den Muskeln des Arms. Bewege nun die Handfläche neben deine Ohren » Abb. 120. Das ist gar nicht so einfach! Spürst du, dass du dazu neigst, den Ellbogen nach außen zu bewegen? Das darf nicht sein, denn dann ist der Schulterkopf nicht mehr gut mit dem Schultergelenk verbunden. Daher versuchen wir diese so wichtige Bewegung im Schultergürtel mit folgender Übungsfolge noch besser zu verinnerlichen:

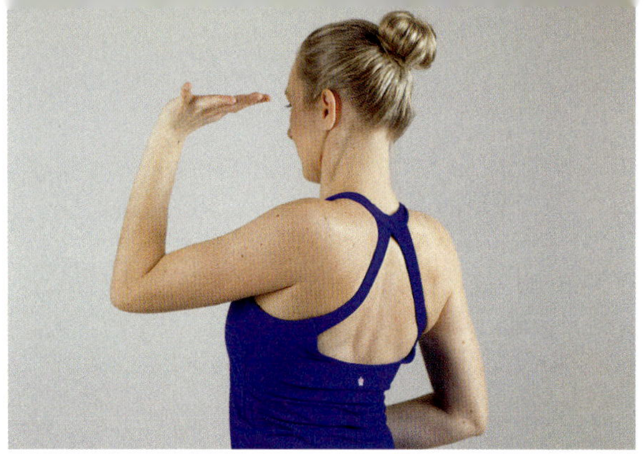

Abb. 120: Vorbereitende Übungsfolge für das Rad.

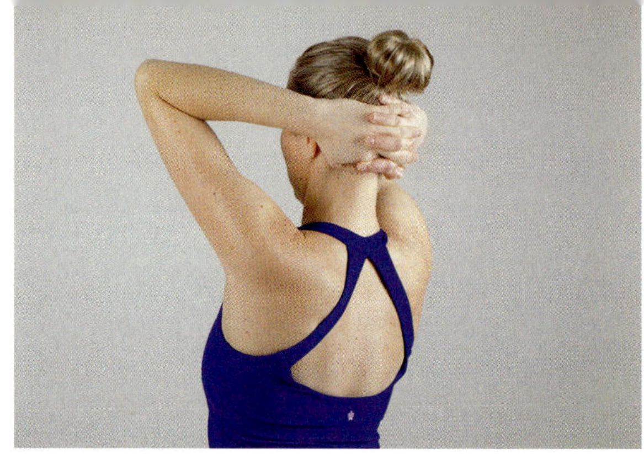

Abb. 121: Schmieg den Hinterkopf in deine Hände.

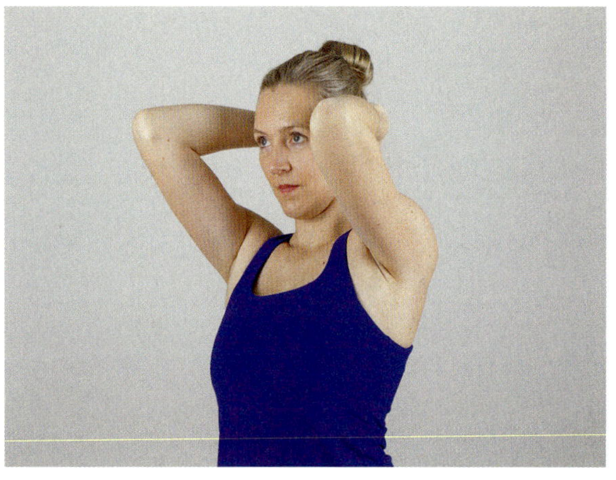

Abb. 122: Greife mit deinen Ellbogen einen imaginären Strandball und zieh diesen zu dir ran.

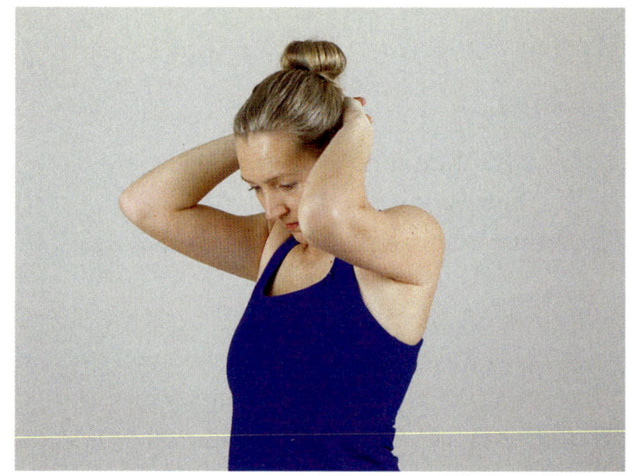

Abb. 123: Senke dann den Blick zu deinem Herzen.

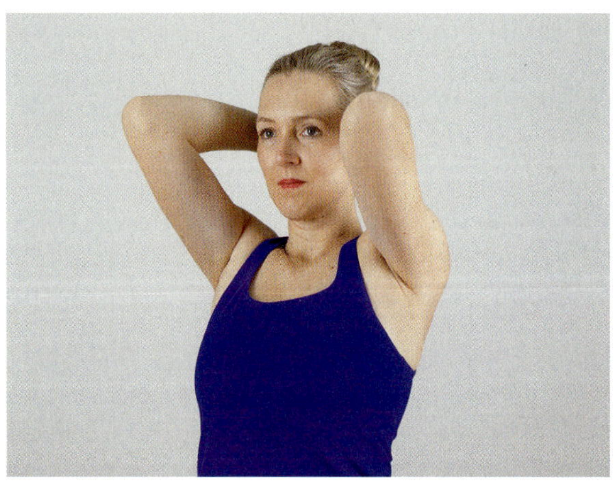

Abb. 124: Hebe dann dein Herz zum imaginären Strandball und den Blick zum Horizont.

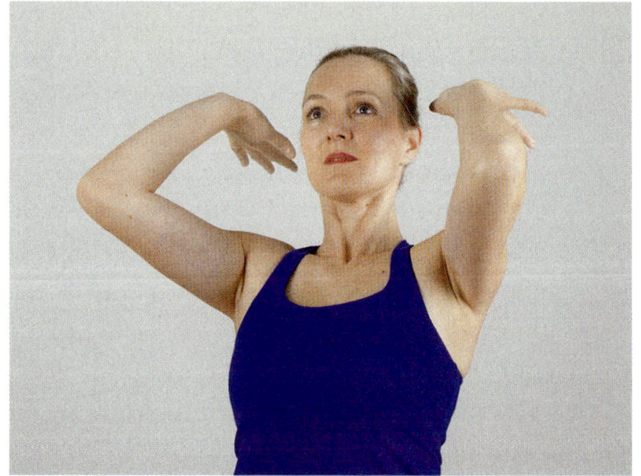

Abb. 125: Unter Bewahrung der integrierten Schultern stelle die Hände neben deine Ohren.

Umschließe mit gefalteten Händen deinen Hinterkopf und lege die Handflächen an deinen Hinterkopf » Abb. 121. Bring die Ellbogen so eng zusammen, als würdest du damit einen Strandball festhalten » Abb. 122. Bewege den Strandball zu deinem Herzen, der Rücken wird etwas rund » Abb. 123. Hebe dann den Brustkorb zum Strandball, richte dich auf und zieh sanft die Schulterblattspitzen aufeinander zu » Abb. 124. Bewahre all das, löse jedoch die Hände und stell sie neben deine Ohren » Abb. 125.

Die Integration des Schultergelenks ist wesentlich, halte die Ellbogen zusammen!

Es sollte spürbar sein, dass die Schulterblätter kraftvoll am Brustkorb anliegen und dass sich bereits hier schon der Brustkorb öffnet und sanft gedehnt wird. Dies ist die gewünschte Arm-Schulter-Ausrichtung bei allen Asanas, die Stützkraft erfordern.

Ziehen die Ellbogen auseinander, bewegt sich der Schulterkopf nach vorne, und die Achselhöhle wird hart – das Schultergelenk ist nicht mehr gut integriert. Daher vermeide diese Bewegung!

Nachdem wir vorbereitend die Ausrichtung der Schulter besprochen haben, kommen wir nun zum eigentlichen Asana. Beginne die Position wie für die *Schulterbrücke* beschrieben. Die Füße stehen aktiv und hüftgelenkbreit unter den Knien. Die Schulterblätter liegen unterstützend am Boden und tragen den Brustkorb. Schiebe die Knie nach vorne, das hebt den Po (die ausführliche Beschreibung s. o.). Platziere die Hände neben deinen Ohren flach auf der Erde, die Fingerspitzen zeigen zu den Füßen. Atme tief ein und schaffe Raum in deinem Rumpf. Zieh die Ellbogen aufeinander zu, als würdest du den Ball greifen, und integriere deine Arme solide im Schultergelenk.

Gib Druck in deine Hände und stell dich wenn möglich kurz auf deinen Kopf, ohne Last oder Druck auf den Kopf zu geben. Atme tief ein, zieh erneut die Schulterblätter zurück (Strandball + integrierte Schultern), spüre, dass du die Oberschenkelinnenseiten weiterhin nach unten rollst, und dann komme ruhig und in guter Verbindung nach oben in die volle Form. Achte darauf, dass die Ellbogen nicht zu den Seiten ausweichen. Die Schulterblätter gleiten nicht zur Seite, das Schambein drückt nicht nach oben und die Po-Muskeln spannen sich nicht übermäßig an. Atme ein in die Körperrückseite, stell dir vor, dass dich wieder eine imaginäre, passend gekrümmte Brötchenhälfte trägt. Dich nach hinten anlehnend, genieße die tiefe Öffnung

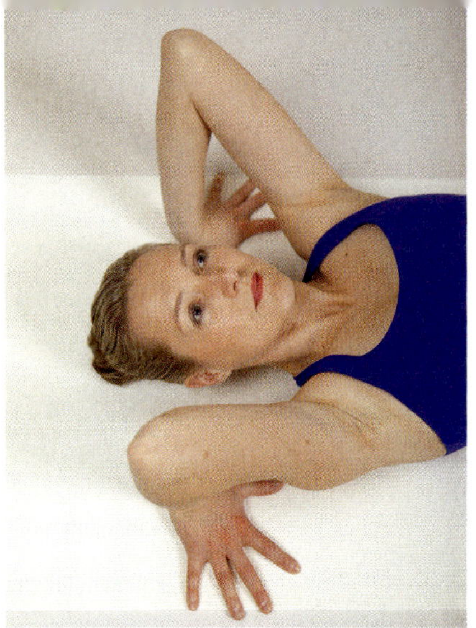

Abb. 126: Beginne die Haltung mit nach außen gedrehten Händen.

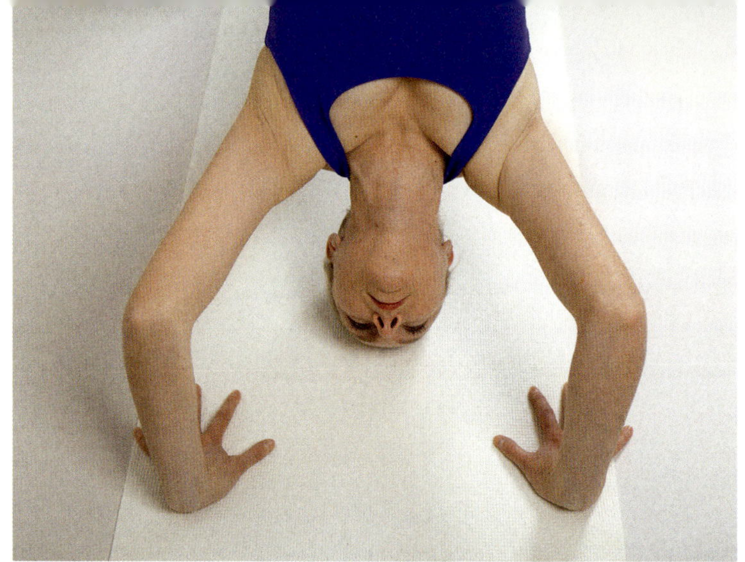

Abb. 127: Stehst du auf dem Kopf, dreh die Fingerspitzen zu den Fersen, bevor du ganz nach oben gehst.

und Weite im Brustkorb – getragen durch die Kraft der Bauchmuskeln und der Beine, in guter Verbindung zur Erde.

Modifikationen

Wie beschrieben, ist es gar nicht so einfach, die Hände bei guter Schulterausrichtung neben die Ohren zu stellen. Falls das nicht möglich ist, gibt es folgende Optionen:

Variante 1: Übe die *Schulterbrücke*. Platziere die Hände neben deinen Ohren und dreh die Finger ein wenig nach außen. Das macht es einfacher, die Hände aufzustellen. Stell dich nun auf den Kopf (ohne Gewicht darauf zu bringen) und dreh nacheinander die Hände korrekt, sodass die Finger zu den Fersen zeigen. Da du ein Stockwerk höher bist, fällt dies leichter. Integriere bewusst die Schulterköpfe im Gelenk (Strandball), bevor du in das volle Asana gehst.

Variante 2: Gehe mit zwei Klötzen an eine Wand (ggf. leg eine rutschfeste Matte unter). Stell die Klötze schräg gegen die Wand und platziere die Hände darauf. Dieser Winkel ist komfortabler für die Schultern und ermöglicht manchen Yogis einen einfacheren Einstieg in die volle Position.

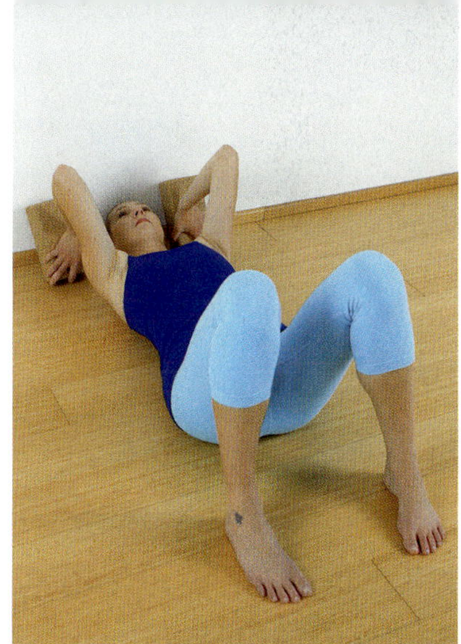

Abb. 128: Auch diese Variation der Handstellung ermöglicht einen einfacheren Einstieg in das Rad.

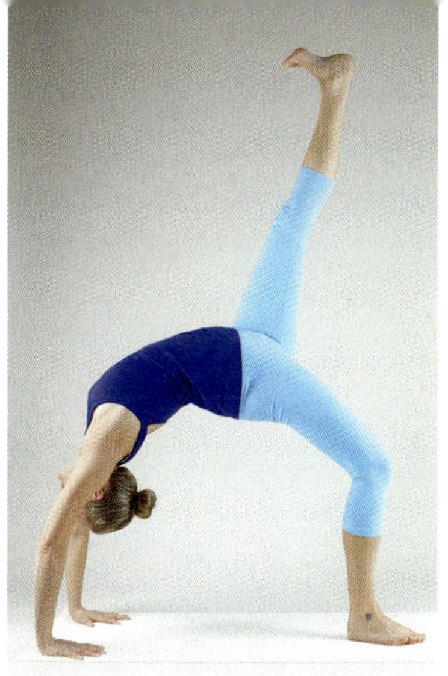

Abb. 129: Die einbeinige Version des Rades.

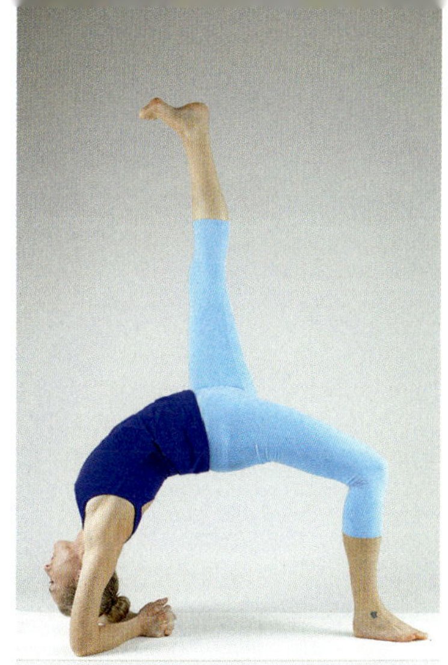

Abb. 130: Eine weiterführende Position für erfahrene Yogis, die Rückbeugen lieben – das Rad auf Unterarmen mit gehobenem Bein.

Eka Pada Urdhva Dhanurasana

eka = eins | pada = Fuß | urdhva = aufwärts | Dhanurasana = der Bogen

Geht man aus dem *Rad* noch einen Schritt weiter, erreicht man die Haltung *Eka Pada Urdhva Dhanurasana*, die einbeinige Variation des *Rades*. Dafür verankere wie hier im Beispiel » Abb. 129 deinen rechten Fuß in der Erde und stell zunächst den linken Fuß auf die Zehenspitzen. Zieh dann dein linkes Knie zu dir heran und strecke als Nächstes das linke Bein nach oben. Die *einbeinige Variation* kann man auch in der einfacheren Variante der *Schulterbrücke* oder in der herausfordernden Variante *Dwi Pada Viparita Dandasana* » Abb. 130 auf den Unterarmen üben.

Hilfestellung für Urdhva Dhanurasana

Als Lehrerin muss man bei den Übenden ganz besonders auf zwei Aspekte achten:

1. die korrekte Einstellung des unteren Rückens, und
2. eine gut integrierte Schulter.

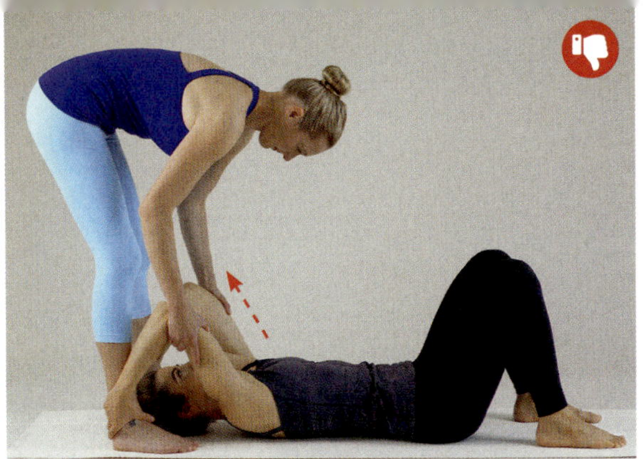

Abb. 131: Hier sind die Schulterblätter nicht integriert, sondern stehen seitlich. Dadurch entsteht Abstand zwischen Erde und Schulterblättern. Erkläre der Teilnehmerin, dass dies die falsche Ausrichtung ist.

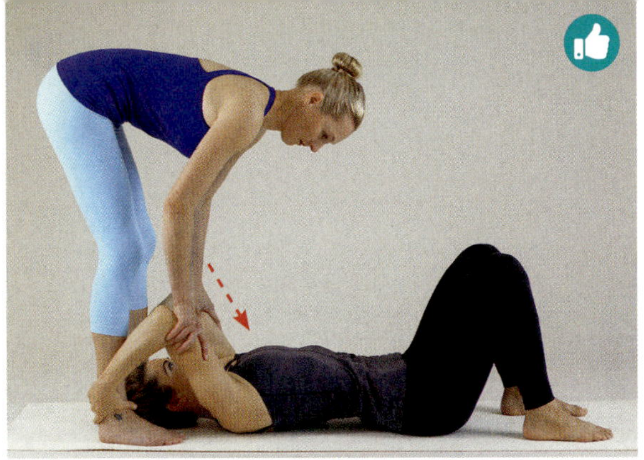

Abb. 132: Schiebe die Ellbogen in Richtung Boden und integriere so den Oberarmkopf der Teilnehmerin. Aus dieser stabilen Basis heraus kann die Brücke aufgebaut werden.

Um ein Bewusstsein für die richtige Bewegung im unteren Rücken zu schaffen, ist es notwendig, vorbereitend die Bewegungsprinzipien der LWS in Verbindung mit der Hüfte und dem Brustkorb zu erläutern und diese Bewegungen in einfacheren Asanas vorbereitend zu üben. Dann sollte es den Teilnehmer*innen gelingen, die richtige Bewegung auch bei der vollen Position des ***Rades*** abzurufen. Der Klotz zwischen den Oberschenkelinnenseiten ist hier wieder hilfreich.

Für die Korrektur der Schulter kannst du folgende Hilfestellung anbieten: Die Teilnehmerin liegt in Rückenlage, während du dich neben ihre Ohren stellst und mit deinen Händen ihre Ellbogen umfasst. Die Teilnehmerin greift deine Sprunggelenke: Ihre Daumen sind an der Innenseite, ihre Finger an der Außenseite deiner Knöchel. Erläutere, dass die Position instabil wird, wenn die Ellbogen nach außen wegklappen. Hier hilft wieder der imaginäre Strandball. Bring die Ellbogen etwa schulterweit und schiebe die Oberarme von den Ellbogen in Richtung Erde, um die Integration des Schulterkopfes in das Schultergelenk zu unterstützen. Diese Ausrichtung der Schulter muss während der gesamten Übung beibehalten werden. Um erfahrbar zu machen, wie unterschiedlich sich ein nicht integriertes Schultergelenk im Gegensatz zu einem optimal integrierten Schultergelenk anfühlt, kannst du nun zur Verdeutlichung der Problematik die Oberarme der Teilnehmerin aus dem Schultergelenk heraus in Richtung Decke ziehen, das wäre die falsche Bewegung » Abb. 131. Schiebe dann die Oberarme über die Ellbogen in die

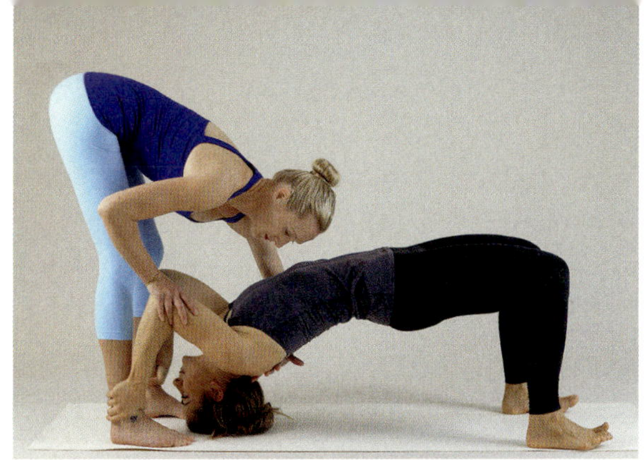

Abb. 133: Diese Hilfestellung unterstützt die Verankerung des Arms im Schultergelenk – was eine Voraussetzung für das sichere Praktizieren dieser Haltung ist.

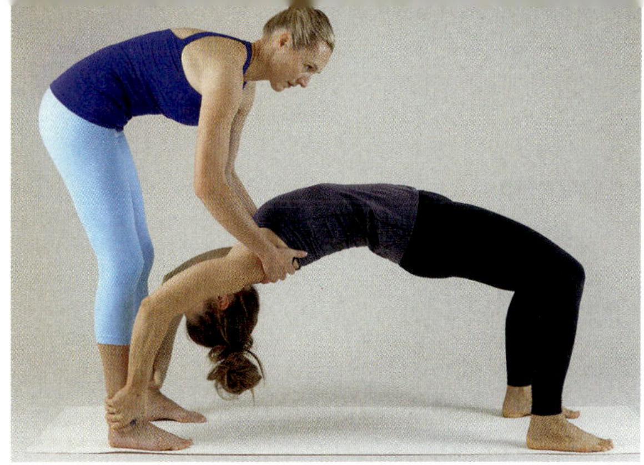

Abb. 134: Deine Hände unterstützen die gewünschte Dynamik und das Gefühl, von der Körperrückseite und den Schulterblättern getragen zu sein.

Erde und integriere dadurch die Schulterblätter, dies ist die richtige Bewegung » Abb. 132. Wiederhole dies einige Male, sodass die Yogini deutlich den Unterschied spürt und sich der immensen Beweglichkeit ihrer Schultergelenke bewusst wird.

Nun drückt die Yogini kraftvoll gegen dein Sprunggelenk und schiebt ihre Hände nach unten (in Richtung deiner Ferse), ihre Knie ziehen nach vorne, das hebt den Po. Als Nächstes kann die Teilnehmerin kurzzeitig den Kopf auf die Erde stellen, ohne Last darauf zu geben, die Arme bleiben aktiv. Unterstütze als Lehrerin weiterhin das aktive Integrieren der Arme in die Schultergelenke » Abb. 133.

Löse deine Hände nacheinander von den Ellbogen und greife um, sodass du die Schulterblätter der Teilnehmerin ein wenig stützen und stabilisieren kannst » Abb. 133 + 134. Du als Helferin beugst deine Knie und schiebst deinen Po leicht nach hinten, damit dein eigener unterer Rücken geschützt ist! **Hebe Teilnehmer*innen nicht in die Form! Entweder jemand kann das Asana aus eigener Kraft erreichen oder eben nicht.** Du achtest lediglich darauf, dass ihre Schultern integriert bleiben, und unterstützt minimal die Schulterblätter. Dadurch schaffst du bei der Praktizierenden das Bewusstsein, dass ihre eigenen Arme die Form tragen.

Dieses Hands-on-Adjustment braucht Erfahrung und sollte nur von ausgebildeten Yoga-Lehrer*innen ausgeführt werden. Ich stelle es dennoch hier vor, da jede und jeder die Vorübung ohne Hilfestellung ausprobieren kann: das Raus-und-rein-Ziehen der Oberarme.

Ich habe diese Übung unzählige Male am Boden liegend wiederholt, bis mein Körper verinnerlicht hatte, wie sich integrierte Schultern anfühlen und was passiert, wenn ich es nicht mache.

Ich möchte dich dazu ermutigen, in jedem Asana an der Stelle innezuhalten, an der du an deine eigenen Grenzen stößt. Gibt man die optimale Ausrichtung auf, indem man Grenzen nicht respektiert, werden Verletzungen wahrscheinlich. Asanas sollen uns ein Gefühl der Freude mit uns selbst und ein tiefes Erfahren unseres So-Seins ermöglichen. Es spielt keine Rolle, ob ich oder du irgendwelche Körperformen beherrschst – unser Wert wird dadurch nicht höher. Wir sind schon ganz und vollkommen, jeder auf seine Weise. Nutze die hier vorgestellten Prinzipien, um deinen Körper zu verstehen, und lerne, ihn gesund zu bewegen. Wenn der Körper bereit ist und dir die Erlaubnis gibt, dann gehe weiter – wenn nicht, bleibe, wo du bist und genieße den Atem und dein Sein in der Entfaltung, die jetzt da ist.

Step-by-step in Kurzform

1. Schaffe ein gutes Fundament.
2. Beckenkippung für eine natürliche Krümmung der Wirbelsäule.
3. Stabilisierung der Wirbelsäule durch Bauchkraft.
4. Oberer Rücken und Nacken.
5. Ausrichtung des Oberkörpers.

Worauf man achten muss!

- Rückbeugen weiten den Brustkorb, und dort geschieht die Bewegung – initiiere die Bewegung weder aus dem unteren Rücken noch aus dem Hals/Nacken.
- Schiebe nicht die Hüfte nach vorne – vermeide ein Hohlkreuz.
- Bewahre Länge entlang der Wirbelsäule, achte insbesondere darauf, dass sich die hinteren Rippen und die Hüfte voneinander wegbewegen.
- Übe Rückbeugen nur mithilfe der Stabilisierung der Rumpfmuskulatur, insbesondere der Bauchmuskulatur.

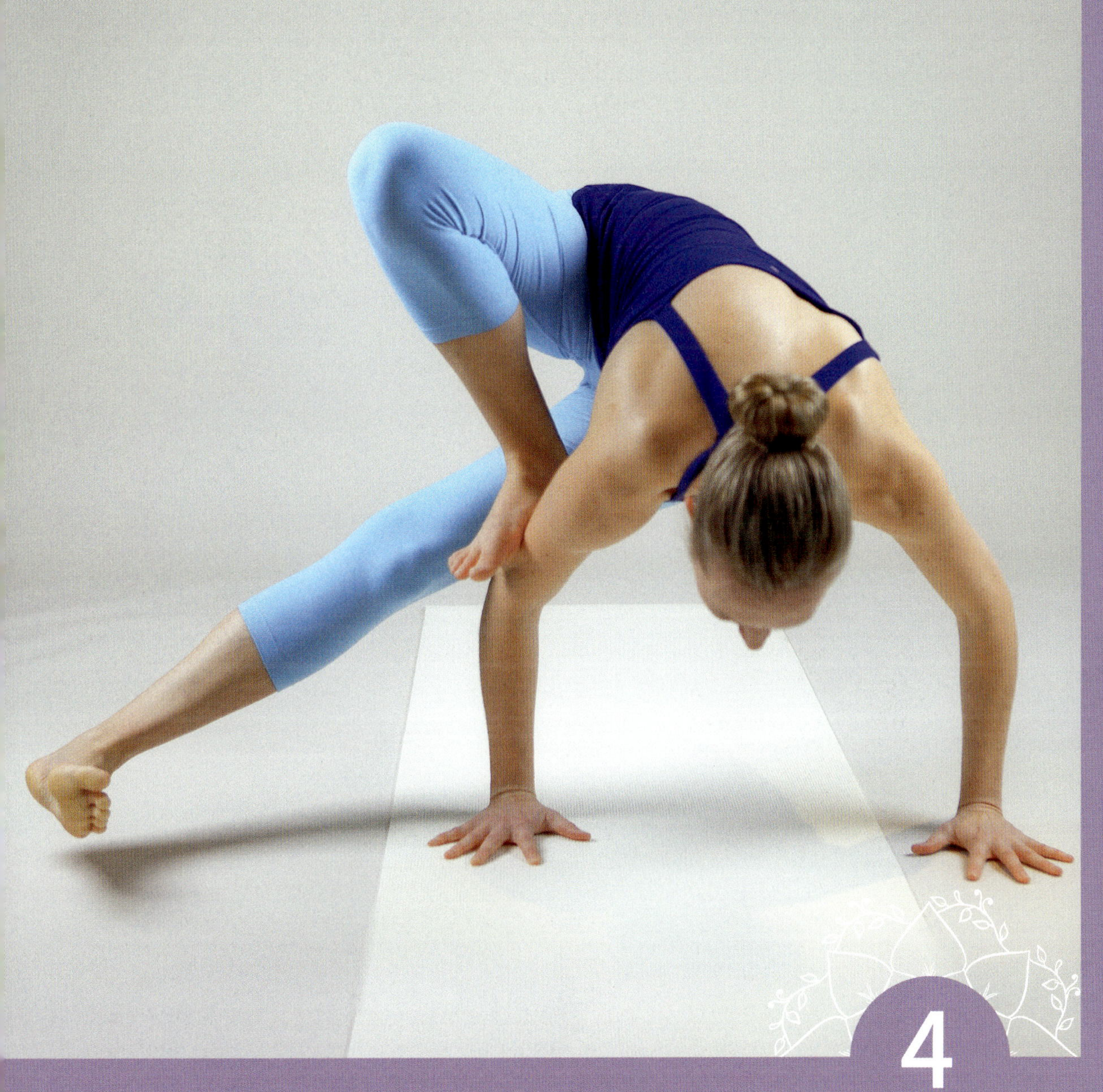

4 Twists

Was sind Twists?

Ein Twist liegt dann vor, wenn sich der Brustkorb dreht und die Hüfte stabil bleibt

Ein Asana ist immer dann ein Twist, wenn sich der Körper über die Längsachse des Körpers (Wirbelsäulenlinie) dreht, während das Becken gerade bleibt. Drehungen und Twists sind nicht dasselbe! Bei Drehungen wird zumeist auch die Hüfte in die jeweilige Seite mitgedreht. Solche Bewegungen kommen im Yoga nicht vor. Bei Twists bleibt das Becken stabil ausgerichtet, und die Wirbelsäule dreht sich etwa ab der Höhe des Bauchnabels aufwärts zur Seite. Der Rumpf wird dadurch regelrecht ausgewrungen, und die inneren Organe erfahren eine Art Massage.

Wie wirken Twists?

Twists entgiften auf allen Ebenen

Tiefe Twists verwringen den physischen Körper regelrecht. Die Übungen können – neben den körperlichen Wirkungen, die nachfolgend beschrieben werden – dabei helfen, innere Anspannungen und festgehaltene Energien abzugeben. Diesen Asana-Positionen spricht man »entgiftende« Wirkung zu, auch aus diesem Grund werden sie häufig bei sogenannten Detox-Stunden eingesetzt. Yoga-Asanas im Allgemeinen und Twists im Besonderen unterstützen uns darin, unverarbeitete Energien zu bewegen, zu transformieren und dadurch zu lösen.

Ähnlich wie in unserem Zuhause verstauben diejenigen Ecken, um die wir uns nicht kümmern. Vielleicht hast du ja auch einen Dachboden, einen Keller oder eine Abstellkammer, in die du Dinge, mit denen du gerade nichts anfangen kannst oder die du für später aufheben möchtest, erst mal hineinstopfst. Tür zu – aus den Augen, aus dem Sinn. Es sind diese Räume, oder manchmal auch Schubladen, die selbst beim Großreinemachen ausgespart werden und die manchmal erst beim nächsten Umzug wieder relevant werden. Was man da nicht alles findet! Was man nicht alles aufgehoben hat. Was man alles besitzt und gar nicht vermisst hat, und was man am besten weiter aufhebt, für später – oder vielleicht doch nicht?

Twists haben mit den Fragen zu tun: Was brauche ich wirklich? Was ist es wert, bewahrt zu werden? Was ist längst überfällig und muss gehen? Diese Fragestellungen konfrontieren uns mit dem Grundbedürfnis des Menschen nach Sicherheit, dem Wunsch nach Kontrolle und Beständigkeit. Und das ganz große Thema, das hinter diesen Fragen steht, lautet: Inwieweit vertraue ich dem Fluss des Lebens, der Schöpfung, der Qualität des Genährtseins, der Fülle, im Sanskrit genannt *purnatva?*

Welche Werte haben wir, welche sind sinnvoll?

Eine nachhaltig beeindruckende Lektion in dieser Thematik erfuhr ich, als meine geliebte Oma verstarb und ich dabei geholfen habe, das Haus auszuräumen, in dem sie über 50 Jahre gewohnt hatte. Sie wurde im Zweiten Weltkrieg geboren und erlebte Armut, Hunger und Mangel. Verständlicherweise prägten diese traumatischen und existenziell bedrohlichen Erfahrungen ihrer Kindheit maßgeblich die Art, wie sie ihr weiteres Leben lebte. Es kam ihr nicht in den Sinn, Dinge wegzuschmeißen, die vielleicht noch irgendeinen Nutzen haben könnten.

Ich möchte deutlich sagen, dass ich kein Freund von »ex und hopp« bin, und gerade in der heutigen Zeit sind Nachhaltigkeit und Ressourcenschonung wesentliche Werte, die der Welt allzu oft fehlen. Meine Oma hingegen war Meisterin darin, Sachen einer zweiten Verwendung zuzuführen, neudeutsch würde man das »Upcycling« nennen. Briefumschläge wurden als Einkaufszettel genutzt, einen Notizblock zu kaufen war vollkommen unnötig. Alte Bettwäsche wurde zu Putzlappen verarbeitet und dadurch aufgebraucht, Kleidung wurde umgenäht und aufgetragen. Jedoch bewahrte meine Oma auch Unmengen an Dingen, die im Kontext der Gegenwart manchmal absurd wirken, und oft war es einfach von allem zu viel. Beispielsweise fand ich einen Koffer mit Handtüchern, die sie zur Aussteuer geschenkt bekommen und in all den Jahren nicht angerührt hatte. Meine Oma hatte sie die ganze Zeit über aufgehoben, da sie zu schade zur Benutzung waren. Als wir die Sachen dann ausräumten, wollte niemand sie haben.

Auch besaß sie einige Kleidungsstücke – für irgendwann einmal, wenn man sich etwas gönnt und sich fein macht –, tatsächlich aber hat sie sich so etwas nie erlaubt. Sie war zu Lebzeiten nicht bereit, diese schon längst nicht mehr passende Kleidung abzugeben. Denn dann hätte sie auch erkennen müssen, dass die mit den Kleidungsstücken symbolisch verbundenen Visionen und Ideen, die nicht gelebt wurden, auch hätten losgelassen werden müssen. Die Kleidung, die noch im Schrank hing, gehörte zu der Idee eines anderen Lebens – eines Leben, das sie vielleicht erträumte, aber nie zu leben gewagt hatte.

Ich will meine Oma ganz sicher nicht beurteilen oder belächeln. Ich schätze sie aus tiefstem Herzen und habe Verständnis dafür, dass sich ihr Leben durch die Prägungen, Werte und speziellen Situationen, in denen sie sich befand, so gestaltet hat, wie es war. Doch beim Ausräumen verstand ich zum ersten Mal, dass wir uns manchmal dafür entscheiden, eher Dinge mitzuschleppen, als uns einer vielleicht schmerzhaften Erkenntnis zu stellen oder uns mit einer schwierigen inneren Thematik auseinanderzusetzen. Manchmal vergraben wir unsere Themen buchstäblich tief im Keller oder in der Schublade, da eine Konfrontation zu unangenehm oder beängstigend erscheint – lieber halten wir die »Büchse der Pandora« verschlossen.

Was möchte ich behalten und was darf gehen?

Die Auseinandersetzung mit sich selbst, die ein Hauptanliegen von Yoga ist, wird uns zwangsläufig dazu auffordern, unsere Werte und Lebenskonzepte zu hinterfragen. Lebe ich meine eigene Wahrheit oder erfülle ich Wünsche und Erwartungen, die von außen an mich gestellt werden? Inwieweit lebe und tue ich Dinge, weil man es halt so macht, oder stelle Situationen nicht infrage, weil alle mitmachen? Es ist ganz und gar nicht einfach, Gegebenheiten infrage zu stellen – besonders dann, wenn sie einem sehr nahe sind. Oft kommt uns gar nicht in den Sinn, dass es auch anders sein könnte. Gerade die familiären und kulturellen Prägungen sind dermaßen tief verwurzelt, dass uns überhaupt nicht auffällt, dass auch diese nur eine Entscheidung für etwas darstellen – und dass es auch andere Optionen gibt.

Manchmal kommen einem Alternativen gar nicht in den Sinn

Vergleichbar mit dem Konzept von **Iccha** (siehe »EINLEITUNG«) müssen wir erst einmal zu dem vorhandenen Potenzial erwachen – erkennen, dass es Handlungsoptionen gibt. Es ist ein Unterschied, ob ich Dinge tue, weil mich ein Muster steuert, wenn ich also meiner Absicht in der Handlung nicht bewusst bin, oder ob ich handele, weil ich mich ganz bewusst dazu ***entscheide***, etwas zu machen, nach klarer Reflexion und Begegnung. Es geht nicht darum, dass ***anders*** besser sei – Werte und Konventionen können durchaus sinnvoll, passend und lebenswert sein. Die Entscheidung ***für*** etwas oder einen Wert ist jedoch ein Akt des Willens, ein bewusstes »Ja«. Ich bin mir meiner Willensbildung und Entscheidung bewusst und treffe eine Wahl. Indem ich Handlungen und Werte hinterfrage, möchte ich mir klar werden, ob etwas (immer noch) Sinn macht. Möchte ich weiterhin Kraft und Energie aufwenden, um etwas zu bewahren und am Leben zu erhalten?

Da sich das Leben und unser Erfahrungsspektrum fortwährend verändert, werden wir auch unsere Ansichten verändern und verfeinern. Hat man jedoch lange an etwas festgehalten, ist das Ausräumen manchmal gar nicht so einfach. Es fühlt sich so an, als müsste man den größten Schrank, der ja übrigens immer schon dort stand, ausräumen und zerlegen. Dies zu schaffen, bedarf einer erheblichen Kraftanstrengung, und wahrscheinlich wird das Möbelstück auch im Nachhinein noch einen Abdruck an der Wand hinterlassen, vermutlich wird noch eine Renovierung nötig sein. Doch ist es nicht angenehm, wenn man entrümpelt hat oder die Wohnung auf den Kopf gestellt hat? Zum einen weiß man sehr viel klarer, was eigentlich im eigenen Zuhause steht. Und zum anderen fühlt man sich auch freier und leichter, wenn es gelungen ist, sich von überflüssigen Dingen zu trennen. Es ist Raum entstanden. Raum, in den wieder etwas anderes einziehen kann, oder der einfach so schön leer und frei bleiben darf. So mühsam Hausputz und innere Begegnung sind – es lohnt sich!

Hausputz ist mühsam und lohnt sich!

Was passiert bei Twists?

Bei der Beschreibung von Twists verwende ich auch den Ausdruck »Drehung«, um die Bewegung zu erläutern. Twists drehen faktisch die Wirbelsäule, dennoch gilt grundsätzlich: Drehbewegungen des ganzen Körpers kommen im Yoga nicht vor.

Bei Twists dreht sich der Oberkörper über die Achse der Wirbelsäule zu einer Seite. Das Becken stellt im weitesten Sinn immer die Basis dar, es wird nie mitgedreht und bleibt stabil und gerade ausgerichtet. Grundsätzlich bleibt die ursprüngliche Grundhaltung des Asanas bewahrt, die Drehbewegung wird *nur* noch hinzugefügt – vom Nabel ausgehend aufwärts. So verändert sich beispielsweise in *Utkatasana* die Grundhaltung der Beine und des Beckens nicht – auch dann nicht, wenn man die gedrehte Variante *Parivritta Utkatasana* übt. Es bleibt ein Stuhlsitz, nur eben mit einer Drehung im Oberkörper, » Abb. 135+136. Wie *Utkatasana* genau geübt wird, wird ab » Abb. 137 erläutert.

Twists bergen ein Verletzungsrisiko – Stabilisierung und Achtsamkeit sind der Schlüssel!

Durch den Twist werden die seitlichen Rumpfmuskeln, die entlang der Wirbelsäule verlaufen, und die inneren Organe massiert und angeregt. Um die Drehung der Wirbelsäule auf gesunde Weise praktizieren zu können, ist es dringend erforderlich, Länge und Stabilität im Rumpf zu schaffen, bevor der Twist beginnt. Nur wenn zwischen den einzelnen Wirbelkörpern Raum geschaffen wird, können sich diese ohne Verletzungsrisiko drehen. Die notwendige Stabilisierung erfolgt insbesondere durch die Bauchmuskulatur.

Bei vielen Twists ist ein Hebeln durch die Arme möglich, dies stellt eine potenzielle Verletzungsgefahr dar. Daher sind die vorherige kraftvolle muskuläre Stabilisierung und das Verständnis für ein maßvolles, verständiges Drehen wichtige Voraussetzungen für die sichere Praxis von Twists.

Wie das geht, stelle ich nachfolgend dar. Schauen wir uns zunächst einmal genauer an, was bei Twists im Körper passiert. Durch die Drehung im Brustkorb zu einer Seite wird die Flanke gedehnt, von der man sich wegbewegt. Die dadurch gestreckte Muskulatur umfasst auch die Atem- und Atemhilfsmuskulatur, weswegen die Praxis dieser Asana-Gruppe eine tiefe und gesunde Atmung unterstützt (und

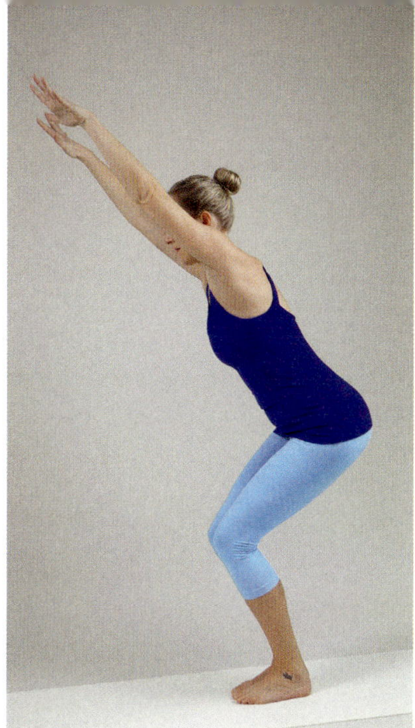

Abb. 135: Die Grundhaltung des Stuhlsitzes bleibt unverändert **(s. Abb. 46)**,

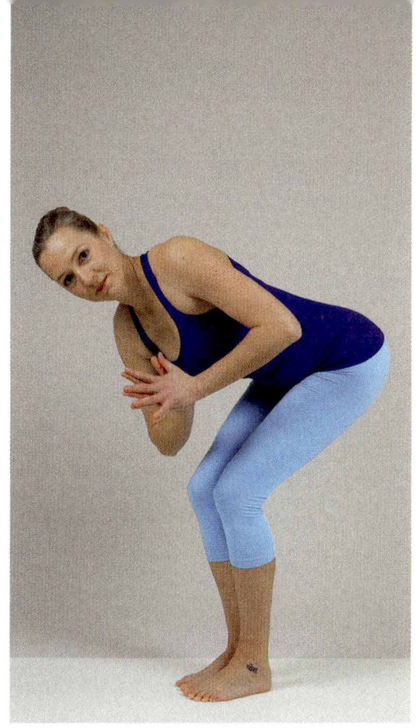

Abb. 136: … auch wenn der Oberkörper zur Seite gedreht wird.

manchmal auch verbessert). Die inneren Organe erfahren durch die Bewegung eine tiefe Massage und werden angeregt. Dasselbe gilt für die Darmmuskulatur, deswegen kann die Praxis von Twists förderlich bei Verdauungsproblemen sein. Im Yoga gibt es den Begriff *apana vayu*, der für die ausleitende Energie im Körper des Menschen steht. Alle Formen der physischen wie auch emotionalen »Ausscheidungen« werden darunter subsumiert. Twists können hilfreich sein, energetisch gehaltene Emotionen ebenso wie auch körperlich festsitzende Themen zu lösen. **Gelingt es, Twists gut ausgerichtet zu praktizieren, kann dies dabei helfen, Schmerzen im Rücken zu reduzieren.** Durch Twists wird die beanspruchte Muskulatur aktiviert, und der Blutfluss und die Versorgung dieser Muskulatur werden angeregt. Auch wird die Versorgung der Bandscheiben mit frischer Nährflüssigkeit und der Abtransport verbrauchter Nährflüssigkeit unterstützt, dies trägt dazu bei, die Bandscheiben gesund zu erhalten. Es lohnt sich also, Übungen aus dieser Asana-Gruppe mit in die alltägliche Yoga-Praxis aufzunehmen – gut ausgerichtet stellen sie eine Wohltat für den Körper dar.

Wie eine gute Ausrichtung erfolgt und welche Muskeln vorab aktiviert werden müssen, schauen wir uns jetzt an.

Die Hüfte stellt die Basis des Twists dar. Weder das Becken noch der untere Bereich der Wirbelsäule sollten mitdrehen, da dies ansonsten zu einer Destabilisierung des ISG führen kann (dieses verbindet die Beckenschaufeln mit dem Kreuzbein). Der Twist beginnt daher ab Höhe des Bauchnabels aufwärts. Bevor die Drehbewegung initiiert wird, muss die Muskulatur aktiviert werden. Auch – und das mag überraschend sein – sollten die Beine kraftvoll arbeiten, um das Asana zusätzlich zu stabilisieren. Durch die Aktivierung der großen und besonders starken Rumpfmuskeln erzeugen wir eine Art Korsett, das den Twist stabilisiert. Die Muskelaktivität verhindert sowohl eine unerwünschte Instabilität im ISG als auch das Gegeneinanderdrehen der Wirbel – die Wirbelsäule wird zu einer kraftvoll gehaltenen Linie, die ab Höhe des Nabels aufwärts twistet.

Besonderes Augenmerk gilt dem Übergang der LWS zur BWS. Wie im Kapitel »Tadasana – Anatomie« dargestellt, haben die Wirbel im Lendenbereich keinerlei knöcherne Verbindung, während die BWS in Verbindung mit den Rippen steht und daher deutlich weniger beweglich ist. Außerdem wechselt die Wirbelsäule zwischen diesen beiden Abschnitten die Krümmungsrichtung, sie ist hier also empfindlicher. Insbesondere durch ambitionierte und unachtsame Hebelkraft der Arme kann die Yogini Scherkräfte auf die Wirbelsäule ausüben und die LWS gegen die BWS drehen. Dies kann zu ernsthaften Verletzungen an den Rippenwirbelgelenken (Übergang Rippe zu Wirbelkörper) oder an den Wirbelkörpern (Facettengelenke) führen. Um dies zu verhindern, ist eine **aktive** Bauchdecke maßgeblich.

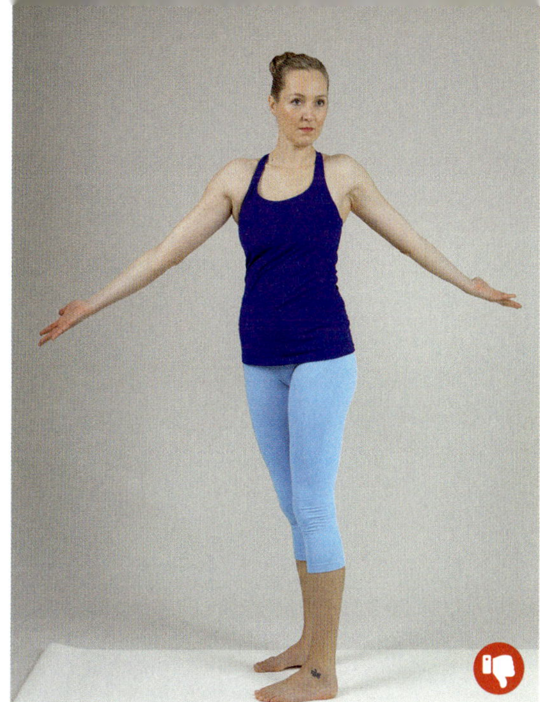

Abb. 137: Dieses Bild zeigt eine Bewegung, die es im Yoga nicht gibt – hier dreht der ganze Körper mit. Dies kann schädlich für die Knie und für den Rücken sein.

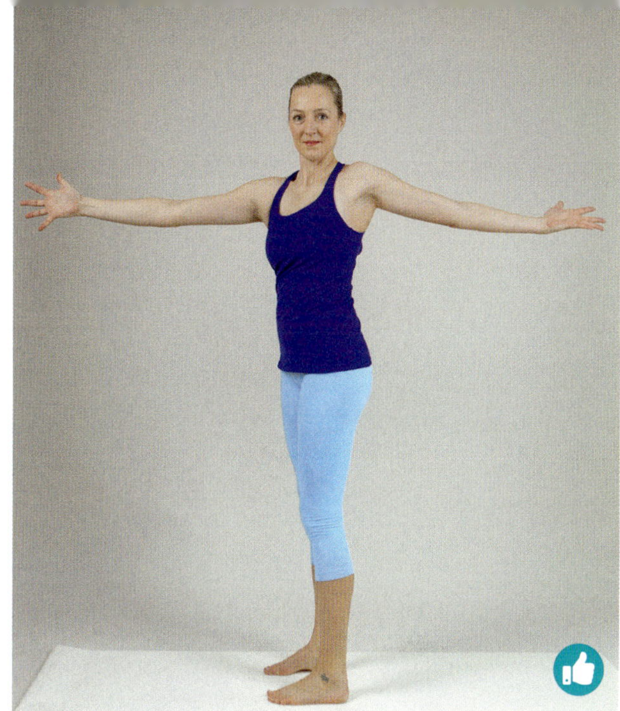

Abb. 138: Dies ist ein Twist – hier bleibt die Hüfte gerade, und der Rumpf dreht sich ab dem Nabel aufwärts zur Seite.

Wie gelingt es, mit guter muskulärer Verbindung zu twisten?

Das Prinzip von Twists ist wieder am besten zu verstehen, wenn wir es einfach zur ***Berghaltung Tadasana*** addieren. Schauen wir uns zunächst die Basis an: Stell dich hüftgelenkbreit auf deine Matte und dreh dich ausatmend nach links. Bemerkst du, dass sich deine rechte Hüfte nach vorne in die Drehbewegung mitbewegen will? » Abb. 137. Komme zurück in die Ausgangsposition ***Tadasana***. Achte besonders auf die gerade Ausrichtung deiner Hüftknochen und darauf, dass die Hüfte bei der Bewegung ***nicht*** mitdreht. Twiste nun ausatmend nach links, sehr achtsam. Schiebe dabei absichtlich die rechte Hüfte etwas nach hinten, sodass sie in einer Linie mit der linken Seite bleibt » Abb. 138. Spürst du, dass der Twist alleine durch die Bewahrung und Verstärkung der Basis tiefer wird?

Bis hierher habe ich erläutert, wie man die Basis bewahrt. Schauen wir uns nun an, wie es gelingen kann, die Rumpfmuskulatur zu aktivieren und den Twist dadurch noch mehr zu vertiefen. Wir beginnen wieder in *Tadasana*. Drück aktiv die Beine in die Erde und halte die Hüfte gerade. Senke den Kopf und schaue zu deinem Brustkorb. Atme tief in deinen gesamten Körper, insbesondere in die Körperrückseite ein und nimm wahr, dass das Senken des Blicks die vorderen Rippen ein wenig zu den hinteren Rippen bewegt und dadurch die Bauchmuskeln besser aktiviert werden können. Atme noch weiter expandierend in deinen inneren Raum ein und wachse entlang der Achse der Wirbelsäule in die Länge. Strecke auch die Flanken und weite sogar den Raum zwischen den einzelnen Rippenbögen. Stell dir vor, dass du dich an einen Widerstand an deiner Körperrückseite anlehnst. Diese Verbindung und auch die Bauchkraft bewahrend, twiste tiefer. Wenn du an der Drehgrenze in deinem Rumpf angekommen bist, hebe den Kopf, die Augen auf die Höhe des Horizonts gerichtet. Der Kopf kann in einer Linie mit dem Brustbein bleiben oder auch *sanft* in die gedrehte Richtung schauen. Sei achtsam, zerre nicht an deinem Kopf, sondern bewege ihn einfach nur mit. Spürst du den Unterschied in der Qualität des Twists? Du hast Länge und Stabilität geschaffen, *bevor* du getwistet hast, und die Basis, also das Becken, wurde stabil gehalten. Du müsstest dich nun wie ausgewrungen fühlen.

In der Besprechung der einzelnen Asanas erläutere ich vertiefend, wie in den jeweiligen Formen gute Rumpfstabilität geschaffen werden kann.

Praxis-Tipp Ein wichtiges Detail bei Twists ist die Drehung des Kopfes. Stehe oder sitze aufrecht. Tue nichts anderes, dreh nur den Kopf zu einer Seite » Abb. 139. Fühlt es sich nicht doch so an, als würdest du twisten? De facto aber hast du nur die HWS und den Kopf gedreht und den Rumpf gar nicht bewegt.

Häufig nehmen Yogis erst einmal gar nicht wahr, dass sie nicht wirklich twisten, sondern nur den Kopf drehen. Ein Twist geschieht auf natürliche Weise entlang der Achse der Wirbelsäule und daher auch in der HWS. Jedoch neigen Yogis dazu, zu ambitioniert (und zumeist auch als Erstes) den Kopf zu drehen. Oder sie versuchen den

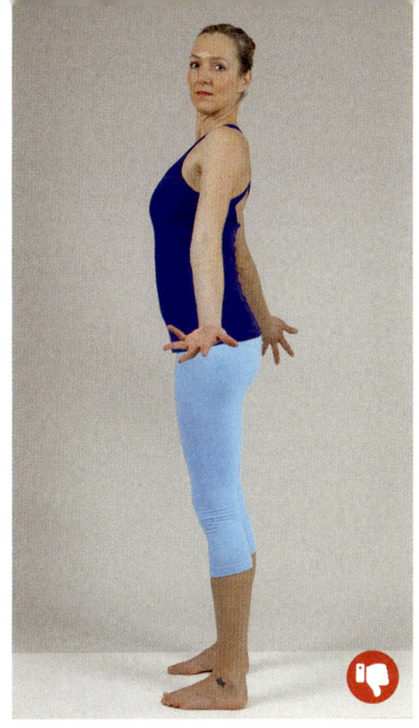

Abb. 139: Die hier abgebildete Form mag sich wie ein Twist anfühlen, jedoch hat sich nur der Kopf gedreht.

Twist zu vertiefen, indem sie massiv den Kopf bewegen. Diese Bewegung aus der HWS vertieft die Rumpfbewegung keineswegs, sie kann allerdings sehr gefährlich sein. Da dieser Abschnitt der Wirbelsäule sehr beweglich ist und die Wirbel hier recht klein sind, kann mit zu viel Kraft schnell ein unangenehmes Gefühl und sogar eine Schädigung entstehen. Dies darf nicht geschehen!

Gemäß dem Grundsatz, dass ein Asana von unten nach oben aufgebaut werden muss, habe ich mir in meiner eigenen Praxis und im Unterricht angewöhnt, den Kopf erst ganz zum Schluss zu adressieren. Erst wenn der Twist aus dem Rumpf erarbeitet ist, folgt der Kopf, oder er bleibt einfach in einer Linie mit dem Brustbein – insbesondere dann, wenn der Nacken empfindlich ist.

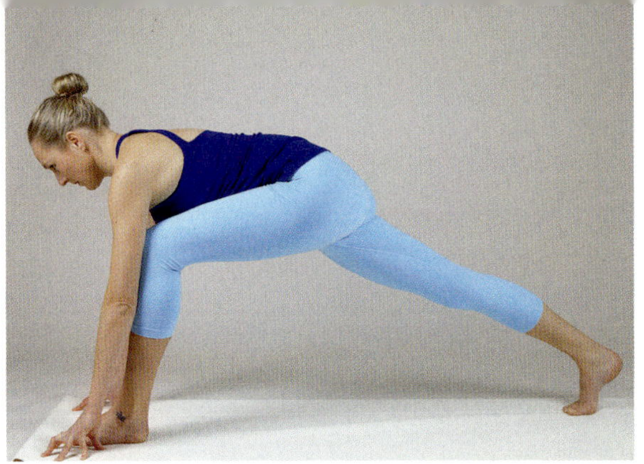

Abb. 140: Hoher Ausfallschritt mit den Fingerspitzen am Boden, die Bauchdecke und die hintere Leiste heben sich, das vordere Knie steht gerade über der Ferse.

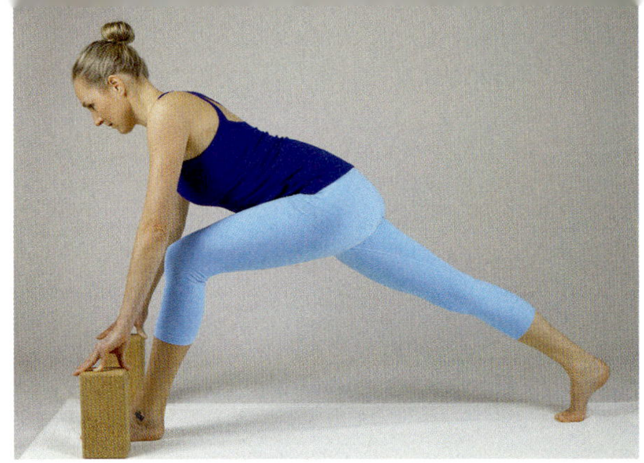

Abb. 141: Wird der Rücken dabei rund, stell Klötze unter die Hände, um eine lang gestreckte Wirbelsäule zu ermöglichen.

Wie praktiziert man Twists?

Parivritta Anjaneyasana

parivritta = gedreht | anjaneya = anderer Name für Hanuman

Anhand des gedrehten Ausfallschritts schauen wir uns nun konkret an, wie die Ausrichtung von Twists im Detail funktioniert.

1. Das Fundament des Asanas

Wie eben beschrieben, wird zu einem bereits bestehenden Asana eine Drehbewegung hinzugefügt, das macht die Form dann zu einem Twist. Daher beschreibe ich zunächst den einfachen Ausfallschritt. Nimm dein rechtes Bein weit nach hinten zurück. Die Füße sind hüftgelenkbreit. Der Schritt ist so groß, dass dein vorderes Knie und die Ferse in einer Linie stehen und bei deinem hinteren Bein der Vorderfuß aufgestellt ist und die Ferse in der Luft schwebt » Abb. 140.

Platziere deine Hände auf den Fingerspitzen in einer Linie außen schulterweit unter den Schultergelenken. Solltest du im oberen Rücken rund werden, stell die Hände auf Klötze. Drück aktiv die Beine in die Erde und zieh sie isometrisch aufeinander zu. Infolgedessen zieht die rechte Hüfte nach vorne und die linke zurück. Die Hüftknochen sind nun in einer Linie zum vorderen Mattenrand gerade ausgerichtet. Auch hebt sich die Hüfte ein wenig mehr nach oben,

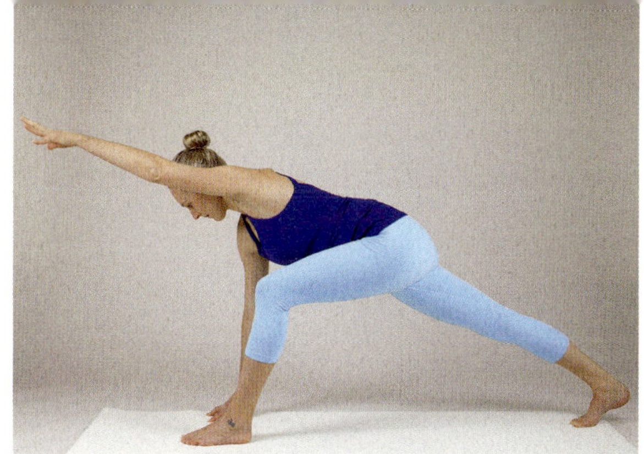

Abb. 142: Ausfallschritt mit nach vorne gestrecktem Arm, dies hilft dabei, noch einmal Länge zu schaffen, bevor der Twist hinzukommt.

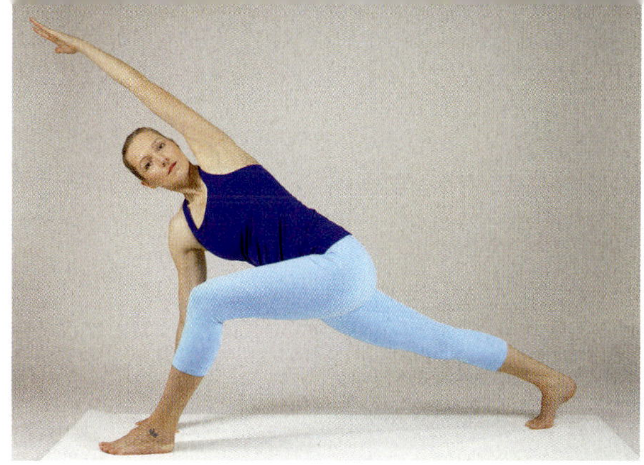

Abb. 143: Hier dreht sich der Oberkörper ab dem Nabel aufwärts zur Seite.

der Druck in der vorderen Leiste verschwindet, und die Haltung wird stabiler und kraftvoller » Abb. 141.

2. Die Beckenkippung

Rolle die Oberschenkelinnenseite des rechten Beins nach hinten/oben und hebe die Leiste weiterhin aktiv weg von der Erde. Ein Dehnungsgefühl in der rechten vorderen Leiste ist nicht wünschenswert, sacke daher nicht nach unten ein. Bleibe kraftvoll in Beinen und Bauch. Lass dir Zeit, überprüfe, ob der Rücken lang gestreckt ist, wenn nicht, dann stell die Hände auf die Klötze. Zieh die Beine weiter aufeinander zu und rolle die vordere Pobacke unter.

3. Bauchdecke und mittlerer Rücken

Aktiviere den Bauch, indem du versuchst, die Bauchdecke von deinem vorderen, linken Oberschenkel weg zu heben, um den größtmöglichen Abstand zwischen Bein und Rumpf zu schaffen. Bewege die vorderen Rippen zu den hinteren Rippen und atme in den Raum deines Körpers ein.

Bewahre die Ausrichtung der Hüfte und des unteren Rückens und verlängere zur Krone des Kopfes. Stell dir wieder vor, dass ein Brett auf deinem Rücken liegt, gegen das du expandierst, atmest und dich anlehnst.

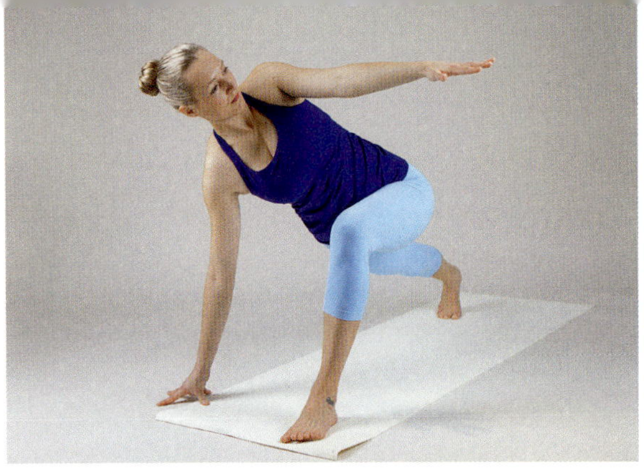

Abb. 144: Zieh von den Fingerspitzen den Arm zurück ins Schultergelenk. Bewahre dies auch dann, wenn du in der Folge den Arm hebst.

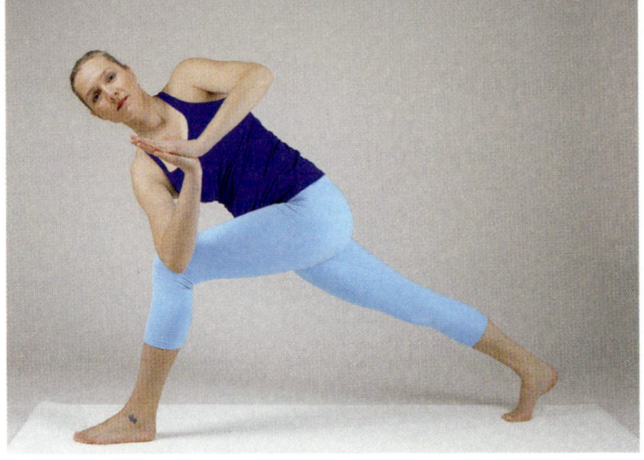

Abb. 145: Hände in Anjali Mudra – der untere Ellbogen drückt sanft gegen das Knie.

4. Oberer Rücken, Schultergürtel und Nacken

Atme tief in deinen Rumpf ein und schaffe dadurch Raum und innere Weite. Zieh die Schulterköpfe zu den Ohren, schaffe dadurch Länge und bewege sie dann nach hinten, sodass sich die Schulterblätter an den Rücken anlegen können. Zieh die Schulterblattspitzen sanft aufeinander zu, so entsteht eine muskuläre Verbindung an der Körperrückseite. Expandiere weiterhin gegen den imaginären Widerstand an deiner Körperrückseite, lehne sogar den Hinterkopf an dieses Brett an – es ist ein Gefühl, als würdest du über die Linie des Gaumens zum Hinterkopf ziehen. Bewahre die natürliche Ausrichtung der HWS, indem du den Kopf einfach in seiner normalen Ausrichtung lässt – schaue vor dich auf den Boden » Abb. 142.

Dies waren die Erläuterungen für den *Ausfallschritt* – nun folgt das, was für den Twist ergänzt werden muss.

5. Twist

Nimm noch einmal bewusst die Ausrichtung deiner Hüfte wahr. Achte darauf, dass du die rechte Hüfte nicht fallen lässt, wenn du damit beginnst, den Rumpf zu drehen. Atme fortwährend in die Körperrückseite und insbesondere in die rechte lange Flanke, Hüfte und Oberschenkelrückseite, um einer möglichen Fehlstellung direkt entgegenzutreten.

Strecke den linken Arm diagonal nach vorne, schaue immer noch zum Boden. Atme dich noch einmal größer und länger, indem du dich zwischen der Hüfte und den Schultern streckst, und hebe kraftvoll die Bauchdecke von deinem Oberschenkel weg. Beginne damit, über die Achse der Wirbelsäule nach links zu drehen.

Bewege den Oberkörper *nicht* nach links zum vorderen Oberschenkel, sondern schaffe Abstand zwischen dem vorderen Oberschenkel und dem Bauch (Bauchaktivität) und lehne dich kraftvoll mit der gesamten Körperrückseite an einem imaginären Widerstand an. Halte weiterhin die Hüfte gerade, den unteren Rücken stabil, und twiste den Oberkörper (nicht den Kopf) nach links. Nimmst du wahr, dass du dazu neigst, die rechte Hüfte nach unten fallen zu lassen, um vermeintlich den Twist zu vertiefen – erlaube das nicht. Wenn das Becken mitgeht, findet die Auswring-Aktion nicht statt. Bewahre daher die gerade und muskulär stabil gehaltene Hüfte und versuche dennoch ausatmend tiefer zu drehen. Beide Schulterblätter bleiben am Rücken angeschmiegt. Wahrscheinlich nimmst du wahr, dass du auch dazu neigst, die untere Schulter zum vorderen Bein zu bewegen – vermeide das, der Rücken bildet eine gerade Linie » Abb. 143.

Praxis-Tipp **Kleine Detailarbeit für den Oberkörper und die Schultern** – Strecke den oberen Arm diagonal nach links. Stell dir vor, dass diese Hand gegen einen Widerstand nach unten drückt, und zieh den Oberarmkopf in deinen Körper zurück, sodass das Schultergelenk gut integriert ist » Abb. 145. Atme in den Raum zwischen den Schulterblattspitzen, zieh diese aufeinander zu, lehne dich noch einmal nach hinten gegen den imaginären Widerstand an deiner Körperrückseite und

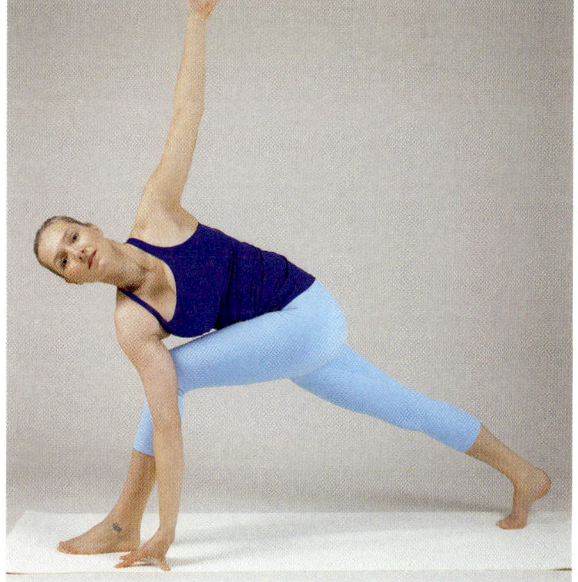

Abb. 146: Streckt man die Arme, muss man besonders darauf achten, nicht zu hebeln und das hintere Bein nicht sinken zu lassen.

twiste tiefer. Bewahre den oberen Arm gut integriert und dreh nun aus deinem Herzen öffnend zur Seite auf. Mache diese Bewegung achtsam und halte inne, solltest du die Integrität des Oberarmes verlieren. Möglicherweise kannst du dich so weit drehen, dass die Hände, Schultern und Oberkörper in einer Linie stehen. Lehne auch hier den Hinterkopf an den imaginären Widerstand und richte vielleicht noch den Blick und den Kopf sanft nach oben.

Dies ist die erste Stufe vom gedrehten Ausfallschritt. Man kann den Twist vertiefen, indem man den rechten Ellbogen auf das vordere Knie bringt » Abb. 145. Noch tiefer wird der Twist, wenn beide Arme gestreckt werden, der untere Arm steht an der Außenseite des vorderen Beines » Abb. 146. Die Prinzipien der Bewegung und die zu erwartenden Fehler bleiben genau gleich.

Bis hier haben wir die Grunddynamiken der Twists betrachtet und die generell zu erwartenden Probleme diskutiert. Steifere Menschen haben zumeist auch weniger bewegliche Wirbelsäulen, weswegen Twists – zumindest zu Beginn – nicht so tief geübt werden können. Bei allen Yogis ist ein zu ambitioniertes Drehen oder sogar Hebeln mit den Armen zu vermeiden. Es ist oftmals sogar zielführender, auf die Unterstützung durch die Arme zu verzichten. Dies erfordert eine erheblich bewusstere Arbeit im Rumpf und hilft dabei zu verstehen, wie kraftvoll das Asana stabilisiert werden muss. Das schauen wir uns nachfolgend in der Besprechung der Asanas im Detail an.

Welche Asanas gibt es sonst noch?

Ein Asana, das der Ausgangshaltung ***Tadasana*** sehr ähnlich ist, ist der ***gedrehte Stuhlsitz***. Aus ***Utkatasana*** heraus addiert man die Drehung des Oberkörpers. Wie immer gilt, dass die Grundausrichtung bewahrt bleibt.

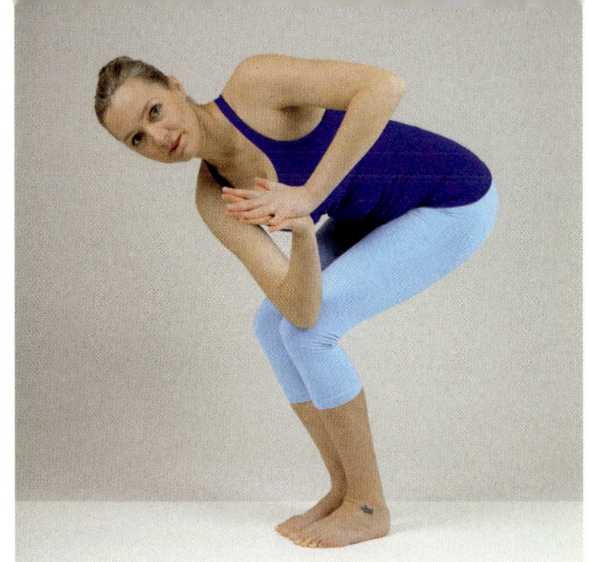

Abb. 147: Der gedrehte Stuhlsitz, hier mit den Händen in Anjali Mudra und einem aufgestützten Ellbogen.

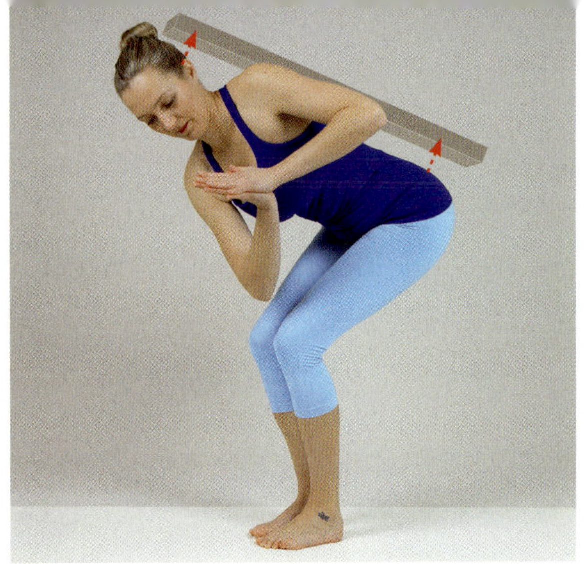

Abb. 148: Twiste bewusst und langsam zur Seite und kontrolliere die Stellung der Knie – diese sollten in einer Linie bleiben.

Parivritta Utkatasana

parivritta = gedreht | utkata = kraftvoll

Für die meisten Yoga-Übungen bevorzuge ich einen hüftweiten Stand. An dieser Stelle jedoch kann ein engerer Stand dabei helfen, die zu erwartende Fehlausrichtung in den Beinen und in der Hüfte zu vermindern. Schauen wir uns an, warum.

Im aufrechten Stand platziere die Füße so, dass die Ballen der dicken Zehen und die Innenseiten der Knie einander berühren. Richte dich in *Tadasana* ein (siehe Kapitel »Tadasana«). Bringe die Hände in »Gebetshaltung« *(Anjali Mudra)* vor deinem Herzen zusammen.

Es ist außerordentlich wichtig, bei Twists die Wirbelsäule lang gestreckt zu lassen. Atme dich daher noch einmal besonders achtsam in die Länge, beuge ausatmend die Knie und schiebe den Po zurück. Verlagere das Gewicht nach hinten, das entlastet die Knie. Rolle die Oberschenkelinnenseiten nach hinten und weite die Sitzknochen, bis diese wieder gerade nach hinten blicken (siehe »Kapitel Vorbeugen, Smileys«). Stabilisiere den Körper, indem du die Bauchdecke kraftvoll von den Beinen weghebst, und verlängere den Oberkörper, indem du dein Brustbein gegen die Daumen hebst. Die Schulterblätter liegen weiterhin am Rücken an, und die Schulterblattspitzen ziehen aufeinander zu.

Drück die Füße aktiv in die Erde, verstärke die Kraft deiner Beine, indem du diese gegeneinanderdrückst. Wenn möglich, bring den Po noch weiter nach hinten und verlängere erneut den Brustkorb von den Hüften weg nach vorne, um die Flanken und die Wirbelsäule so lang wie möglich zu strecken. Lehne dich wieder mit deiner gesamten Oberkörperrückseite und dem Hinterkopf an das imaginäre Brett an. Befeuere noch einmal zusätzlich deine Bauchkraft, indem du die Bauchdecke kraftvoll von den Beinen weghebst. Dies schafft mehr Weite in deinem mittleren Rücken und aktiviert die Rumpfstabilität.

Bisher habe ich ***Utkatasana*** mit der Variante der Hände in ***Anjali Mudra*** erläutert. Bringen wir nun den Twist dazu. Bevor wir dahin gehen, möchte ich erklären, welche Fehler hier zu erwarten sind. Kenne ich die Fehler, kann ich ihnen schon im Vorfeld begegnen. Häufig auftretende Misalignments bei Twists sind: Die rechte Hüfte und der rechte untere Rücken sinken nach unten, das rechte Knie schiebt nach vorne, die rechte Schulter und der gesamten Brustkorb bewegen sich nach links, infolgedessen gleitet das rechte Schulterblatt an die Flanke. Betrachten wir also nun, wie man diesen Fehlstellungen begegnen kann.

Als Hilfsmittel benötigen wir erneut das imaginäre Brett auf unserem Rücken. Lehne dich fortwährend daran an und unterstütze diese Bewegung, indem du in die Körperrückseite atmest und expandierst. Zieh die rechte Hüfte nach hinten und atme in den rechten unteren Rücken ein, vermeide so das Absinken des Rückens und ein Verschieben der Knie. Schau gerne zu deinen Knien und vergewissere dich, dass sie weiterhin in einer geraden Linie stehen und die Sitzknochen gleichmäßig nach hinten ziehen. Beginne ausatmend den Twist nach links. Dein imaginäres Brett auf deinem Rücken folgt deiner Bewegung und lehnt nun seitlich an deinem Rücken. Einatmend expandiere noch einmal entlang der Wirbelsäule – schiebe den Po nach hinten und den Brustkorb nach vorne, hebe weiterhin die Bauchdecke und twiste tiefer. Spürst du, wie kraftvoll der Twist ist, wenn du die Hände vor deinem Herzen bewahrst und darauf verzichtest, den rechten Ellbogen auf dein Bein abzustellen? » Abb. 148.

Wenn es dir gelingt, das rechte Schulterblatt am Rücken zu behalten und die Schulterblattspitzen aufeinander zuzubewegen, kannst du den rechten Ellbogen an die Außenseite des linken Knies (oder darauf) stellen. Drück diesen sanft gegen das Knie und hebe erneut die Bauchdecke von den Oberschenkeln weg, um die nun entstehende minimale Hebelwirkung der Arme durch noch mehr stabilisierende Rumpfkraft auszugleichen » Abb. 147. Twiste den Oberkörper, die Ausrichtung bewahrend, so weit, wie es dein Körper dir erlaubt. Der Blick kann seitlich ausgerichtet verweilen, und nur wenn es keinerlei Unwohlsein erzeugt, schau als letzte Bewegung nach oben.

Alternativ kannst du auch die Arme zu beiden Seiten strecken, solange es gelingt, das korrekte Alignment im Schultergürtel zu bewahren.

Parivritta Prasarita Parsvottanasana

parivritta = gedreht | prasarita = gespreizt | pada = Bein, Fuß

Beginne die Übung in der ***gegrätschten Vorbeuge*** wie im Kapitel Vorbeugen erläutert. Stell den Oberkörper parallel zur Erde mit geradem Rücken ein. Platziere die Fingerspitzen der rechten Hand mittig unter deinem Gesicht, ggf. auf einem Klotz. Bringe die linke Hand mit der Handfläche auf dein Kreuzbein und spüre, dass dein Becken gerade ausgerichtet ist. Aktiviere die Bauchdecke und beginne, wieder mit dem

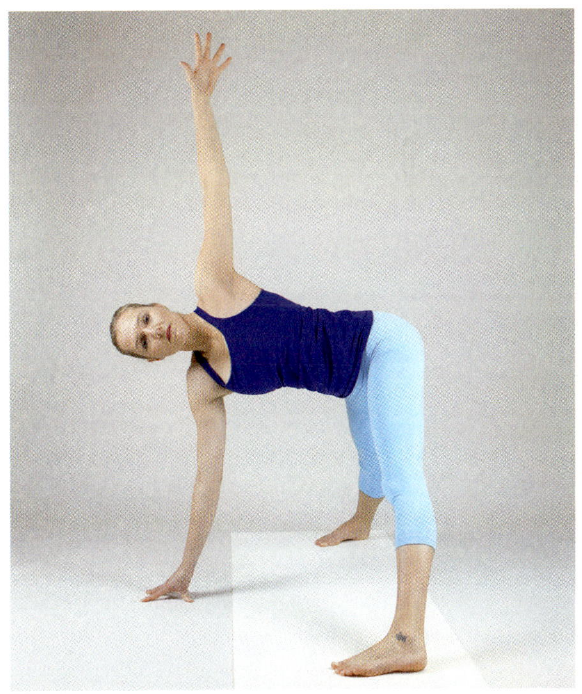

Abb. 149: Der gedrehte Grätschstand mit Twist – der untere Rücken bleibt so gerade, dass man theoretisch eine Tasse darauf abstellen könnte, ohne dass der Kaffee darin herausschwappt.

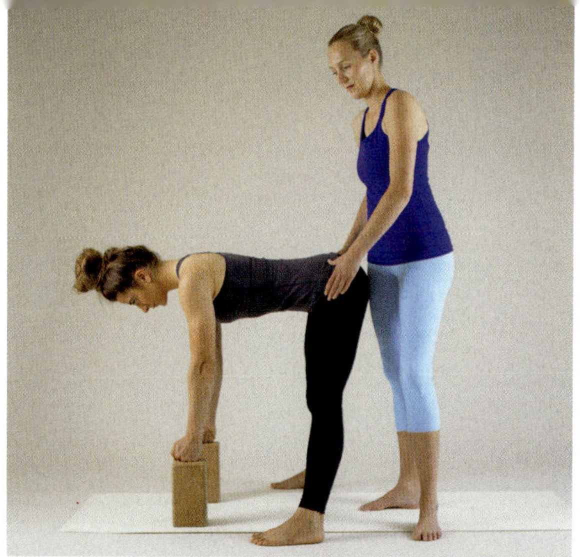

Abb. 150: Als Lehrerin kippe das Becken deiner Teilnehmerin, sodass die Sitzknochen/Smileys gerade nach hinten schauen.

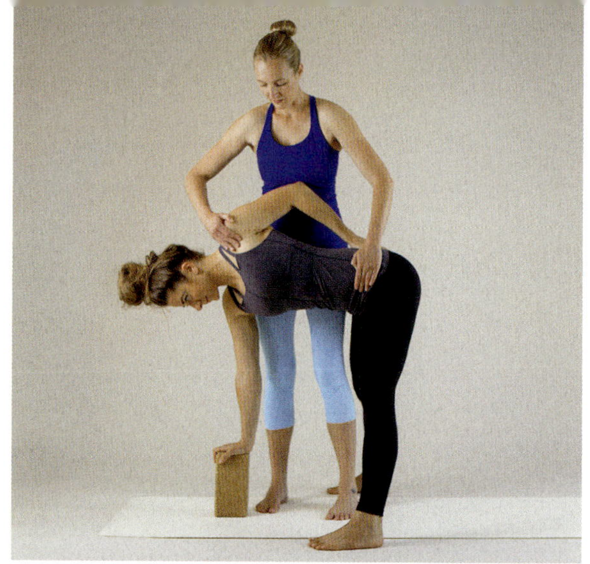

Abb. 151: Du stehst nun seitlich neben deiner Teilnehmerin und kannst ihren Oberkörper so stabilisieren, dass sich dieser bei einer weiteren Öffnung nach hinten an dich anlehnen kann. Verlängere ihre Flanke, bevor der Twist beginnt.

Gefühl des Angelehntseins – ab dem Nabel aufwärts nach links zu twisten. Die Hand auf deinem Kreuzbein unterstützt dich darin, zu spüren, dass du die rechte Hüfte nicht mitdrehst.

Zieh beide Schulterköpfe zurück und die Schulterblattspitzen sanft aufeinander zu und dreh dich mit Unterstützung durch die Körperrückseite weiter. Wenn du willst, hebe den Arm nach oben und dreh den Kopf nach links. Ich verzichte darauf, nach oben zu schauen, da dies zumeist zu Fehlhaltungen im Nacken führt » Abb. 149.

Hilfestellungen für Parivritta Prasarita Padottanasana

Das Adjustment für den gegrätschten Stand mit Vorbeuge und Twist besteht aus drei Komponenten:

1. Ausrichtung der Beine und Hüfte.
2. Unterstützung bei der Einstellung des mittleren Rückens und bei der Aktivierung der Bauchdecke.
3. Korrektur der Schultern.

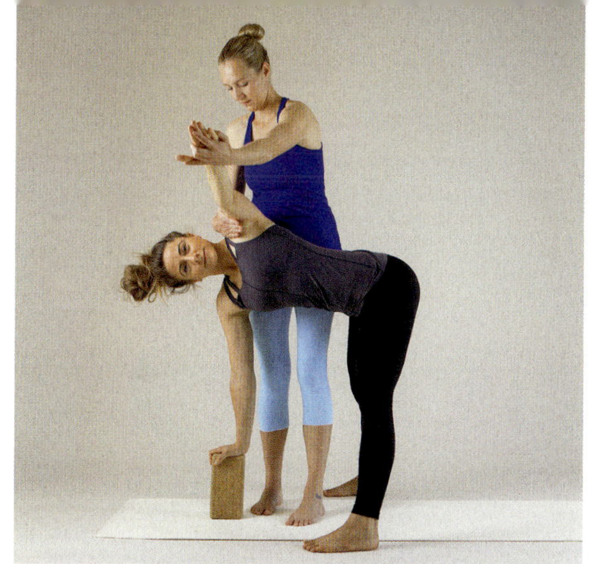

Abb. 152: Zieh den Arm zu dir ran, sodass dieser perfekt im Schultergelenk integriert ist.

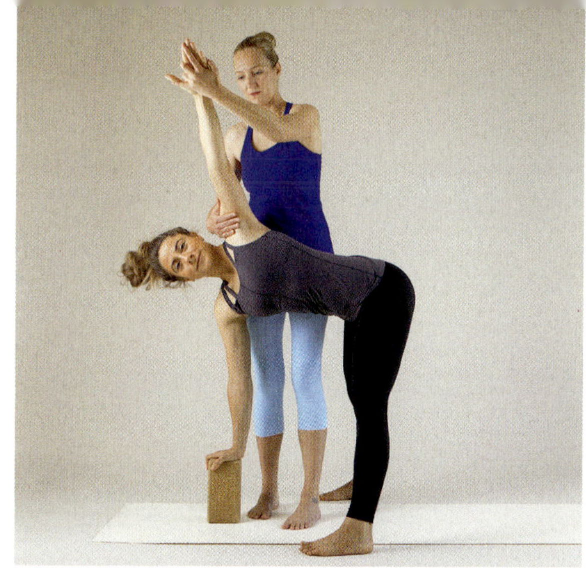

Abb. 153: Bring den integrierten Arm deiner Teilnehmerin nach oben, sodass beide Arme, Schultern und Oberkörper in einer Linie stehen.

Hier gibt es mehrere Möglichkeiten der Hilfestellung. Ein Asana baut sich nämlich nicht nur von unten nach oben auf, sondern wird (falls nötig) auch von unten nach oben korrigiert. Es wäre wenig zielführend, am oberen Ende des Asanas eine Korrektur vorzunehmen, wenn die Basis der Form schlecht ausgerichtet ist. Beobachte deine Teilnehmer, ob alle drei Adjustments nötig sind. Möglicherweise kannst du auf die erste Hilfestellung verzichten, sollte die Basis des Asanas bereits korrekt eingestellt sein.

Ausrichtung der Beine und Hüfte

Wie im Kapitel »Vorbeugen« erläutert, muss auf die korrekte Beckenkippung geachtet werden. Die Hilfestellung funktioniert hier genauso. Stell dich hinter die Teilnehmerin und kippe manuell das Becken, sodass die Sitzknochen parallel nach hinten zeigen. Ist dies bei gestreckten Beinen nicht möglich, muss die Yogini die Knie beugen und/oder Klötze nutzen » Abb. 150.

Unterstützung für den mittleren Rücken und die Aktivierung der Bauchdecke

Stell dich nun seitlich rechts neben die Teilnehmerin, sodass dein Bein bzw. deine Hüfte Kontakt zu ihrem Rücken auf Höhe des Brustkorbs bekommt. Die Yoga-Praktizierende – noch mit dem Blick zum Boden – beginnt den Twist. Nimm deine linke Hand an ihren Rippenbogen und zieh ihn zu dir ran. Deine rechte Hand ist am oberen Schulterkopf der Yogini und zieht diesen nach hinten. Die Hände der Lehrerin unterstützen die Bewegung zur Körperrückseite und die Aktivierung der Bauchkraft.

Versetze deine linke Hand an die linke Hüfte der Teilnehmerin und zieh deine Hände und damit ihre Schulter und Hüfte voneinander weg, sodass die Flanke lang wird. Wird nun die Hüfte mitbewegt, wird die Yogini krumm, gib daher hier zusätzlich eine verbale Hilfestellung, zum Beispiel: »Hebe deine rechte Hüfte, sodass sie in einer Linie mit der linken Seite steht« » Abb. 151.

Korrektur der Schultern

Bleibe im Kontakt deines Körpers mit dem Rumpf der Übenden, sei bei den nachfolgenden Schritten achtsam, dass du sie nicht umschubst. Platziere deine rechte Hand am Schulterkopf der oberen Schulter und deine linke Hand am selben Arm der Yogini. Bitte die Teilnehmerin, gegen deine linke Hand nach unten zu drücken, und zieh gleichzeitig mit der rechten Hand den Schulterkopf zurück. Beides unterstützt das Integrieren der Schulter » Abb. 152.

Zieh weiterhin mit der rechten Hand den Schulterkopf zurück und hebe den linken Arm der Teilnehmerin nur so weit nach oben, wie es ihr gelingt, die Hüfte gerade zu halten. Löse langsam die Verbindung zur Teilnehmerin, achte darauf, dass diese nicht umfällt, wenn du als Stütze wegfällst » Abb. 153.

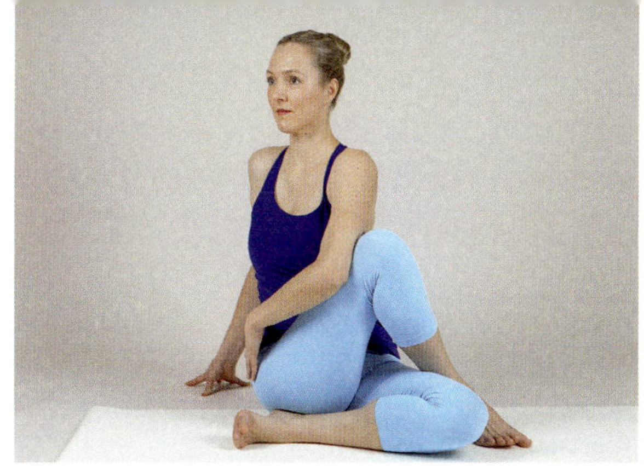

Abb. 154: Drehsitz mit angewinkeltem unterem Bein.

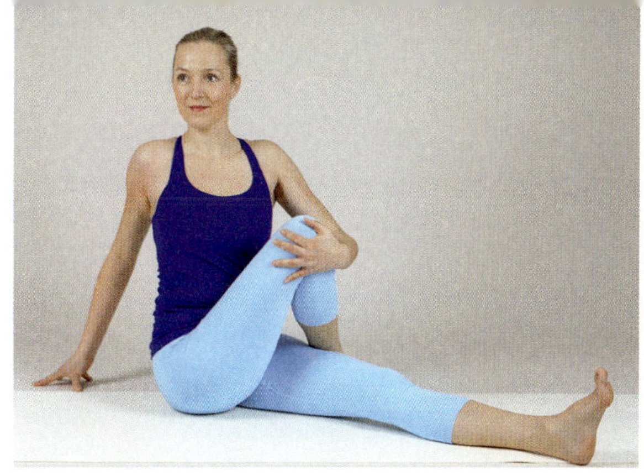

Abb. 155: Drehsitz in einer Variation mit ausgestrecktem unterem Bein.

Ardha Matsyendrasana

ardha = halb | matsya = Fisch | matsyendra = König/Herr der Fische

Einer der am häufigsten praktizierten sitzenden Twists ist wohl der Drehsitz, ***Ardha Matsyendrasana***. Ich beschreibe hier dieses Asana mit einem gestreckten unteren Bein » Abb. 155, da diese Alternative für die meisten Yogis leichter ausführbar ist als die volle Variante mit angewinkeltem unterem Bein » Abb. 154.

Ausgehend vom ***Langsitz*** strecke das linke Bein nach vorne, zieh das rechte Bein heran und stell den rechten Fuß mit der ganzen Fußsohle an die Außenseite des linken Beines. Sollte sich dein unterer Rücken nach hinten wölben, setze dich höher (zum Beispiel auf eine Decke). Du musst in der Lage sein, aufrecht zu sitzen, alternativ kannst du auch das gestreckte Bein minimal gebeugt lassen (siehe zur Ausrichtung des Rückens: Kapitel »Vorbeugen – sitzende Vorbeugen«).

Solltest du wahrnehmen, dass dein Becken bereits hier mitdreht, platziere den Fuß an der Innenseite des gestreckten Beins anstatt an der Außenseite. Zieh nacheinander das Sitzfleisch nach hinten weg und weite dadurch die Sitzknochen. Verankere kraftvoll die Sitzknochen in der Erde und richte dich entlang der Wirbelsäule auf. Unterstütze die kraftvolle Positionierung deines Körpers, indem du die Muskeln der Beine aktiv hältst und die Waden gegen einen imaginären Widerstand an der Innenseite drückst. Aktiviere die Bauchmuskeln, indem du dich an einen imaginären Widerstand an deiner Körperrückseite anlehnst und die Bauchdecke von deinem aufgestellten Bein wegbewegst. Atme verlängernd in die Körperrückseite ein, ausatmend zieh die vorderen Rippen und den Nabel sanft nach hinten und dreh ab dem Bauchnabel aufwärts nach rechts zu deinem aufgestellten Bein. Mach das gerne in mehreren Atemzügen und in kleinen Schritten.

Zieh weiterhin die Schulterblattspitzen aufeinander zu; dies verhindert, dass sich die nun vordere linke Schulter weiter nach vorne mitbewegt. Bewahre weiterhin beide Schulterblätter an deinem Rücken und bringe den linken Arm um dein aufgestelltes Bein. Achtung! Nutze nicht sofort das Bein als Hebel, sondern verstärke erneut die Bauchkraft, und dann erst vertiefe den Twist, indem du eventuell noch die Kraft der Arme dazunimmst. Ist eine gute Drehgrenze erreicht, dreh auch noch sanft den Kopf mit. Das Kinn reckt sich weder nach vorne noch nach oben, im Gegenteil, stell dir wieder vor, du schiebst mit dem Hinterkopf über die Linie des Gaumens nach hinten, ohne dabei das Kinn zur Brust zu senken. Genieße das Asana, atme tief in deinen gesamten Körper, auch wenn ein Twist manchmal das Gefühl von Enge mit sich bringt. Vertiefe den Twist nur so weit, dass dein Atem frei fließen kann. Nimm im Twist so gut als möglich deinen inneren Raum ein und lass die Form gefühlt von innen heraus expandieren.

Hilfestellung für Ardha Matsyendrasana

Als Lehrerin achtest du insbesondere auf die Länge im Rücken der Übenden und auf ihre Bauchaktivität. Zur Unterstützung dieser beiden Aspekte ist folgende Hilfestellung nützlich: Stell dich mit deinem Unterschenkel an die Körperrückseite der Teilnehmerin und stütze so ihre Wirbelsäule. Die Yogini hat so die Möglichkeit, sich anzulehnen, und du kannst sie mehr aufrichten, indem du dein Bein sanft aufrichtend gegen sie drückst und gleichzeitig mit den Händen ihre Schulterköpfe nach hinten bringst.

Dieses Adjustment unterstützt die Praktizierende darin, das sonst nur imaginäre Bild eines Widerstands an der Körperrückseite physisch zu erfahren und zu verstehen, dass beide Schulterköpfe weiterhin nach hinten ziehen, was den Raum im Schultergürtel bewahrt. Bringt man aktiv die Schulterköpfe der Teilnehmerin nach hinten,

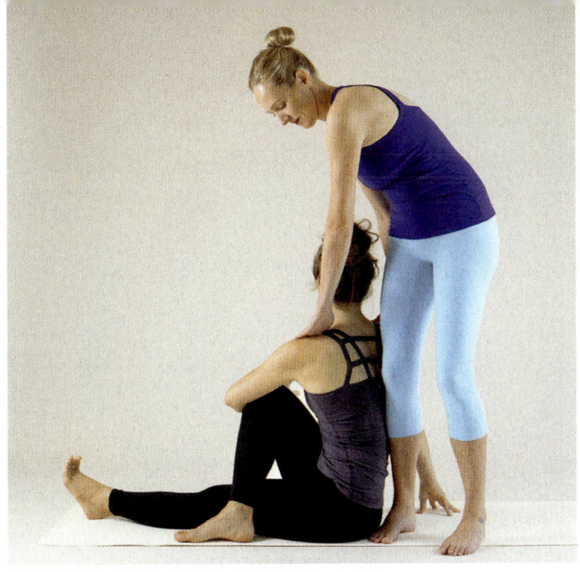

Abb. 156: Dein Bein ist hier für die Teilnehmerin eine reale Stütze zum Anlehnen. Du bringst ihre Schulterköpfe aktiv nach hinten.

kann dies dazu führen, dass diese zu stark die vorderen Rippen hebt (siehe Kapitel »Rückbeugen«). Um dies zu korrigieren, kann die Yogini zu ihrem Brustkorb blicken, die vorderen Rippen nach hinten schieben und in die Körperrückseite atmen. Als Helferin müsstest du wahrnehmen können, dass ihr mittlerer Rücken nun eine stärkere Verbindung zu deinem Bein hat. Dies bewahrend, fordere die Teilnehmerin auf, sich einatmend in die Länge zu strecken und ausatmend zu twisten. Du unterstützt dies mit den Händen; achte darauf, dass auch die vordere Schulter hinten und das Schulterblatt am Rücken bleibt » Abb. 156.

Nadelöhr im Stehen mit Twist

Dieser Twist ist eine besondere Herausforderung, da man zur Balancehaltung noch einen Twist hinzubringt. Komme in das ***stehende Nadelöhr*** und lege den rechten Knöchel auf dem linken Oberschenkel ab, wie im Kapitel »Hüftöffner« beschrieben. Lass die Hüfte unbedingt gerade ausgerichtet und dreh ab dem Nabel aufwärts nach links. Stütze den rechten Ellbogen in deine rechte Fußsohle. Sollte dies nicht möglich sein, stell den Ellbogen irgendwo zwischen Knie und Sprunggelenk auf deinen Unterschenkel. Zieh den rechten Sitzknochen nach hinten oben, um das Mitgehen der Hüfte zu verhindern » Abb. 157. Dies ist eine Vorstufe zum Asana ***Libelle***.

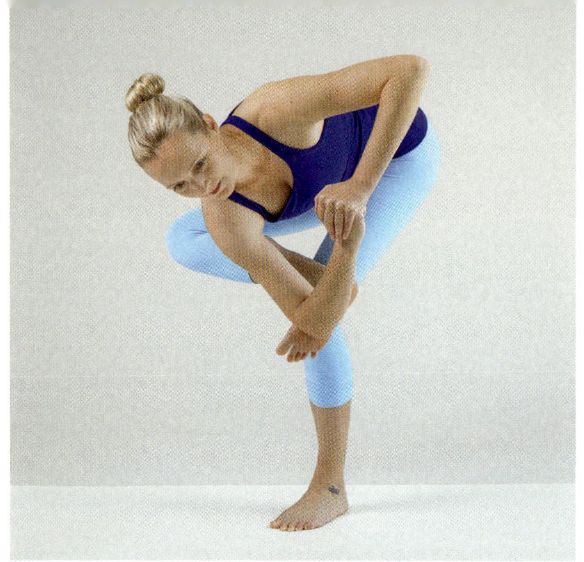

Abb. 157: Das Nadelöhr im Stehen, eine Balancehaltung, Vorbeuge und Twist zugleich.

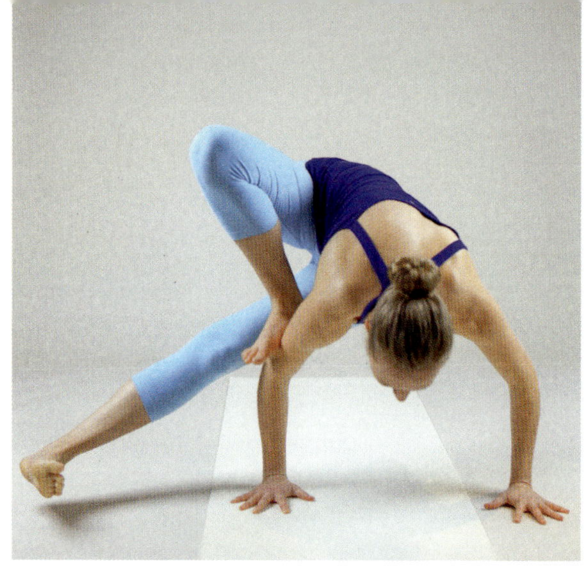

Abb. 158: Die Libelle, Dragon Fly, ist eine Balancehaltung, Hüftöffnung und Twist in einem (siehe auch Kapitelbild).

Parsva Bhuja Dandasana

parsva = Seite/Flanke | bhuja = Arm | danda = der Stock/Stab

Diese Armbalance mit ausgesprochen tiefem Twist ist ein sehr fortgeschrittenes Asana und sollte – wie alle Haltungen – nicht erzwungen werden.

Der deutsche Name des Asanas, ***Libelle***, dient hier als gute Inspiration, um die Qualitäten der Übung zu verstehen. Libellen können ihre Flügelpaare unabhängig voneinander bewegen und in der Luft stehen. Genau das müssen wir beim Einnehmen der Haltung besonders herausarbeiten: Es geht darum, den Körper im Raum auszubalancieren und in verschiedene Richtungen zu bewegen.

Schauen wir uns die Technik genauer an. Ist man im ***stehenden Nadelöhr*** in der Lage, den Ellbogen in die Fußsohle zu bringen » Abb. 157, ist es hilfreich, diesen Twist zu vertiefen und den Fuß so weit als möglich nach oben in Richtung rechter Schulter zu bewegen. Dieser Fuß neigt dazu, wegzurutschen. Je weiter oben er platziert ist, desto leichter fällt es, die Verbindung mit dem Oberarm zu halten.

Halte inne, atme dich lang und hebe erneut die Bauchdecke weg von den Beinen, weite die rechte Pobacke fortwährend zurück. Hier ist die Libellen-Dynamik: An dieser Stelle beginnt man damit, sich nach links, vorne und über die Achse der Wirbelsäule zu drehen. Die

Hüfte jedoch, besonders die Pobacke des angewinkelten Beines (hier die rechte) muss jedoch weit nach hinten oben ziehen, um einen Ausgleich der Bewegungsrichtungen zu schaffen.

Beginne damit, dein Standbein zu beugen und die rechte Hand links seitlich von deinem Standfuß mit den Fingerspitzen nach vorne ausgerichtet kraftvoll auf der Erde zu platzieren. Nutze den Oberschenkel des Standbeins und drück diesen gegen dein oberes Bein. Diese Bewegung verhindert außerdem, dass der rechte Fuß von deinem rechten Oberarm abrutscht. Versetze die linke Hand mindestens außen schulterweit nach links, die Handgelenke sind in einer Linie. Aktiviere die Arme und Hände (wie in *Tadasana* – muskuläre Energie beschrieben).

Strecke das linke (ehemals Standbein) rechts zur Seite raus, beuge dich in den Armen ein wenig tiefer und zieh weiterhin kraftvoll die rechte Pobacke hoch und zurück.

Spüre die Kraft dieser Haltung, das freie Stehen im Raum und werde auch hier sanft zwischen deinen Schulterblättern – Herz weich.

Lass dir Zeit und sei geduldig. Diese Armbalance erfordert eine sehr starke Twistfähigkeit als auch eine sehr offene Hüfte. Beide Komponenten müssen vorhanden sein, damit dieses komplexe Asana gelingen kann.

Viele vorbereitende Twists als auch Hüftöffner sind als Vorbereitung notwendig. Und selbst wenn man diese vorab übt, kann es sein, dass der Körper die Disposition nicht mitbringt, dass genau diese Haltung gelingen kann. Die nun nachfolgend beschriebene Haltung ist jedoch sicher möglich und ist der *Libelle* ausgesprochen ähnlich.

Ein etwas außergewöhnlicher Twist in Bauchlage ist *Bridgets Cross*.

Bridgets Cross

Bringe aus dem *herabschauenden Hund* dein rechtes Bein nach vorne zur Nase, schiebe das Bein nach links durch und lege die Hüfte ab. Erlaube dir, auf der rechten Pobacke/Hüftknochen zu sitzen und dich erst einmal auszurichten, bevor du die Haltung einnimmst.

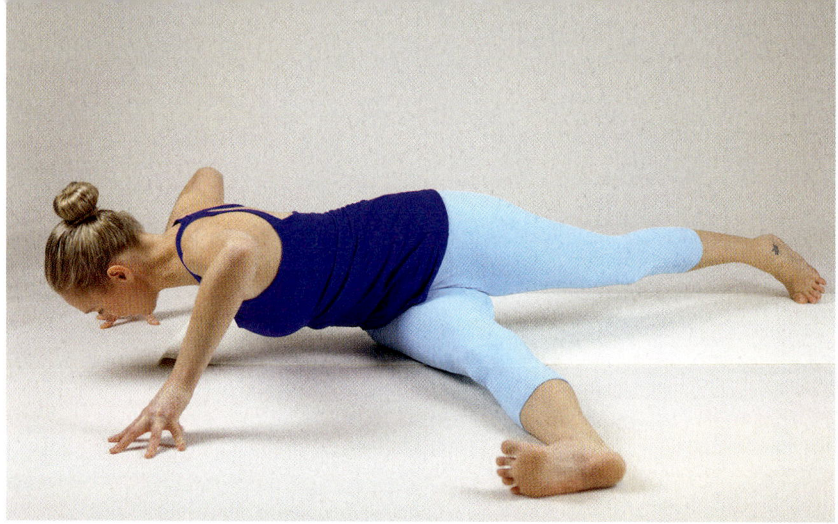

Abb. 159: Bridgets Cross, ein tiefer liegender Twist am Boden. Die Form wird noch intensiver, wenn der hintere Fuß aufgestellt wird, sodass die Ferse nach oben zeigt.

Um die Hüfte besser auszurichten, hebe diese noch einmal ein wenig hoch und zieh die rechte Hüfte nach hinten. In der Folge sollten deine Flanken lang sein. Strecke wenn möglich die Beine. Sollte dies zu intensiv sein, lass das rechte Bein ein wenig gebeugt. Hebe die Bauchdecke aktiv nach oben, verlängere die Wirbelsäule und twiste den Oberkörper in Richtung Boden. Sollte dein Körper einen derart tiefen Twist erlauben, kannst du mit den Händen nach vorne oder zur Seite wandern und den Oberkörper tiefer in Richtung Erde verneigen. Achte unbedingt darauf, die Bauchdecke aktiv zu halten. Der Boden kann hier als Hebel genutzt werden, daher sei beim Vertiefen der Haltung achtsam. Einatmend schaffe Länge und genieße ausatmend das Auswringen und Loslassen. Noch fordernder wird diese Haltung, wenn du den hinteren Fuß aufgestellt lässt. Ist dies zu viel, lass den Fuß auf der Innenkante ruhen oder nutze eine Mischung aus beiden, wie in » Abb. 159 gezeigt.

Diese Haltung ist identisch mit dem am Rücken liegenden Twist *Jathara Parivartanasana* (ohne Bild), welcher oft am Ende der Yoga-Praxis geübt wird. In fortgeschrittener Form gibt es diese Haltung auch als Armbalance:

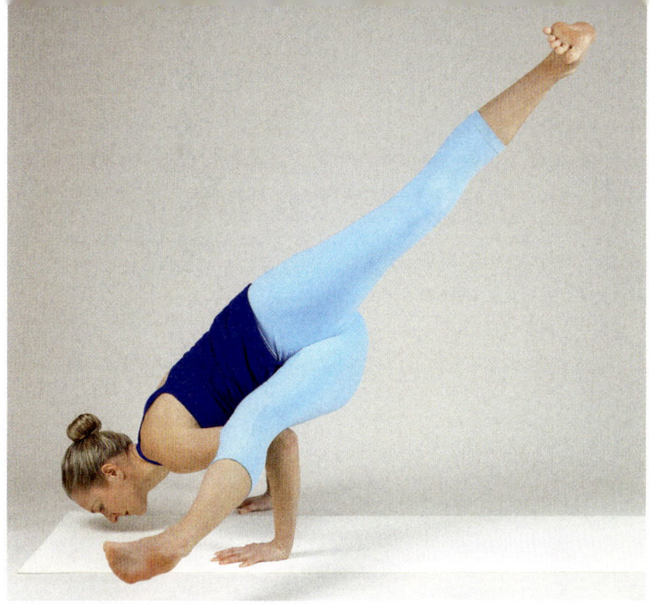

Abb. 160: Eka Pada Koundinyasana.

Eka Pada Koundinyasana

eka = eins | pada = Fuß | dem Weisen Koundinya gewidmet

Es ist immer noch die gleiche Haltung, nur auf eine andere Ebene bewegt » Abb. 160. Manchmal gibt es verschiedene Möglichkeiten, die Position aufzubauen und einzunehmen. Wenn du dir *Parsva Bakasana* ansiehst » Abb. 265, erkennst du, dass dies die gleiche Haltung ist, nur dass die Beine hier gestreckt sind und nicht mehr aufeinanderliegen.

Für einige Yogis ist es daher der beste Weg, sich diesem Asana über die *seitliche Krähe* zu nähern. Aus *Parsva Bakasana* schaue vor dich auf die Erde und strecke das rechte Bein zur Seite und das linke Bein nach hinten (das obere Bein muss immer nach hinten, das untere zur Seite). Halte deine Beine aktiv, verlängere über die großen Zehenballen nach außen und zieh die Fußaußenkanten zu dir ran.

Ich persönlich übe diese Haltung viel lieber über einen anderen Eingang: Aus dem *herabschauenden Hund* kommend bringe den rechten Fuß an die Außenseite der linken Hand. Dreh den Fuß schräg nach vorne links und stelle ihn auf die Fußaußenkante. Drück die Fußaußenkante kraftvoll in die Erde, dies unterstützt dich darin, das Bein muskulär aktiv zu halten. Weite gleichzeitig die rechte Hüfte/Pobacke nach hinten. Für mehr Platz in den Schultern kannst du die Hände auf die Fingerspitzen stellen. Diese Haltung müsste zu einer schönen Dehnung der Muskulatur an der rechten Beinaußenseite führen.

Hebe nun den linken Arm und dreh dich nach links auf, genieße die Weite. Führe dann den linken Ellbogen zu deinem rechten Oberschenkel, etwa auf halber Strecke zwischen Knie und Hüfte, und stell die Hand auf, beuge dafür das rechte Bein. Hebe wieder kraftvoll die Bauchdecke von deinen Beinen weg und schiebe die rechte Hüfte weiter zurück. Bringe nun auch die rechte Hand nach rechts versetzt zur Erde, die Hände sind außen schulterweit, und die Fingerspitzen beider Hände schauen in die gleiche Richtung. Beuge ein wenig das rechte Knie und versuche auf deinem Arm zu balancieren – dann strecke das rechte Bein vollständig zur Seite und das linke nach hinten oben.

Bei diesem Asana trägt nur ein Arm den Körper, der zweite Arm, in » Abb. 160 der rechte, hat keinen Kontakt zum Rumpf und steht frei. Vergleiche dazu auch ***Parsva Bakasana*** » Abb. 265.

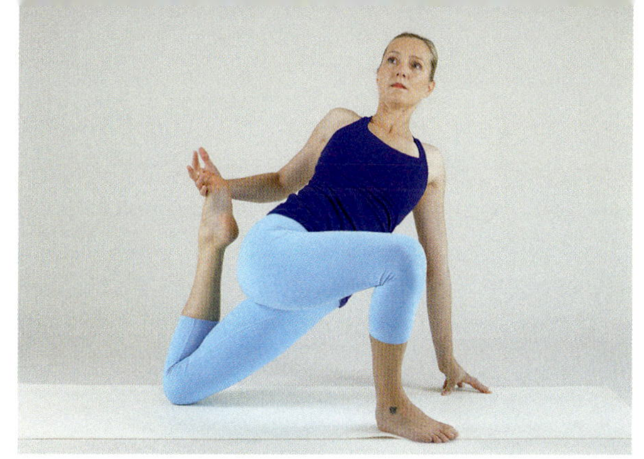

Abb. 161: Twist, Oberschenkelvorderseitendehner und Rückbeuge in einem.

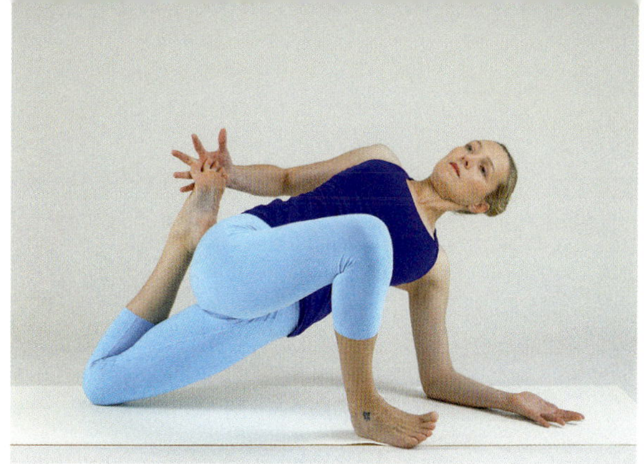

Abb. 162: Willst du die Form weiter vertiefen, komm auf den Unterarm.

Parivritta Anjaneyasana mit Oberschenkeldehnung

Ausgehend vom gedrehten Ausfallschritt » Abb. 143 lege dein hinteres Knie zum Boden ab. Achte darauf, dass du nicht auf der Kniescheibe ruhst, sondern oberhalb davon, auf deinem Oberschenkelknochen. Wenn es dir angenehmer ist, lege eine Decke unter dein Knie oder schlage die Matte über.

Wandere mit dem vorderen rechten Fuß ein wenig weiter nach rechts zum Mattenrand, hebe den Vorderfuß und dreh diesen ein wenig nach rechts. Das Ziel ist, dass die Mitte des rechten Knies und die zweite Zehe weiterhin in einer Linie bleiben.

Wie im Ausfallschritt erläutert, darf die hintere Leiste nicht zum Boden sacken. Um dies zu verhindern, halte die Muskulatur deiner Beine aktiv, indem du den vorderen Fuß gefühlt nach hinten und das hintere Knie nach vorne ziehst (Beine aufeinander zu). Hebe außerdem die linke Leiste weg von der Erde.

Beginne die Haltung, indem du im linken Arm die Fingerspitzen aufstellst. Dreh deinen Oberkörper nach rechts zum vorderen Oberschenkel, hebe aber weiterhin die Bauchdecke weg von deinem Bein und lehne dich gefühlt an einen Widerstand an.

Winkele dein hinteres Bein ran und versuche mit der rechten Hand den hinteren linken Fuß zu greifen.

Beim Greifen geschieht es leicht, dass man sich das Knie verletzt! Das passiert, wenn man den hinteren Fuß zur Hand bewegt. Tu das nicht. Der linke Fuß bleibt in der Linie Hüfte – Knie. Stattdessen bewege die Hand zum Fuß! Sollte der Arm »zu kurz« sein, nutze einen Gurt als Verlängerung, indem du ihn um deinen Fuß schlingst. Für die Schulter ist es am einfachsten, wenn die Hand mit dem Daumen nach oben den Fuß greift, dies bedarf aber mehr Flexibilität in der Haltung. Sollte dies nicht möglich sein, dreh die Hand andersherum. Sei dann aber besonders achtsam, den rechten Schulterkopf dennoch nach hinten zu rollen » Abb. 161.

Hast du deinen Fuß gefasst, zieh sowohl den Fuß zum Oberschenkel als auch den Oberschenkel zum Fuß (dies hebt den Oberschenkelknochen weg von der Erde und verhindert die ungewünschte Dehnung in der Leiste). Aktiviere erneut die Bauchdecke und zieh sanft das Schambein zum Brustbein.

In der Folge sollte eine tiefe Dehnung an der Vorderseite des linken Oberschenkels entstehen. Atme und genieße.

Vertiefend kannst du die Haltung ein Stockwerk tiefer üben » Abb. 162. Bringe dafür den linken Unterarm zum Boden und stelle deinen rechten Fuß auf die Fußaußenkante.

Weitere Übungen zur Oberschenkelvorderseitendehnung findest du im Kapitel »Hüftöffner, Gruppe 3«.

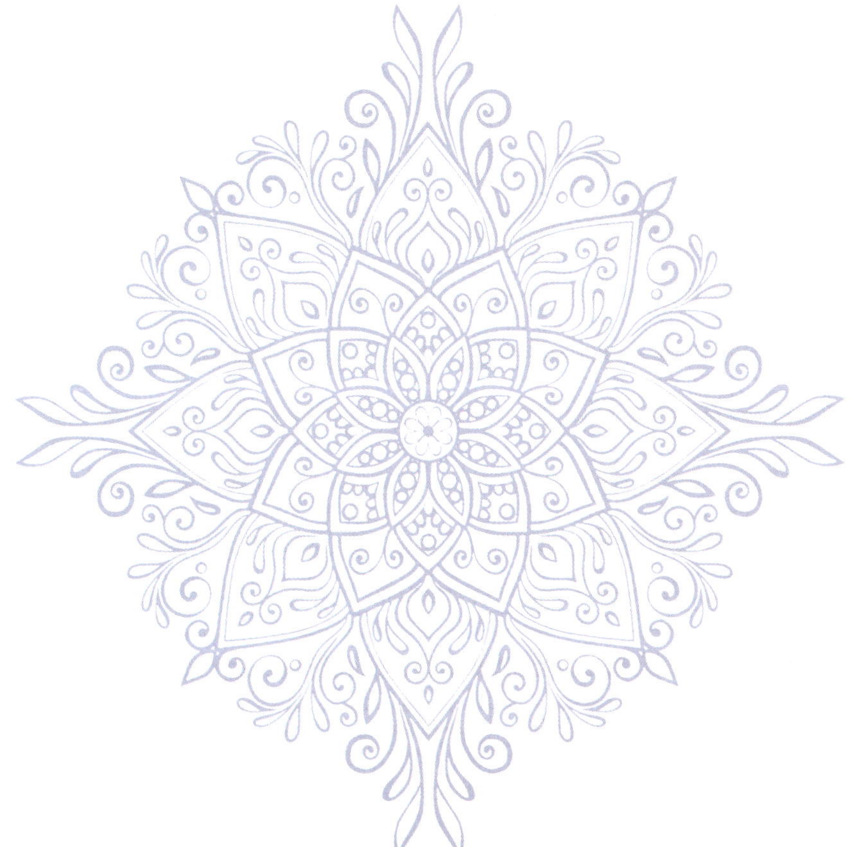

Step-by-step in Kurzform

1. Erarbeite dir in Ruhe das Ausgangs-Asana ohne den Twist und beginne dann, die Drehbewegung hinzuzufügen.
2. Stabilisiere insbesondere die Hüfte.
3. Bewahre die natürlichen Krümmungen der Wirbelsäule und twiste entlang dieser Achse – kraftvoll die Bauchdecke aktiv haltend.
4. Bewahre den weiten Schultergürtel und eine natürliche Ausrichtung im Nacken/Kopf.

Worauf man achten muss!

- Bei der Ausführung von Twists neigt man dazu, die Hüfte mitzubewegen – erlaube dies nicht, die Basis bleibt stabil stehen.
- Der Twist erfolgt fälschlicherweise oftmals nicht entlang der Achse der Wirbelsäule, sondern der gesamte Rumpf wird in die Drehrichtung bewegt. Als Folge ist die untere Schulter nicht mehr integriert, und die Bauchspannung geht verloren, wodurch das gewünschte Auswringen nicht möglich ist.
- Yogis neigen dazu, aus der Schulter, dem oberen Arm und dem Kopf zu hebeln, und verlieren dadurch die korrekte Ausrichtung des Oberkörpers. Wenn alles *Tadasana* ist, dann sollte der Körper weiterhin so aussehen wie in der Bergposition: weit und lang an beiden Körperhälften – nirgendwo verkürzt oder eingesackt – nur eben einfach gedreht.

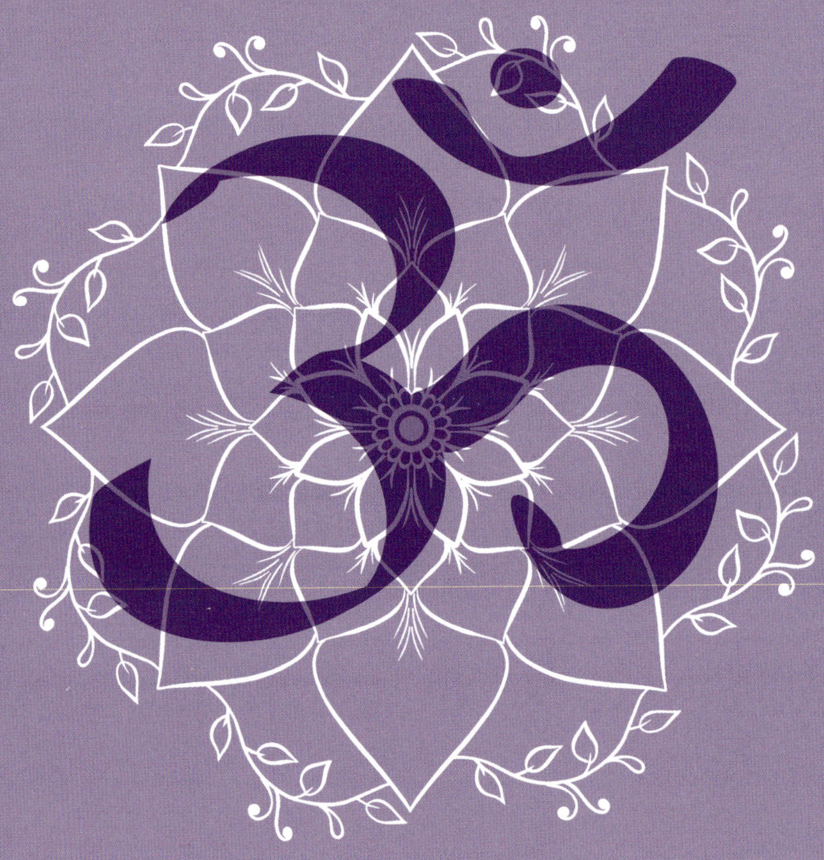

Das Zeichen für den Laut und das Bija-Mantra »OM« in Devenagari-Schrift. In einem tantrischen Schöpfungsmythos entfaltet sich aus diesem Urlaut das gesamte Universum.

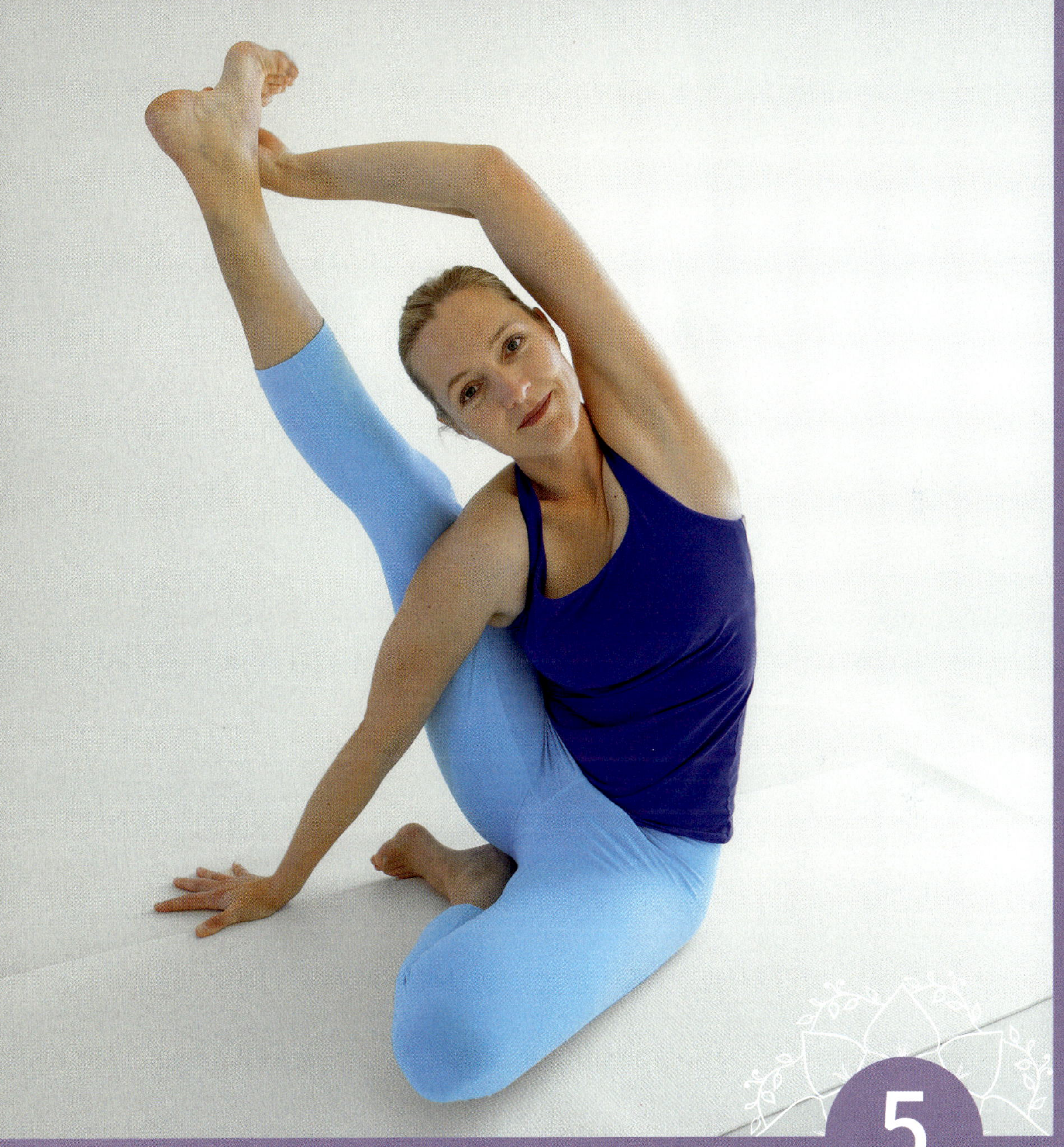

5
Hüftöffner

Was sind Hüftöffner?

Hüftöffner sind in einer weit gefassten Auslegung all diejenigen Asanas, bei denen Muskeln gedehnt werden, die mit der Hüfte in Verbindung stehen. Dies betrifft eine Vielzahl von Muskeln, und daher ist die Bandbreite an Haltungen entsprechend groß. Im Grunde genommen ist es nicht möglich, Asanas sortenrein in Gruppen zu packen und voneinander abzugrenzen, da die meisten Haltungen in der Regel ganze Muskelketten ansprechen, die unterschiedliche Wirkungen auf den Körper haben. So erfordern beispielsweise Rückbeugen die Dehnung des Psoas, der ein wesentlicher Hüftbeuger ist. Asanas greifen in ihrer Wirkungsweise immer ineinander. Dies ist eine Besonderheit im Yoga und sicher auch einer der Gründe für die positive Wirkung der physischen Praxis auf den Körper.

Die Praxis von Hüftöffnern ist wichtig für eine gesunde Ausrichtung und Haltung, denn Steifheit in der Hüftmuskulatur beeinträchtigt maßgeblich die gesamte Beweglichkeit und begünstigt Fehlhaltungen.

Wie wirken Hüftöffner?

Hüftöffner werden mit unseren Emotionen assoziiert

Einige der Muskeln, die durch Hüftöffner gedehnt werden, sind die stärksten Muskeln im ganzen Körper. Diese Arbeit ist ausgesprochen intensiv und löst oftmals starke innere Reaktionen aus. Im Yoga heißt es, dass der Körper nicht verarbeitete Emotionen körperlich »speichert« und dass diese gerade auch durch Hüftöffner aufgewühlt werden und wieder ans Licht kommen können.

Die wörtliche Bedeutung von *Asana* ist »sitzen mit«. Das heißt, dass wir dazu aufgefordert werden, die Standfestigkeit, innere Ruhe und auch den Mut zu entwickeln, auch den weniger angenehmen Dingen zu begegnen und zu lernen, mit diesen in Frieden zu sein.

Der Weise und der Wal

In diesem Kapitel erzähle ich eine Geschichte über den Weisen *Matsyendra*. Nach ihm wurde die Yoga-Position des ***Drehsitzes (Matsyendrasana)*** benannt. Um solche mythologischen Figuren ranken sich zahllose Geschichten. Eine davon besagt, dass ***Matsyendra*** als kleiner Junge von einem Wal verschluckt wurde, der mit ihm in die Tiefen des Ozeans abtauchte. Der Wal erreichte eine Höhle am Meeresgrund, in der sich *Shiva* und *Shakti* (hier als personifizierte Gottheiten) über die Natur, die Entstehung und das Wesen der Schöpfung unterhielten. Matsyendra wollte immer mehr wissen und weiter zuhören und bat den Wal, dort in der Tiefe zu bleiben. Der Legende nach blieb der Wal 16 Jahre abgetaucht, und Matsyendra in seinem Bauch lauschte den Lehren des Yoga. Nach dieser Zeit tauchte der Wal wieder auf und spie den mittlerweile erwachsenen Matsyendra wieder aus. Der wurde zu einem der einflussreichsten und besonders weisen Lehrer.

Diese Geschichte steht für die Beständigkeit, die nötig ist, um die Dinge wirklich zu verstehen, ihnen im wahrsten Sinne des Wortes auf den Grund zu gehen. Ein- und abzutauchen, nicht zu eilen und immer wieder zu fragen, ob es eine weitere, tiefere, umfassendere Verständnisebene gibt.

Sehr oft merke ich in meiner Asana-Praxis, dass mein Geist mit mir argumentiert: dass es nun genug sei und an der Zeit, die Haltung zu verlassen. So als würde mein Inneres sagen: Okay, bis hierhin war es in Ordnung, aber noch weiter gehe ich nicht. Interessant daran ist, dass ich mir durchaus bewusst bin, dass ich weiter gehen könnte oder dass eine andere Verständnisebene erreichbar wäre – ich dies aber (noch) nicht will oder (noch) nicht dazu bereit bin. Eine tantrische Definition des Yoga lautet: **Yoga ist ein Werkzeug der Expansion.**

Yoga ist ein Werkzeug der Expansion

Yoga ist eine Praxis, durch die wir lernen können, über die momentan bestehenden Grenzen hinauszuwachsen. Indem wir die Kraft, das Vertrauen und auch die Stärke in uns entwickeln, auch an den schwierigen Stellen zu bleiben, ruhig zu werden, zu atmen und auch diese Emotion oder Erfahrung als Teil des Ganzen zu akzeptieren.

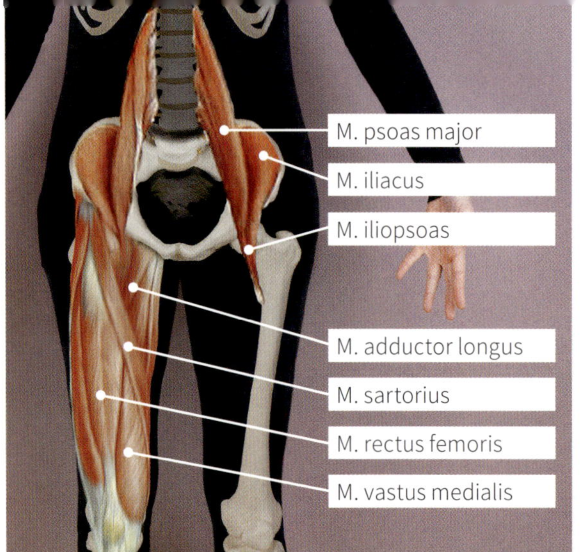

Abb. 163: Muskulatur der Hüfte, Vorderseite.

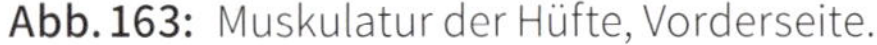

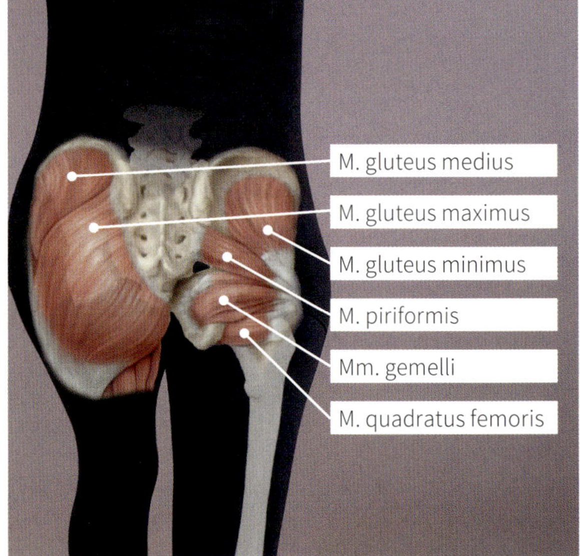

Abb. 164: Muskulatur der Hüfte, Rückseite.

In Bezug auf uns selbst bedeutet dies, dass wir auch unseren Schatten und Ängsten begegnen müssen, um wirklich in der Ganzheit des Selbst anzukommen. Sind Situationen oder Empfindungen unangenehm, neigen wir dazu, gegen diese anzukämpfen oder ihnen auszuweichen, unser ***Flight-or-Fight-Instinkt*** (Kampf oder Flucht) wird aktiviert. Yoga schlägt eine dritte Option vor: die Bereitschaft zu finden, mit dem zu ***sein***, was ist. Dies lässt sich leicht sagen und denken. Doch setzt dieser Schritt voraus, dass wir das, was ist, erst einmal erkennen. Danach kann Akzeptanz folgen, ein vollkommenes Achten der Gegebenheiten. Wie im Kapitel »Alles ist Tadasana« beschrieben, ist genau das die Grundvoraussetzung für die Praxis – ich muss wissen, auf welchem Grund ich mich befinde – bevor ich beginne, das Bauwerk zu errichten.

Es geht darum, das anzunehmen und anzuerkennen, was nicht verändert werden kann, und sich dann den Dingen zu widmen, die im eigenen Einflussbereich liegen, um aus tiefer Verbundenheit und Klarheit zu schöpfen und zu gestalten. Daher steht die Intensität der Hüftöffner für die Kraft zur Transformation, Umwandlung und Befreiung, die es ermöglicht, im neu geschaffenen Raum frische Ideen und Kreativität zu schöpfen.

Was passiert physisch bei Hüftöffnern?

Das Zusammenspiel all jener Muskeln zu erläutern, die bei einer Hüftöffnung bewegt werden, würde den Rahmen dieses Buches sprengen. Daher hier nur einige grundlegende Angaben und Bilder zu den Muskeln, die bei Hüftöffnern im besonderen Maß gedehnt werden und die wir noch nicht im Detail kennengelernt haben: die Außenseiten von Hüfte und Gesäß und die Oberschenkelvorderseiten. Weitere Muskeln kennen wir bereits, die Muskulatur der Beinrückseiten und Beininnenseiten im Kapitel »Vorbeugen« und der Psoas, der auch bei den Rückbeugen eine große Rolle spielt und hier nun genauer erläutert wird » Abb. 163. All diese Muskeln werden auch hier noch einmal eine Rolle spielen und einige davon konkret in den einzelnen Asanas erläutert.

Die Muskeln der äußeren Hüfte (diese liegen unterhalb der Gluteen) sind sehr komplex in ihrem Aufbau und in ihrer Funktionsweise » Abb. 164. Anspannungen dort sind uns leider allzu gut bekannt. Insbesondere ***Hüftöffner im Sitzen*** dehnen diese Muskeln und können hier durch beständiges Üben Linderung schaffen.

Verkürzte Oberschenkelvorderseiten und auch der Psoas können das Becken bei Steifheit in eine unerwünschte Kippbewegung ziehen, daher ist es wichtig, diese Muskeln ausreichend gedehnt zu halten. Die Muskulatur der Beininnenseiten, die Adduktoren, haben wir bereits bei den ***gegrätschten Vorbeugen*** wahrgenommen. Steifheit dort verhindert die Öffnung der Hüfte zur Seite. Diese dehnen wir beispielsweise in Haltungen wie dem ***Krieger 2***.

Wie praktiziert man Hüftöffner?

In diesem Kapitel ist es aufgrund der deutlich unterschiedlichen Bewegungsrichtungen der Hüfte nicht möglich, eine bestimmte Anleitung für alle Hüftöffner zu formulieren. Daher teile ich die Hüftöffner in drei Gruppen auf:

- **Gruppe 1:** Asanas, die im Besonderen die Beininnenseiten ansprechen.
- **Gruppe 2:** Asanas, die im Besonderen die Gesäßaußenseiten ansprechen.
- **Gruppe 3:** Asanas, die im Besonderen die Beinvorderseiten ansprechen.

Gruppe 1

Ich beginne diese Gruppe mit *Utkata Konasana,* dem *Pferdestand,* da in dieser Position die Dehnung an den Beininnenseiten am einfachsten zu finden und zu verinnerlichen ist. Das Wissen um die gewünschte Dehnung nehmen wir dann mit in die von der Ausrichtung her komplexeren Asanas wie ***Krieger 2*** oder die Variationen des *Seitwinkels.* Wie im Kapitel »Vorbeugen« erläutert, ist die Standweite der Füße in der Ausgangsposition für stehende Hüftöffner zumeist: Handgelenke in einer Linie mit den Fersen, die Fersen in einer Linie zueinander, siehe » Abb. 82.

Utkata Konasana

utkata = kraftvoll | kona = Winkel

Stell dich mit deinen Füßen unter den Handgelenken in einen aufrechten Grätschstand, die Fersen sind in einer Linie. Dreh die Fersen nach innen und die Zehen nach außen. **Achte darauf, dass die zweite Zehe und die Mitte des Knies fortwährend in einer Linie bleiben und in die gleiche Richtung zeigen!** Beuge die Knie und schiebe den Po etwas nach hinten. Setze dich mit aufgerichtetem Oberkörper tief, vielleicht sogar so tief, dass die Knie und der Po auf einer Höhe sind. Aktiviere die Bauchdecke und schiebe die Fersen fest in die Erde, so als wolltest du durch die Erde hindurchdrücken. Der Oberkörper ist

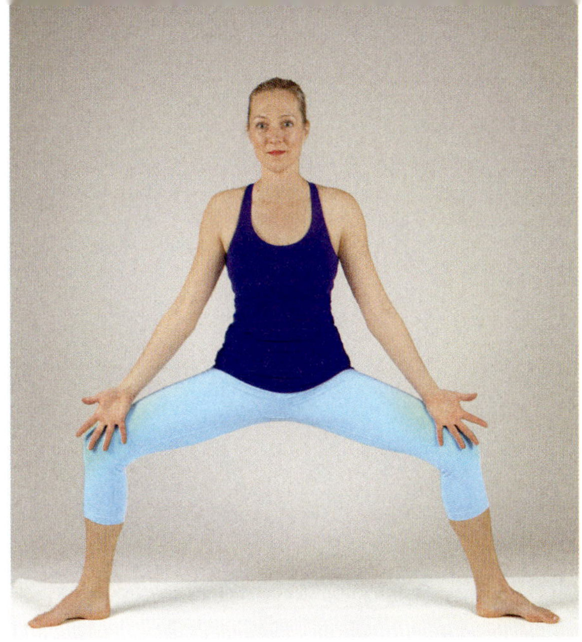

Abb. 165: Im Pferdestand, manchmal auch Göttinnenstand genannt, muss man sehr genau darauf achten, dass die Mitte der Knie in einer Linie mit den zweiten Zehen stehen. Die Knie neigen hier dazu, nach innen zu fallen, verhindere das.

kraftvoll und lang, die Beckenbodenmuskeln sind aktiv » Abb. 165. Spürst du die Dehnung an den Innenseiten deiner Beine? Dies sind die Adduktoren an den Oberschenkelinnenseiten. Verinnerliche dieses Gefühl – so sollte sich die Dehnung im vorderen Bein auch im *Krieger 2* anfühlen, den wir uns nachfolgend ansehen.

Virabhadrasana II

vira = Held oder Krieger | virabhadra = mythologischer Held

Aus der Ausgangshaltung dreh den rechten Fuß nach vorne, die rechte Ferse wird in einer Linie mit der Mitte des hinteren Fußes ausgerichtet. Dreh deinen Oberkörper und Blick zur offenen Seite. Halte die Beine aktiv, zieh sie isometrisch aufeinander zu und verankere die Füße in den Boden. Rolle die Oberschenkelinnenseiten sanft nach hinten in Richtung eines leichten Enten-Pos. Dies bewegt im Besonderen die linke Leiste nach hinten, die dadurch weich wird. Die hintere Leiste muss während der gesamten Übung in dieser Haltung bleiben und darf nicht nach vorne geschoben werden. Dieses Detail ist eine der am häufigsten vorkommenden Fehlhaltungen in diesem und vom Aufbau her ähnlichen Asanas. Verlängere dann die Sitzknochen nach unten, so, als würden Gewichte daran hängen,

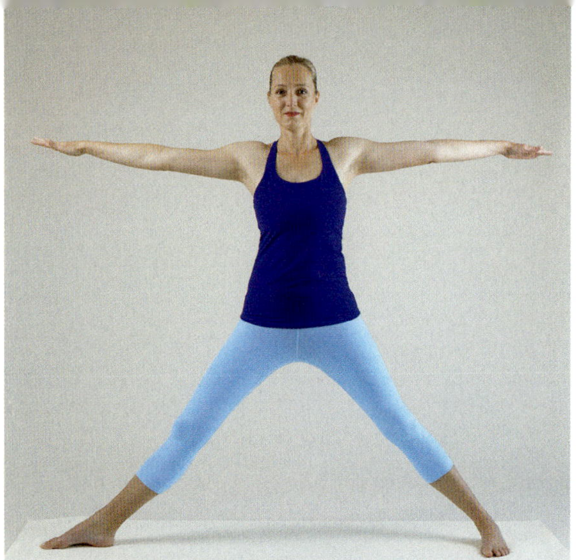

Abb. 166: Im Krieger 2 und ähnlichen Haltungen dieser Asana-Gruppe steht die vordere Ferse in einer Linie mit der Mitte des hinteren Fußes.

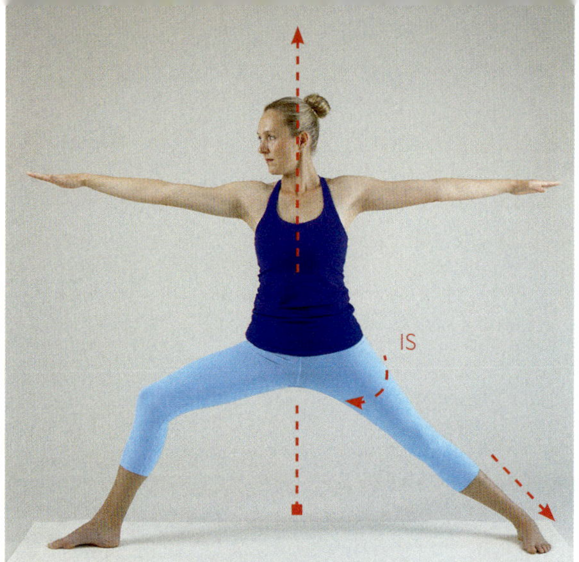

Abb. 167: Achte beim Beugen des vorderen Beines darauf, das Gewicht nicht nach vorne zu verlagern.

und rolle dein Steißbein ein wenig unter. Du müsstest einen starken Tonus im Beckenboden und in der Bauchdecke wahrnehmen.

Bleibe auch an der Körperrückseite weit – stell dir wieder vor, du könntest den Rücken an einen Widerstand anlehnen. Beginne damit, dein rechtes Bein zunächst ein kleines bisschen zu beugen. Sei achtsam, verlagere nicht auf einmal das Gewicht in dein vorderes Bein. Versuche vielmehr, dich gleichzeitig über die Linie der Wirbelsäule nach unten zu bewegen und dennoch im Oberkörper zur Krone des Kopfes zu strecken. Gehe so tief, wie es die Anatomie deiner Hüften erlaubt, ohne die Ausrichtung zu verlieren. Die Dehnung ist weiterhin an der Innenseite deiner Beine spürbar, vor allem im vorderen Bein. Atme deinen Oberkörper lang und hebe die Arme auf die Höhe deiner Schultern. Schiebe aktiv die hintere innere Ferse in die Erde und **achte darauf, dass die Mitte des vorderen Knies in einer Richtung mit der zweiten Zehe ausgerichtet bleibt – lass das vordere Knie auf gar keinen Fall nach innen kippen!**

Im letzten Schritt dreh den Kopf zur vorderen Hand. Spüre in die Haltung. Der *Krieger 2* ist ein Hüftöffner, die Dehnung an den Beininnenseiten ist beabsichtigt » Abb. 167. Der Schwerpunkt wird weiterhin nicht ins vordere Bein geschoben, das Gewicht bleibt auf beiden Beinen gleichmäßig verteilt. Nutze dein hinteres Bein als

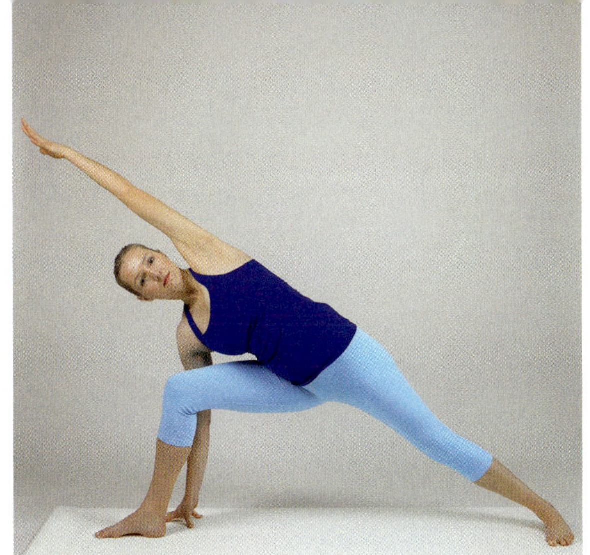

Abb. 168: Der Seitwinkel – die Hand zum Boden zu bringen ist oftmals nicht möglich.

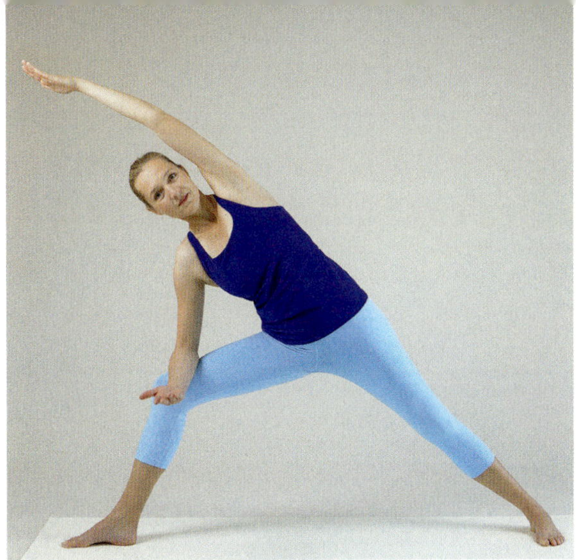

Abb. 169: Daher nutze die Option, den Ellbogen auf den Oberschenkel zu legen.

kraftvollen Anker und Stütze in dieser und in allen weiteren Haltungen.

Parsvakonasana

parsva = seitlich | kona = Winkel

Die gleiche Ausrichtung der Beine findet man im ***Seitwinkel***, nur der Oberkörper wird anders platziert.

Bringe dafür den rechten Arm an die Außenseite des vorderen Beins oder alternativ auf deinen Oberschenkel und strecke den linken Arm über dein Ohr nach vorne. Die stützende Hand beziehungsweise der Unterarm tragen kaum Last und dienen lediglich der Balance. Bewahre das Gefühl des Anlehnens mit der Körperrückseite und öffne den Brustkorb » Abb. 168. Das folgende Asana ***Vishvamitrasana*** » Abb. 171 verdeutlicht, wie kraftvoll das hintere Bein bei dieser Art der Asanas sein muss. Für diese anspruchsvolle Variante hebt man mit dem oberen Arm das vordere Bein weg von der Erde. Das gelingt aber nur dann, wenn man zum einen eine beträchtliche Dehnfähigkeit hat, zum anderen aber auch gelernt hat, das Gewicht *nicht* in das vordere Bein sinken zu lassen. Daher nutze diese Hal-

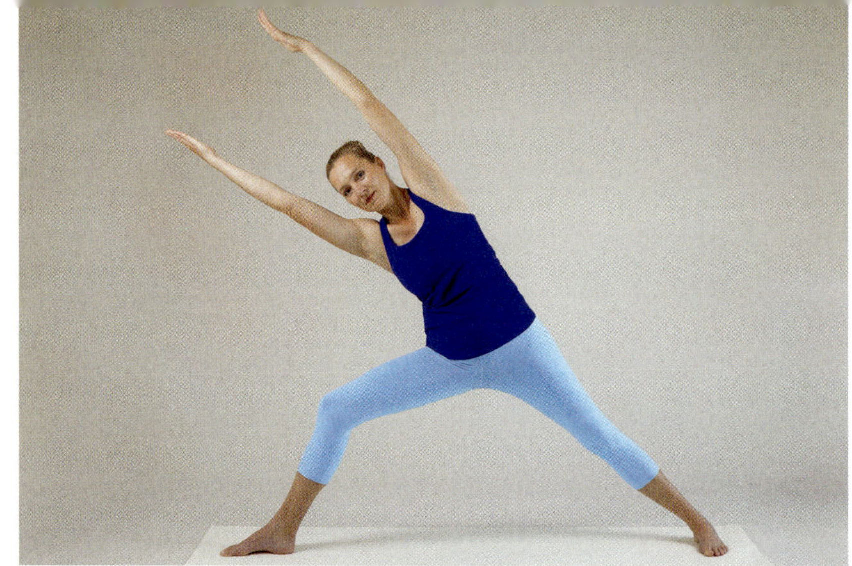

Abb. 170: Eine besonders anspruchsvolle Variante ist es, beide Arme nach vorne zu strecken. Dies gelingt nur dann, wenn man gelernt hat, das hintere Bein als Anker zu nutzen und aus der Kraft der Mitte und der Beine zu stehen.

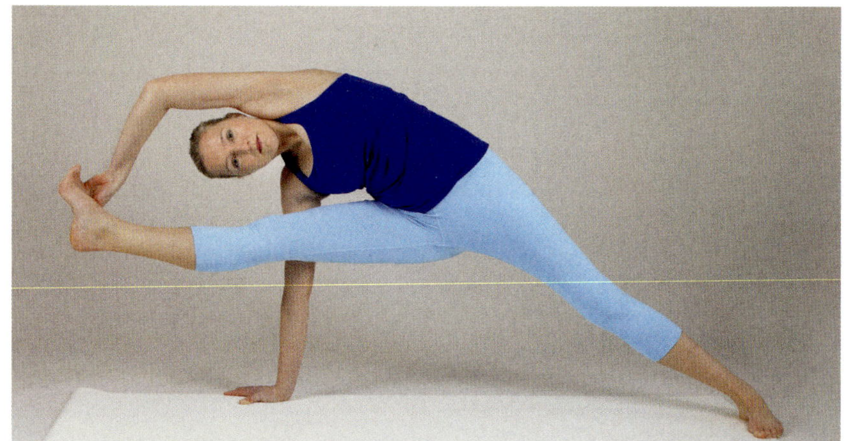

Abb. 171: Vishvamitrasana gibt es in dieser schönen Variante,

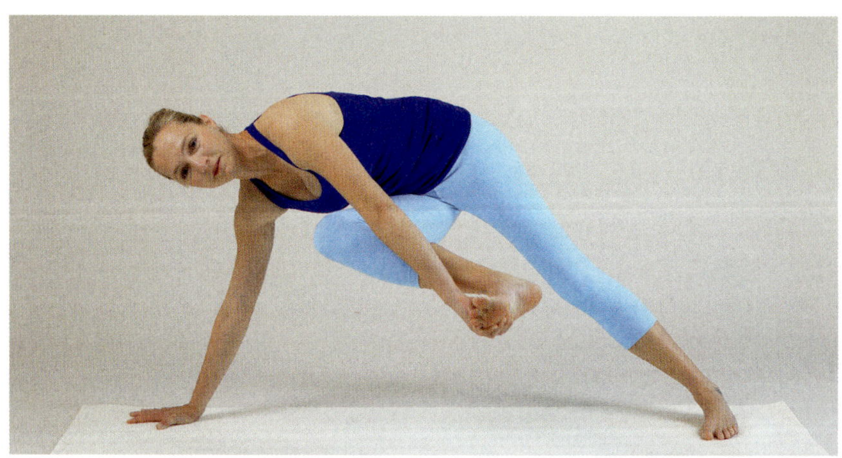

Abb. 172: … man kann die Bewegungsdynamik der Haltung aber auch üben, wenn man nicht aus Gummi ist.

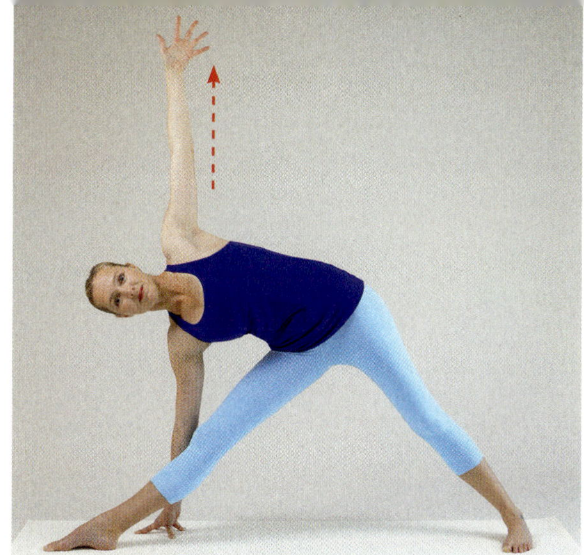

Abb. 173: Beim Dreieck neigen die meisten Yogis dazu, zu viel Gewicht in das vordere Bein und in die untere Hand zu bringen. Zieh vielmehr über die obere Hand nach oben und steh wieder aus der Kraft deiner Mitte und Beine.

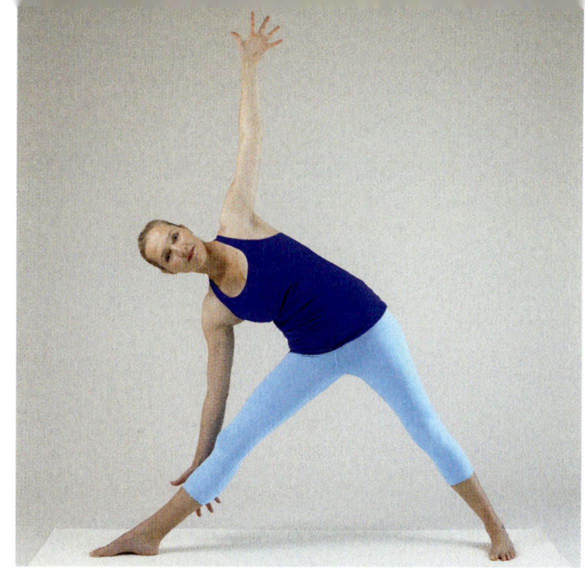

Abb. 174: Oder lass die untere Hand schweben oder sich an die Wade schmiegen.

tung, um die Verlagerung des Gewichts in das hintere Bein zu lernen. Oder übe die einfachere Variante und greife mit der freien Hand den vorderen Fuß bei angewinkeltem Bein » Abb. 172.

Die gleichen Prinzipien der Ausrichtungen finden sich auch im Asana der ***Sonnenuhr, Surya Yantrasana***, siehe Kapitelbild.

Trikonasana

trikon = Dreieck

Das ***Dreieck*** bleibt von der Grundhaltung her dieselbe wie beim ***Seitwinkel***, jedoch sind hier beide Beine gestreckt » Abb. 173. Um auch hier nicht in das vordere Bein zu sacken, zieh dich über den oberen Arm in Richtung Himmel nach oben. Dies schafft mehr Länge und Ausrichtung im Oberkörper. Oftmals überstrecken Yogis in dieser Haltung das vordere Knie, lass dieses minimal gebeugt und beide Beine kraftvoll muskulär aktiv.

Eine schöne und kraftvolle Variation ist es, wenn die untere Hand ohne jede Belastung am Bein lehnt, dies verhindert, dass man nach

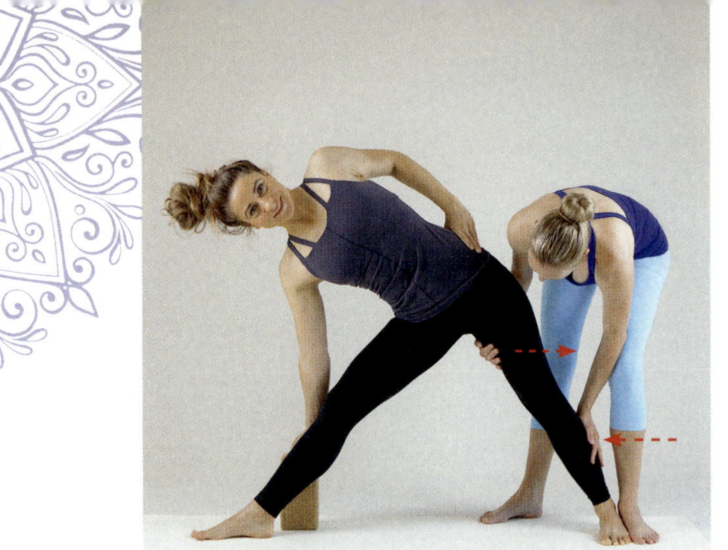

Abb. 175: Diese Hilfestellung zu »Waden nach innen ziehen, Oberschenkel nach außen weiten« hilft immens dabei, zu verstehen, wie kraftvoll man in das hintere Bein verankern kann und sollte.

unten einsackt, man lernt dadurch, mehr aus der Kraft der Mitte heraus zu stehen » Abb. 174.

Hilfestellung für Hüftöffner

Das nun nachfolgende Adjustment ist für alle bislang beschriebenen stehenden Hüftöffner anwendbar. Stell dich hinter den Teilnehmer und platziere deinen linken Fuß direkt von außen neben den Fuß des Yogis, du schaffst hiermit einen angenehmen Widerstand, gegen den man als Praktizierender drücken kann.

Nimm deine rechte Hand an die Oberschenkelinnenseite des hinteren Beins (achte darauf, nicht zu weit oben anzufassen) und deine linke Hand an die Außenseite der Wade. Diese Hilfestellung unterstützt sowohl die muskuläre Kraft im hinteren Bein als auch die Standfestigkeit, und sie unterstützt gleichzeitig die so oft vernachlässigte Innenrotation im hinteren Bein. Hebe mit der rechten Hand die Oberschenkelinnenseite zum Oberschenkelknochen und schiebe mit der unteren Hand die Hand ebenfalls zum Knochen, also in Richtung Boden, entsprechend dem Prinzip: Waden nach innen und Oberschenkelinnenseiten nach außen. Zieh gleichzeitig den Teilnehmer in Richtung der hinteren Ferse und hilf ihm, das Gewicht aus dem vorderen Bein heraus in das hintere Bein zu nehmen und dieses kraftvoll zu verankern. Rolle gleichzeitig mit der oberen Hand die Oberschenkelinnenseite nach hinten, sodass die linke Leiste weich wird. Hat der Teilnehmer einen Klotz unter seinem vorderen Arm, so kannst du ihn auffordern, mit dem vorderen Knie sanft dagegenzudrücken, um zu spüren, dass dieses vordere Knie auf keinen Fall nach innen ausweicht » Abb. 175.

Trikonasana auf das vordere Bein verlagert, wird zu der Balancehaltung des *stehenden Halbmonds*.

Ardha Chandrasana, stehender Halbmond

ardha = halb | chandra = Mond

Verkürze den Abstand der Beine und bringe Gewicht in dein Standbein; hier schauen der Fuß und das Knie wie beim *Krieger 2* nach vorne zum kurzen Mattenrand. Hebe mit geflextem Fuß dein oberes Bein nach oben, bis es in einer Linie mit deiner Hüfte steht, die Zehen schauen nach vorne. Achte darauf, dass die Oberschenkelinnenseite des oberen Beins weiter nach hinten rollt (dieses Bein ist vorrangig in der Innenrotation) und du die rechte Pobacke sanft unterrollst (das Standbein ist vorrangig in der Außenrotation). Lehne den Oberkörper auch hier wieder gegen einen imaginären Widerstand an der Körperrückseite an und fühle die Öffnung des Brustkorbs, getragen von den Schulterblättern. Verlängere dich energetisch aus deinem Herzen bis in die Fingerspitzen – achte wieder darauf, nicht nach unten zum Boden zu ziehen, mach die untere Hand so leicht wie möglich; anstatt sie auf einen Klotz oder die Erde zu stellen, lass sie gerne schweben. Auch dies hilft wieder dabei, mehr aus der Kraft der Mitte zu stehen » Abb. 177.

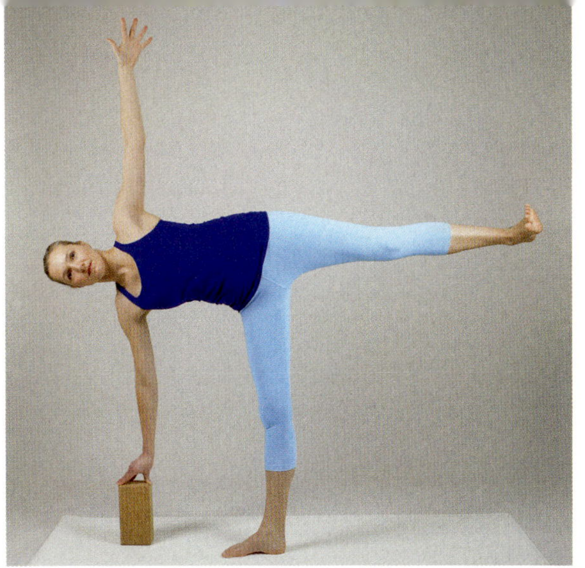

Abb. 176: Der Halbmond fordert die Balance heraus.

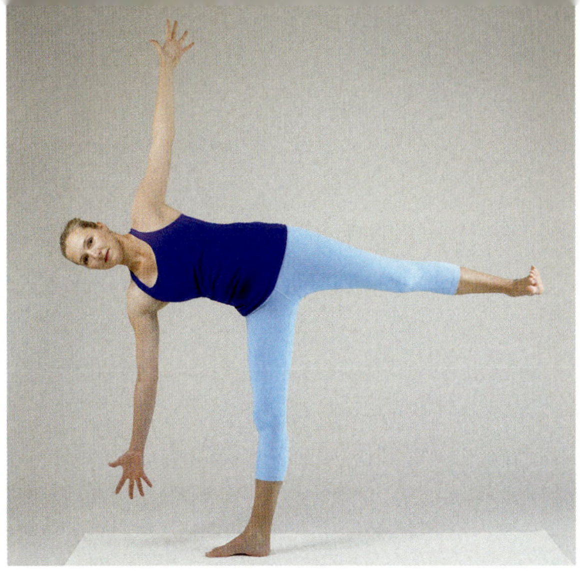

Abb. 177: Versuche dennoch zu lernen, ohne Klotz zu stehen, denn so sackst du nicht in die untere Hand.

Wenn die Balance eine große Herausforderung ist, kann dieses Asana auch ein Stockwerk tiefer geübt werden. Der Aufbau ist der gleiche wie für das seitliche Brett (siehe Kapitel »Armbalancen«). Dreh dich dafür aus dem ***4-Fuß-Stand*** zur Seite hin auf und bringe deinen linken Fuß in eine Linie mit dem rechten Knie zum Boden. Sollte es zu wackelig sein, stelle den Unterschenkel ein wenig quer, statt diesen gerade in einer Linie zu belassen. Diese Form ist auch eine Modifikation des ***Halbmonds*** » Abb. 178. Solltest du dich hier sicher fühlen, kannst du das obere Bein heben, sodass die Ferse in einer Linie mit der Hüfte ist. Es wird hier sehr viel leichter sein zu verstehen, wie es gelingen kann, diese Position aus der Körperrückseite gehalten mit Leichtigkeit zu üben.

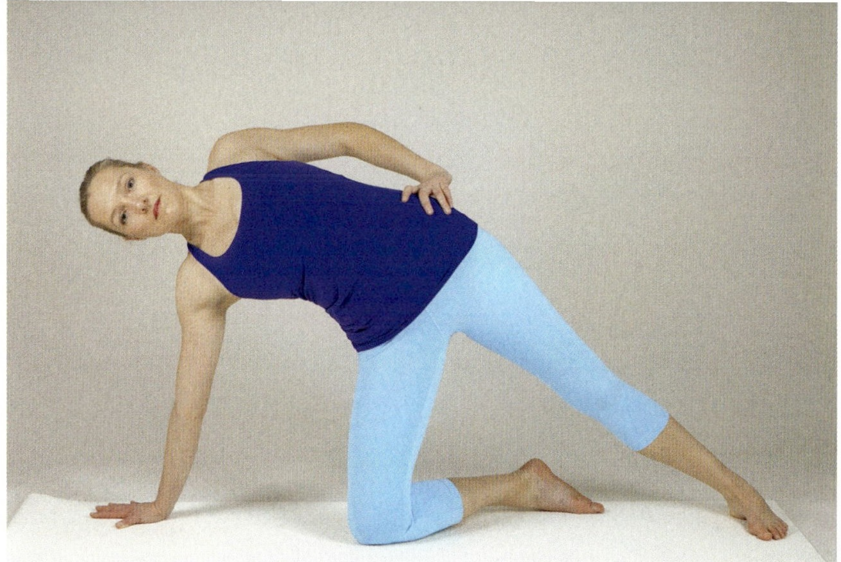

Abb. 178: Diese Haltung ist vom Prinzip her dieselbe wie der Halbmond und daher insbesondere bei Balanceproblemen eine gute Alternative.

Die nun nachfolgend vorgestellten Asanas dehnen vorrangig die Muskulatur an der Beininnenseite und Beinrückseite, aber auch an den Gesäßaußenseiten. Daher sind diese Haltungen sowohl der **Gruppe 1** als auch der **Gruppe 2** zuzuordnen. In den Zeichnungen können wir die Gemeinsamkeiten der Positionen gut erkennen » Abb. 179.

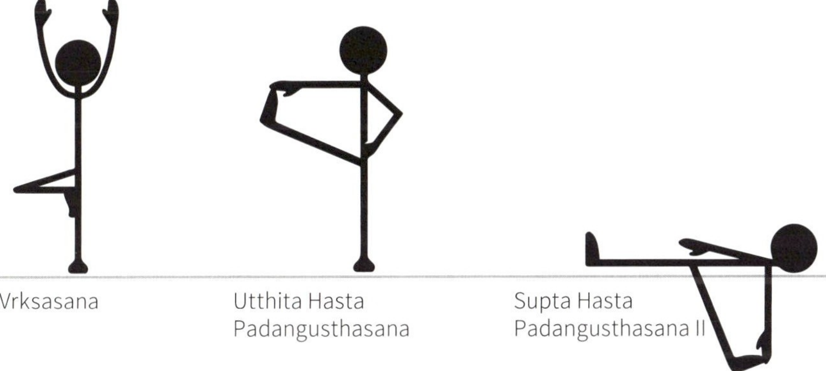

Abb. 179: Wieder lässt sich die Gemeinsamkeit der Haltungen leicht erkennen.

Vrksasana, der Baum

vrksha = der Baum

Der *Baum* ist neben einem Hüftöffner auch eine Balancehaltung. Um die Haltung einzunehmen, entlaste dein rechtes Bein und stell den Fuß an die Innenseite deines Standbeins. Der Fuß ist entweder oberhalb oder unterhalb des Knies platziert, nie jedoch auf dem Gelenk » Abb. 180 + 181. Sollte die Balance schwierig sein, kannst du den Fuß auch mit den Zehenspitzen auf die Erde oder auf einen Klotz stellen.

Um zu verhindern, dass der Fuß an der Oberschenkelinnenseite abrutscht, drück diesen gegen dein Standbein, das du mit gleicher Kraft gegen den Fuß schiebst. Dein Standbein und deine Hüfte bleiben in den geraden Achsen.

Dieses Asana ist sehr lehrreich, da man hier sehr gut das Zusammenspiel der expandierenden und kontrahierenden Spirale verstehen kann und schnell bemerkt, wann man eine der beiden Bewegungsdynamiken zu stark macht und sich in eine Fehlausrichtung schiebt. Schauen wir uns die Details der Haltung in Ruhe an: das Zusammenspiel der Öffnung des oberen Beins zur Seite und die Wirkung dieser Bewegung auf das Standbein.

» Abb. 180 – 183 – stell dich auf dein linkes gut ausgerichtetes Bein, entlaste dein rechtes Bein und zieh das rechte Knie zu dir ran. Fasse mit der rechten Hand dein Knie/Schienbein und finde deine Balance. Du kannst dich natürlich auch mit der freien Hand an einer Wand abstützen, um hier sicher zu stehen.

Zumeist ist es so, dass beim Greifen des Knies die Leiste des Standbeins und die Hüfte nach vorne und der Oberkörper nach hinten verschoben werden. Fühle mit deiner linken Hand an deine linke Leiste und kontrolliere, ob das Gewebe dort hart ist. Das ist inkorrekt und muss besser ausgerichtet werden. Schiebe also den Po ein wenig nach hinten raus, indem du dich etwas nach vorne lehnst, weite die Sitzknochen und nimm wahr, wie sich der rechte Oberschenkelknochen in der Folge nach hinten zur Körperrückseite bewegt und die linke Leiste weich wird » Abb. 182.

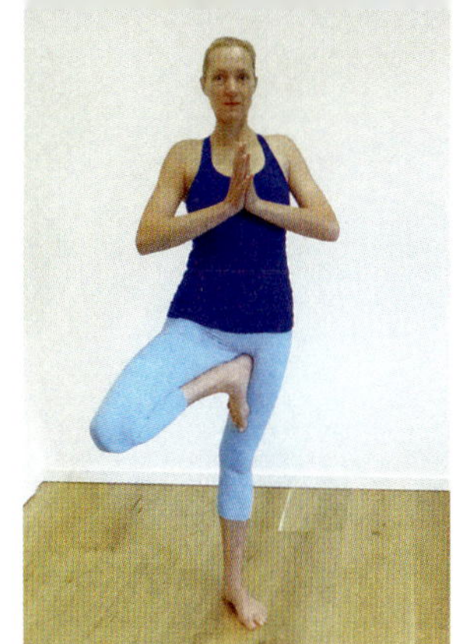

Abb. 180: Der Baum mit Händen in Anjali Mudra, der Fuß drückt gegen die Innenseite des Oberschenkels vom Standbein.

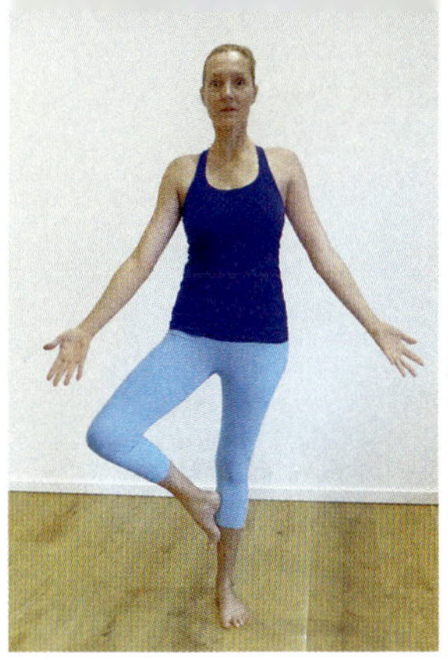

Abb. 181: Einfacher für die Balance ist es, den Fuß an die Wade zu stellen oder die Fußspitze auf die Erde zu stützen.

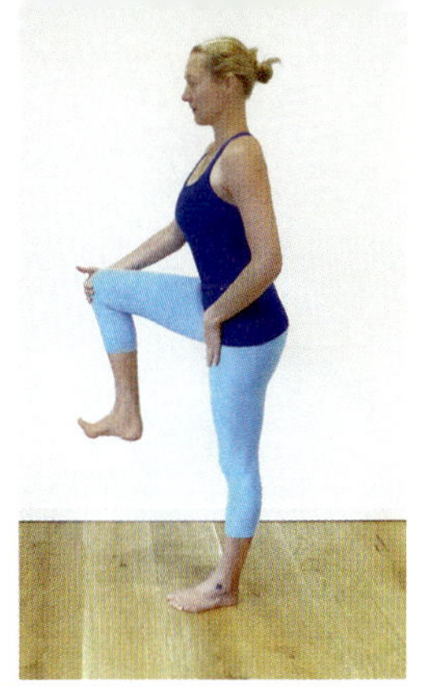

Abb. 182: Prüfe, ob die Leiste in deinem Standbein weich ist. Wenn nicht, schiebe den Po sanft nach hinten.

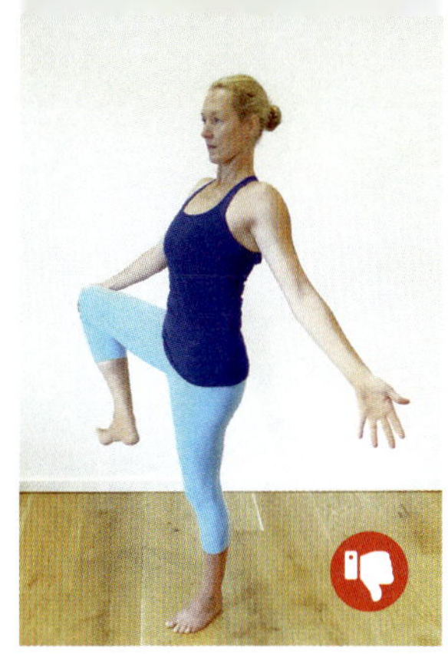

Abb. 183: Man neigt dazu, die Hüfte zu weit nach vorne zu schieben. Das gilt es zu vermeiden.

Verlängere dann die Sitzknochen zur Erde, um dich wieder aufrecht auszurichten, und blicke gerade nach vorne. Die linke Leiste sollte immer noch weich sein. Ist sie es nicht mehr, hast du den zweiten Schritt, das Verlängern der Sitzknochen zum Boden, zu stark gemacht. Verringere das dann entsprechend.

Schiebe die Leiste des Standbeins nicht nach vorne!

Diese gute Ausrichtung im Standbein/Leiste zu bewahren ist nicht einfach und braucht besonderes Augenmerk. Daher präge dir dies erst einmal ein, bevor du die Öffnung des oberen Beins übst.

Schauen wir uns an, was passiert, wenn wir das gehobene rechte Knie zur Seite bewegen » Abb. 183. Bis du hier an deine Dehnungsgrenze kommst, bleibt die linke Leiste weich und gut ausgerichtet. Je weiter du das Knie zur Seite in die Öffnung bewegst, umso stärker wirst du die Standleiste nach vorne schieben. Irgendwann ist die Hüftöffnung ausgereizt, und der Körper muss ausweichen, um ein weiteres Nach-hinten-Schieben des gehobenen Knies zu ermöglichen. Das geht nur, indem die Standleiste nach vorne geschoben wird – das gilt es unbedingt zu vermeiden. Spürst du diesen so wichtigen Zusammenhang?

Wie kann ich diese Fehlausrichtung wieder korrigieren?

Bring deine rechte Hand an die Innenseite deines gehobenen rechten Knies. Drück mit deinem Knie gegen die Hand. Nimmst du wahr, wie sich die Hüfte wieder sanft nach hinten bewegt? Als Folge wird auch die linke Leiste wieder weich, und es stellt sich ein Gefühl ein, als könntest du dich an einer imaginären Wand hinter dir anlehnen. Finde also achtsam die für dich passende Hüftöffnung – bewege das obere Knie nur so lange vertiefend zur Seite, wie es dir gelingt, die Standleiste noch weich zu lassen.

Genau die gleiche Bewegungsdynamik und Problematik wird bei der Haltung *Baum* auftreten, wenn das Bein nicht mehr in der Luft gehalten wird, sondern die Fußsohle entweder an der Innenseite des Oberschenkels oder der Wade (nicht am Knie!) platziert wird. Sollte der *Baum* für dich keine gute Option sein, bleib bei der eben beschriebenen Variation mit gehaltenem Bein in der Luft.

Dieser Fehler, das Nach-vorne-Schieben der Hüfte, tritt sehr schnell auf und spielt bei vielen Asanas eine Rolle (siehe die folgenden Asanas » Abb. 184–188, aber auch z.B. bei dem *vollen seitlichen Brett* » Abb. 254 oder *Vishvamitrasana* » Abb. 171) . Hier ist sie wieder, die so wichtige Grundidee: Die Ausrichtung bleibt immer gleich! Verstehe ich diese in »einfachen« Haltungen, kann ich sie später wiederfinden und dort abrufen. Gehen wir einen Schritt weiter.

Utthita Hasta Padangusthasana

utthita = gestreckt | hasta = Hand | pada = Fuß

Bringe Gewicht auf dein linkes Bein und entlaste deinen rechten Fuß. Atme ruhig und verankere die vier Punkte deines Fußes kraftvoll in die Erde » Abb. 10.

Praxis-Tipp In Balancehaltung ist es oft so, dass man zur Seite wegkippt, daher achte darauf, insbesondere die Zehengrundgelenke im Basisfuß geerdet zu lassen. Greife mit der rechten Hand deine Fußaußenkante, der Oberarm ist an der Innenseite des rechten Beins.

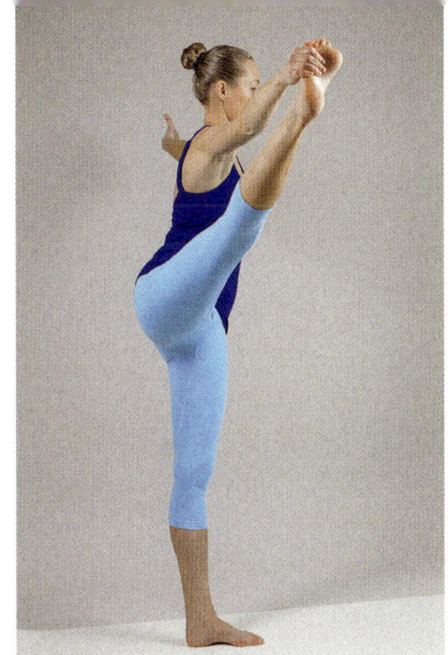

Abb. 184: Schieb den Po des gehobenen Beins nach hinten, dann streck das Bein oder lass es angewinkelt,

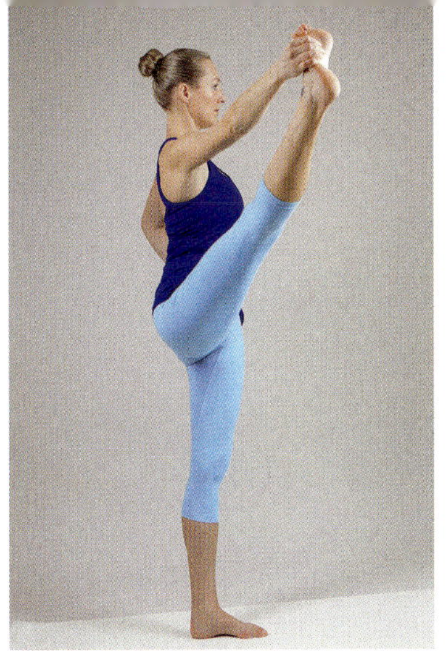

Abb. 185: … rolle den rechten Sitzknochen sanft unter, richte dich auf und expandiere.

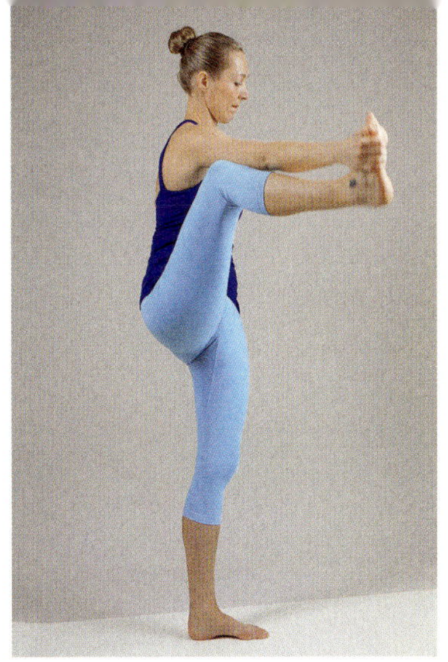

Abb. 186: Wenn die Streckung des Beines nicht möglich ist, lass es einfach angewinkelt.

Aktiviere den Fuß, indem du das Zehengrundgelenk des großen Zehs nach vorne drückst und die Fußaußenkante zu dir ranziehst. Der Fuß ist geflext.

Weite den rechten Sitzknochen/Smiley nach hinten oben und schiebe die linke Leiste nach hinten, sie wird dadurch weich. Um diese Bewegung zu ermöglichen, musst du den Oberkörper ein wenig nach vorne verlagern » Abb. 184. Mit dem nach hinten herausgeschobenen Po bringe dein oberes Bein in die für dich passende Streckung. Du kannst alternativ auch einen Gurt nutzen oder dein Bein gebeugt lassen » Abb. 186.

Rolle nun achtsam den rechten Sitzknochen unter und richte dich wieder auf. Schaue gerade nach vorne » Abb. 185. Sei achtsam, dass du die rechte Oberschenkelaußenseite/Pobacke nicht zu weit unterrollst und in der Folge die Standleiste hart wird – lese und erarbeite vorab die genannten Schritte bei *Vrksasana*.

Diese Haltung erfordert von der Praktizierenden, dass die Beine so gut wie möglich unabhängig voneinander bewegt werden: Die rechte Pobacke rollt unter, während das Standbein seine Grundausrichtung bewahrt.

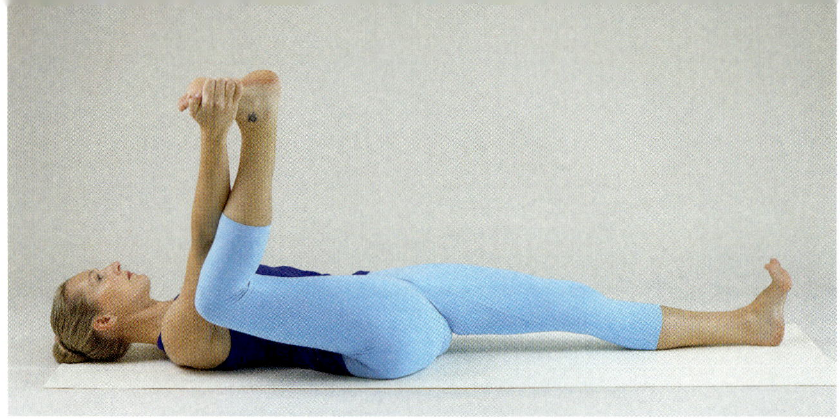

Abb. 187: Die halbe Happy-Baby-Pose, das untere Bein liegt so gut wie möglich lang auf der Erde auf oder ist aufgestellt.

Verlagern wir diese Haltungen auf eine andere Ebene, die Erde. Sollte die Balance auf einem Bein für dich eine große Herausforderung darstellen, kannst du die stehenden Varianten entfallen lassen und das gleiche Asana sicher gehalten am Boden üben.

Happy-Baby-Pose

Leg dich auf den Rücken, das linke Bein liegt gestreckt und schwer auf der Erde verankert. Greife mit der rechten Hand deine rechte Fußaußenkante. Die Fußsohle des rechten, aktiven Fußes schaut nun zur Decke, ***halbes Happy Baby*** » Abb. 187.

Oft passiert es hier, dass sich beim Greifen des Fußes der Oberkörper und auch das liegende Bein stark von der Erde abheben. Das ist nicht wünschenswert. Probiere dann lieber eine andere Variation aus, indem du die rechte Hand zum Beispiel an deine Wade oder an die Kniekehle nimmst, oder nutze einen Gurt. Erlaube dir, den Kopf weiter zur Erde zu entspannen und auch mit der Hüfte sicher verankert auf der Erde zu ruhen. Ebenfalls ist häufig zu beobachten, dass die Praktizierenden nach rechts kippen und somit die linke Körperhälfte entlasten, auch das sollte nicht sein. Auch passiert es immer wieder, dass die Leiste des liegenden Beins nach oben gegen das Leistengewebe drückt (wie bei *Vrksasana* beschrieben). Nimmst du dies wahr, verändere deine Armhaltung wie oben dargestellt, bis du spürst, dass dein Oberschenkelknochen des gestreckten Beins

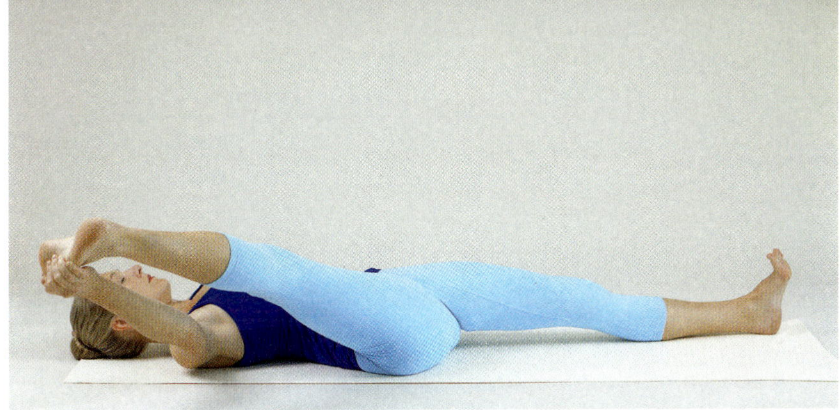

Abb. 188: Kannst du dein gestrecktes »Standbein« in die Erde drücken, ist es vielleicht möglich, das gehobene Bein zur Seite gestreckt zu öffnen, ohne die optimale Ausrichtung im gesamten Körper zu verlieren.

geerdet zur Oberschenkelrückseite und zur Erde entspannt. Atme in Ruhe ein und aus und vertiefe ggf., indem du das rechte Knie näher zur Erde ziehst, ohne die beschriebenen Ausweichbewegungen zu erlauben.

Streckst du von hier das rechte Bein zur Seite, bist du in *Supta Hasta Padangusthasana II*.

Supta Hasta Padangusthasana II

supta = unterstützt | hasta = Hand | pada = Fuß

Dies ist die identische Bewegung wie in der stehenden Haltung » Abb. 185. Auch hier soll das linke, gestreckte Bein entspannt auf der Erde liegen (oder aufgestellt werden). Auch hier kippt man nicht zur rechten Seite, sondern lässt die linke Körperhälfte schwer auf der Erde ruhen » Abb. 188.

Es gelten dieselben Ausrichtungsprinzipien wie bei den bereits beschriebenen Asanas *Utthita Hasta Padangusthasana* und *Happy-Baby-Pose*.

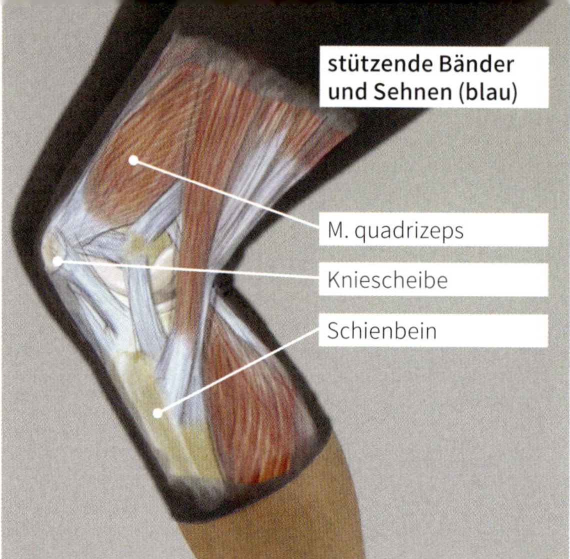

Abb. 189: Das Knie von der Seite betrachtet.
Hier sind deutlich die stabilisierenden Bänder und Muskeln zu erkennen.

Gruppe 2

In dieser Asana-Gruppe stelle ich einige Haltungen vor, die dazu geeignet sind, in besonderem Maß die Dehnung an den Hüftaußenseiten (Gesäß) zu schaffen. Bei diesen Asanas muss ein entscheidendes Detail verstanden und angewandt werden, um eine potenzielle Verletzungsgefahr für das Kniegelenk auszuschalten. Die Öffnung bei Hüftöffnern erfolgt über die Muskeln der Hüfte und *niemals* im Kniegelenk. Das Knie ist ein Scharniergelenk, das durch die Außen- und Innenbänder und auch durch die Kreuzbänder stabilisiert wird. Zusätzlich stabilisieren Sehnen und Muskeln des Ober- und Unterschenkels das Knie. Wie du in der Abbildung erkennen kannst, münden einige Muskeln der Oberschenkelvorderseite in der Sehne, die die Kniescheibe einbettet, diese stützt das Knie von vorne » Abb. 189.

Das Knie ist dahin gehend ausgerichtet, die Bewegungen »beugen« und »strecken« auszuführen. Nur wenn das Knie im 90-Grad-Winkel gebeugt wird, ist eine ganz minimale Rotation ohne eine Verletzungsgefahr im Knie möglich. Verkürzt kann man sich merken, dass Dreh- und Hebelwirkungen für das Knie »Gift« sind und zu Verletzungen führen können. Daher darf im Yoga *niemals* eine Drehkraft auf das Kniegelenk ausgeübt werden, dieses muss immer aktiv durch die Muskeln stabilisiert werden! Jede Form von Öffnung geschieht

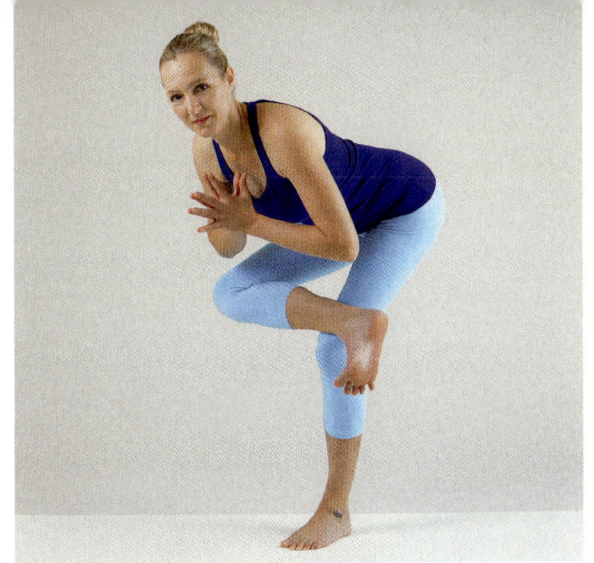

Abb. 190: Das Nadelöhr im Stehen – eine gute Übung für die Dehnung der Muskulatur der äußeren Hüfte.

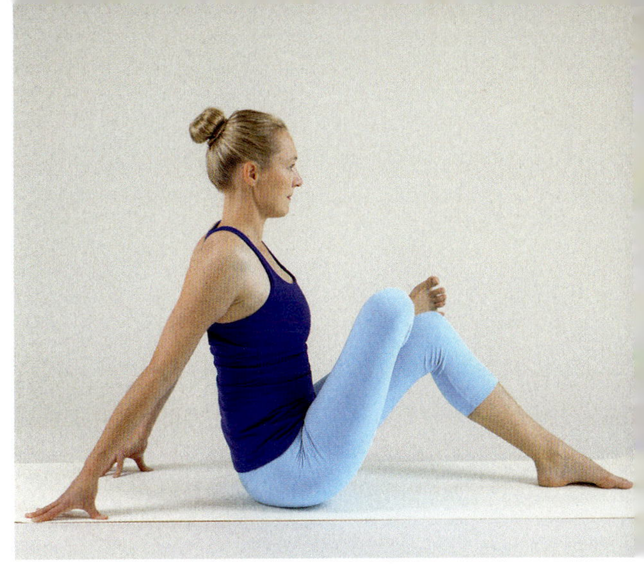

Abb. 191: Das Nadelöhr im Sitzen. Versuche auch hier, einen geraden Rücken zu bewahren.

über die Hüftmuskeln. Indem du die Zehen ranziehst, aktivierst du die Muskeln im Bein und stabilisierst das Knie, diese Aktivität bleibt während der Übungen die ganze Zeit beibehalten (siehe » Abb. 190, der obere Fuß ist geflext).

Eka Pada Galavasana Prep

eka = ein | pada = Fuß | Galavan = indischer Weiser

Das ***Nadelöhr*** gibt es stehend » Abb. 190, sitzend » Abb. 191 und liegend » Abb. 192. Die Dynamik und Prinzipien der Ausführung bleiben dieselben. Wie immer gilt, dass Haltungen im Stehen einfacher zu üben sind, da hier die Hüfte frei im Raum beweglich ist. Von ***Tadasana*** ausgehend hebe das rechte Bein und flexe den Fuß kraftvoll. Das Heranziehen der Zehen muss während der gesamten Übung bewahrt bleiben. Bringe den rechten Knöchel auf dein linkes Bein, knapp oberhalb vom Knie. Beuge das Standbein und schiebe den Po zurück, wie in ***Utkatasana*** (siehe Kapitel »Tadasana«). Dieses Asana dehnt insbesondere die Pobackenaußenseite des rechten Beins, wie du sehr schnell spüren wirst. Um diese gewünschte Wirkung zu verstärken, rolle die rechte Oberschenkelinnenseite nach

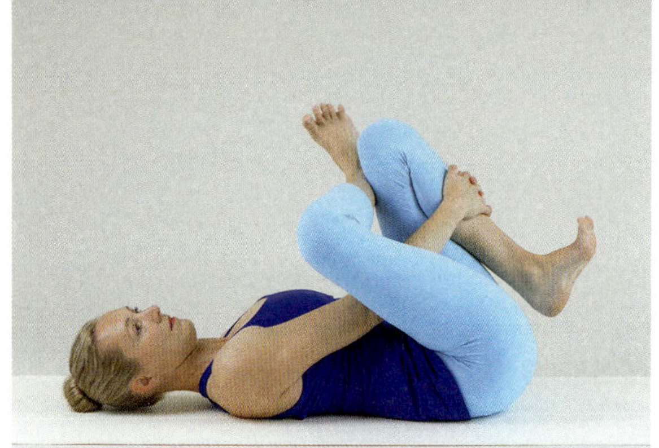

Abb. 192: Sowohl Kreuzbein als auch Schultern und Kopf sollen hier beim liegenden Nadelöhr auf der Erde liegen bleiben.

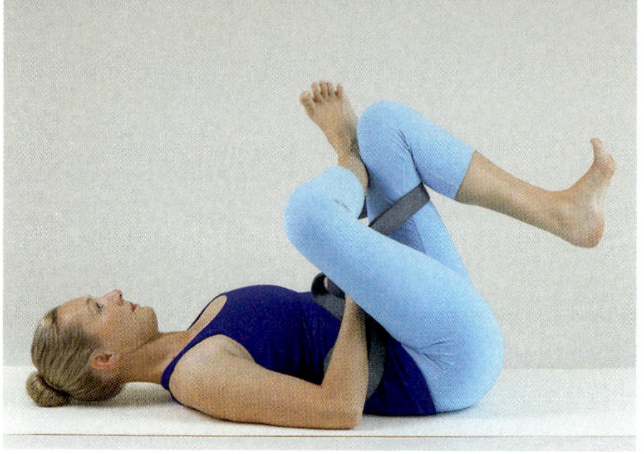

Abb. 193: Hebt sich beim Greifen des Beines der obere Rücken und das Kreuzbein von der Erde ab, nutze einen Gurt, damit du entspannt liegen kannst.

hinten/unten und zieh den rechten Sitzknochen nach oben. Der Smiley sollte nach hinten blicken, das heißt, der Sitzknochen rollt nicht unter. Das Ergebnis ist, dass dein Rücken lang gestreckt bleibt. Vertiefe die Haltung, indem du dich tiefer setzt, achte dabei darauf, das Gewicht nach hinten zu schieben und nicht nach vorne in Richtung des Standknies.

Diese Haltung ist Ausgangspunkt für verschiedene Armbalancen wie *Eka Pada Galavasana* (die *schwebende Taube*, ohne Bild) und die getwistete Haltung *Dragon Fly* » Abb. 158.

Die Dynamik des Asanas bleibt sowohl im Sitzen wie im Liegen gleich. Aus dem Sitz bringe wieder das aktiv gehaltene rechte Bein auf deinen linken Oberschenkel. Stütze dich mit den Händen hinter deinem Po ab, sodass der Rücken lang gestreckt bleibt. Je nach Flexibilität kannst du die Dehnung in der rechten Gesäßaußenseite erhöhen, indem du das linke Bein näher zu dir ranziehst, oder auch entsprechend verringern, wenn du dein unteres Bein mehr in Richtung Streckung bringst und dadurch den Abstand zwischen dem Oberkörper und den Beinen vergrößerst » Abb. 191.

Für das *Nadelöhr im Liegen* beginne damit, erst einmal beide Füße unter deine Knie zu stellen. Verankere dein Kreuzbein am Boden und lass es schwer in die Erde sinken. Achte darauf, dass das Kreuzbein auch beim später folgenden Heranziehen der Beine auf der Erde liegen bleibt. Bringe dein rechtes Bein mit aktiv geflextem Fuß auf deinen linken Oberschenkel. Greife mit der rechten Hand durch das Dreieck deiner Beine (dieser Durchgang ist das Nadelöhr, durch

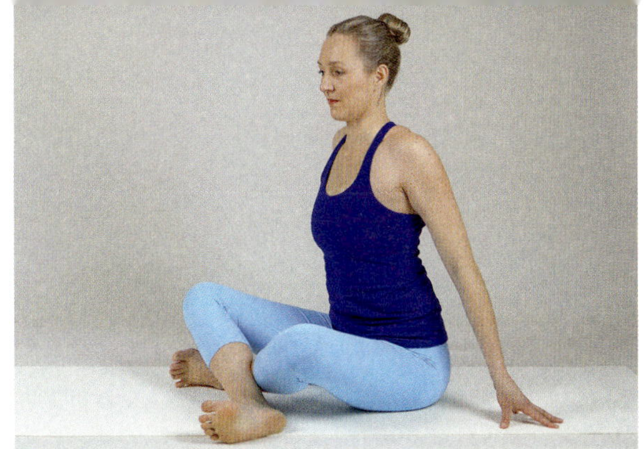

Abb. 194: Beginne damit, die Beine voreinander zu legen. Solltest du auch beim Nach-vorne-Beugen nicht ausreichend Dehnung fühlen, lege die Beine aufeinander.

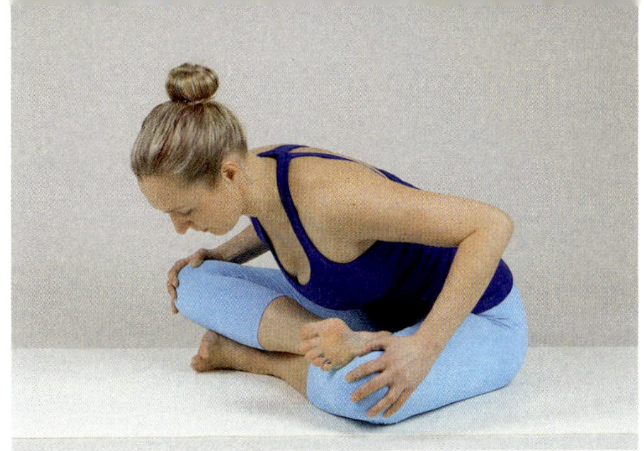

Abb. 195: In beiden Varianten müssen die Fußaußenkanten kraftvoll nach unten drücken, sodass sich das Sprunggelenk von der Erde weghebt.

das wir die Hand einfädeln). Zieh dein linkes Bein zu dir ran und genieße die Dehnung in deiner rechten Gesäßaußenseite » Abb. 192. Oftmals stellt diese Form des ***Nadelöhr*** für Menschen mit eher steifen Hüften keine Option dar. Daher nimm entweder einen Gurt um deinen linken Oberschenkel oder lass diesen Fuß am Boden aufgestellt » Abb. 193.

Agni Stambhasana

agni = Feuer | agni stambha = brennender Holzscheit

Aus dem ***Langsitz*** mit hüftweiten Beinen zieh das Sitzfleisch nach hinten raus, sodass du gut verankert auf beiden Sitzknochen platziert bist. Flexe die Füße kraftvoll. Wieder muss diese Aktivität der Füße durch die ganze Übung hindurch beibehalten werden. Bringe dein linkes Sprunggelenk unter dein rechtes Knie und deinen rechten Fuß vor dein linkes Knie. Die Schienbeine sind nunmehr parallel zum vorderen Mattenrand. Dies ist kein ***Schneidersitz!*** **Die Fußaußenkanten müssen so stark in die Erde drücken, dass die Sprunggelenke die Erde nicht berühren.** Diese Aktivität der Füße und Beine schützt die Kniegelenke und verhindert jede Hebelwirkung auf die Knie. Stell die Hände neben dir auf und richte dich einatmend in die Länge auf, nimm Raum ein » Abb. 194. Für viele Yogis führt bereits dieser aufrechte Sitz zu einer ausreichenden Dehnung; erlaube dir, ggf. hier zu bleiben. Sollte eine verstärkte Dehnung möglich sein, beuge dich ausatmend mit geradem Rücken nach vorne, ohne dabei die Sitzknochen zu entlasten. Die Prinzipien der Vorbeugen und die Ausrichtung des Körpers bewahren auch hier Gültigkeit (siehe Kapitel »Vorbeugen«). Um das Kniegelenk zu schützen, können die Hände die Anwendung der muskulären Energie verstärken. Dafür kannst du die Hände entweder an die Fußsohlen oder an die äußeren Knie bringen. Drück mit deinen Händen nach innen in Richtung Mittellinie und mit deinen Knien oder Fußsohlen von innen nach außen.

Eine weitere Alternative ist, die Hände auf die Knie zu legen und die Knie gegen die Hände nach oben zu drücken. ***(Nicht andersherum!*** Denn genau das würde zu einem schädlichen Scherefekt auf das Kniegelenk führen.) Hebt man kraftvoll die Knie gegen die Hände, sinken die Oberschenkelköpfe und verankern sich besser in die Hüftgelenke. Dadurch kann sich die Hüfte mehr öffnen. Sollte die Dehnung nicht ausreichend sein, lege die Beine aufeinander » Abb. 195.

Gomukhasana

go = Kuh | mukha = Gesicht

Winkele dein linkes Bein so stark an, dass der Fuß in Richtung Gesäß kommt und das Knie nach vorne zeigt. Bringe dein rechtes Bein über dein linkes Bein und lege die Knie aufeinander. Ist dies anatomisch für dich nicht möglich, lass das untere Bein gestreckt. Beide Füße sind geflext, und die Fußaußenkanten drücken in die Erde – die Sprunggelenke heben sich in der Folge von der Erde weg. Ist eine so intensive Hüftöffnung noch nicht möglich, kann es sein, dass das obere Bein deutlich vom unteren Knie abgehoben ist. Das ist völlig in Ordnung so – ***drück nicht*** dein Knie mit der Hand nach unten, das würde wieder gesundheitsgefährdende Scherkräfte im Knie erzeugen! Du kannst auch hier mit deinen Händen das obere Knie unterstützen und dieses leicht anheben oder eine Decke zwischen beide Knie bringen. Zieh dein Sitzfleisch auf beiden Seiten heraus und nach hinten, sodass du gut verankert auf dem Boden sitzt. Richte dich auf und falte mit geradem Rücken tiefer, hebe dabei die Bauchdecke weg

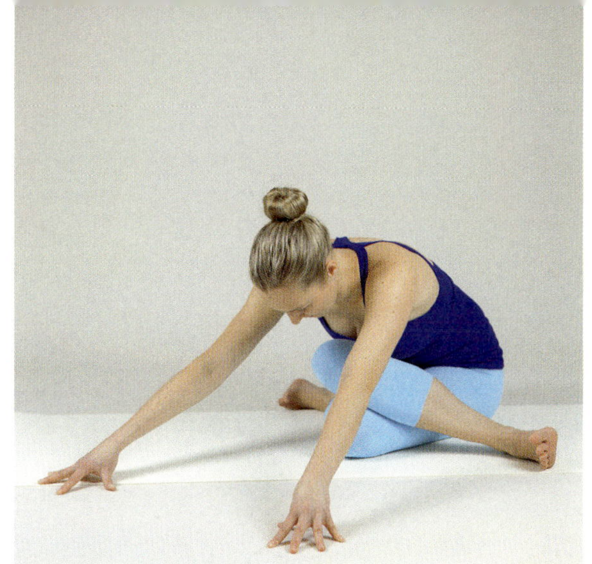

Abb. 196: Das Kuhgesicht – erzwinge nicht das Senken der Knie, sondern dehne die Muskeln der Hüfte.

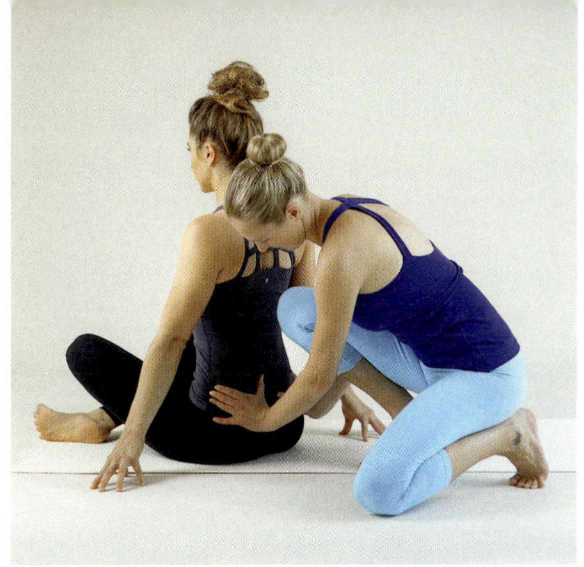

Abb. 197: Sehr häufig entlasten Teilnehmer die Sitzknochen beim Nach-vorne-Beugen. Korrigiere dies, indem du die Yogini an den Hüftknochen in Richtung Erde ziehst.

von den Beinen » Abb. 196. Die Dehnung sollte an den Pobacken und Oberschenkelaußenseiten fühlbar sein.

Hilfestellung für Hüftöffner

Als Lehrerin kannst du sowohl in *Agni Stambhasana* als auch in *Gomukhasana* die Hüfte erden wie bereits im Kapitel »Vorbeugen« beim Asana *Upavistha Konasana* erläutert » Abb. 197 + 89.

Gruppe 3

Asanas, die im Besonderen die Beinvorderseiten ansprechen. Die hier vorgestellten Asanas sind von der Grundidee immer gleich, es geht darum, die Oberschenkelvorderseiten zu dehnen. Dabei ist zu beachten, dass man nicht in die Leiste des zu dehnenden Beines absackt. Dies erreicht man, indem man auch die Oberschenkelvorderseite zur Ferse hin bewegt und nicht nur die Ferse zur Pobacke. Tut man dies, drückt man den Oberschenkelknochen nach vorne gegen das Leistengewebe, was es dringend zu vermeiden gilt! Beginnen wir im Liegen, diese Asanas sind am einfachsten zu praktizieren.

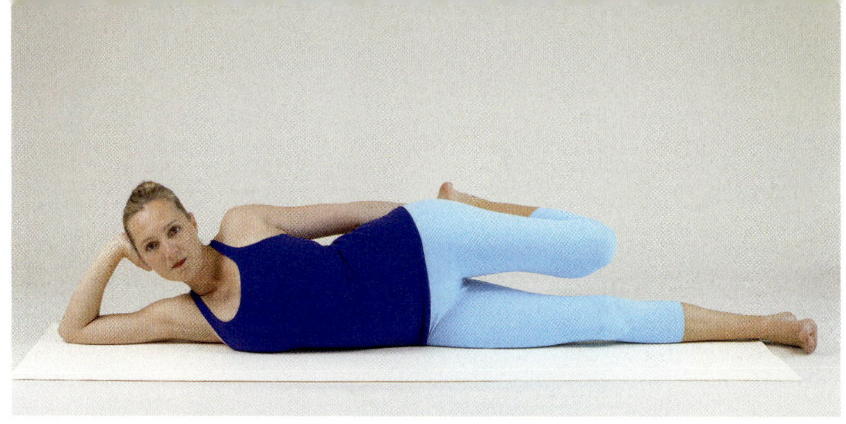

Abb. 198: Die Dehnung der Oberschenkelvorderseiten wird verstärkt, wenn man den Abstand zwischen dem Schambein und dem unteren Ende des Brustbeins verringert.

Oberschenkeldehnung in Seitlage

Rolle dich auf die rechte Körperseite und beuge dein rechtes, unteres Bein ein wenig, damit du nicht zur Seite kippst. Der untere Arm kann deinen Kopf stützen. Zieh dein linkes Knie zu deinem Brustkorb und greife mit der linken Hand den Fußspann. Spreize die Zehen und drück sanft mit der Hand gegen deinen Fußspann und mit dem Fußspann gegen die Hand. Klappe dein Knie nach hinten, sodass die Hüfte und das Knie in einer Linie sind. Achte darauf, dass das freie Knie nicht zur Decke hin ausweicht. Bringe den linken Schulterkopf zurück und spüre, wie die Schulterblätter den Brustkorb heben. Verlängere dein oberes Knie zum unteren Fuß, halte den Bauch stark und bewege dein Bein mehr nach hinten, bewahre dabei die Linie zwischen Hüfte und Knie » Abb. 198. Je mehr du den Nabel zur Wirbelsäule ziehst, umso stärker sollte die Dehnung werden.

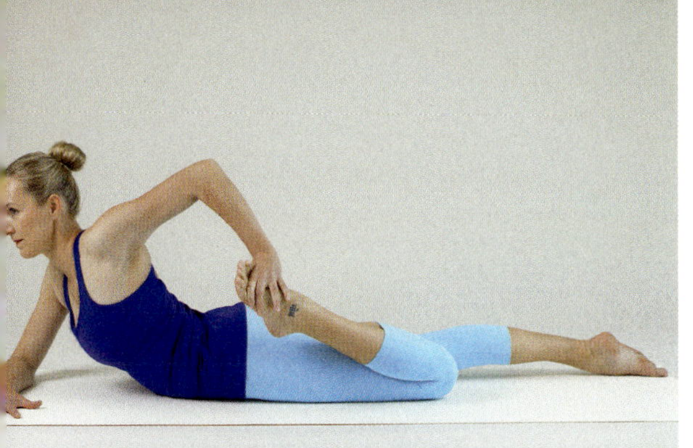

Abb. 199: Je höher man den Oberkörper hebt, umso mehr muss sich die Oberschenkelvorderseite dehnen. Beginne daher unbedingt mit dieser Variante. Sollte dies nicht ausreichend Dehnung verschaffen, hebe den Brustkorb.

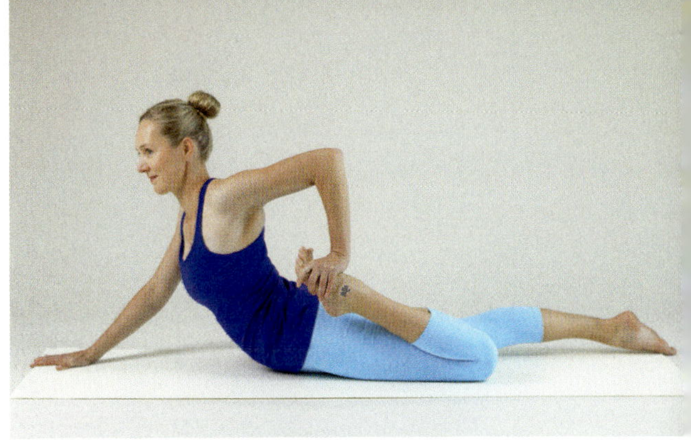

Abb. 200: Die Rückseite des Herzens bewegt sich zum angewinkelten Fuß. Bei Bedarf kann ein Gurt den Weg von der oberen Hand zum Fuß verkürzen, der Fuß muss nicht am Po ankommen.

Ardha Bhekasana

ardha = halb | bheka = Frosch

Die gleiche Haltung, auf eine andere Ebene gebracht, ist ***Ardha Bhekasana***, der ***halbe Frosch***. Aus der Bauchlage richte deinen Körper ein wie für eine ***Kobra*** » Abb. 106 (siehe Kapitel »Rückbeugen«). Platziere jedoch die Ellbogen unter deinen Schultern und halte den Bauch kraftvoll, sodass du den unteren Rücken nicht stauchst, diese Haltung nennt man oft auch ***Sphinx*** oder ***Kobra auf den Unterarmen***.

Winkele dein linkes Bein an und greife den Fußspann mit deiner linken Hand. Ist deine Oberschenkelvorderseite nicht so dehnfähig, greife deinen Fuß oder deine Wade oder verlängere deinen Arm, indem du einen Gurt zu Hilfe nimmst. Achte erneut darauf, das linke Knie nicht zur Seite zu bewegen (das passiert oft bei dem Versuch, den Fuß zu greifen). Drück wieder den Fußspann gegen deine Hand und mit gleicher Kraft die Hand gegen deinen Fuß, halte beide Füße aktiv.

Bring den linken Schulterkopf zurück und schmiege auch dein linkes Schulterblatt an den Rücken. Bewahre dies und dreh den Brustkorb so gut es geht wieder nach vorne. Hebe die linke Leiste sanft nach oben zur Ferse, obwohl du die Ferse zum Oberschenkel bewegst. Aktiviere den Bauch, zieh die Bauchdecke zurück zur Wirbelsäule und beobachte, wie stark die Dehnung dadurch wird » Abb. 199.

Solltest du noch nicht genügend Dehnung verspüren, dreh den rechten Arm mehr nach vorne und hebe den Oberkörper von der Erde weg (ähnlich der Kobra-Bewegung), zusätzlich kannst du den unteren Arm strecken » Abb. 200. Nimm wahr: Je mehr du den Oberkörper in Richtung einer Rückbeuge bewegst, umso größer ist die Strecke, die die Oberschenkelvorderseiten überspannen müssen, und somit auch die Dehnungsintensität.

King Arthur

... oder auch ***kniende Oberschenkelvorderseitendehnung***, man kniet nieder wie für einen Ritterschlag.

Diese Haltung entspricht derselben Dynamik, diesmal mit Unterstützung der Wand in einer ausgesprochen intensiven Variation. Sollte dein Knie empfindlich sein, bring eine Matte an die Wand, schlage sie mehrfach über und schaffe ein gutes Polster für dein Knie. Aus dem 4-Fuß-Stand kommend, stell dein linkes Knie ganz nah an die Wand und lehne den Fußspann mit weit aufgefächerten Zehen an die Wand, die Zehen zeigen gerade nach oben. Stell deinen rechten Fuß unter dein rechtes Knie. Stütze dich auf dein vorderes Knie und richte den Oberkörper langsam auf » Abb. 202. Dies mag als Dehnung vollkommen ausreichen, ggf. nutze Klötze als Unterstützung unter deinen Händen, vielleicht ist eine volle Aufrichtung hier nicht möglich. Schiebe die linke Leiste nach hinten, sollte dies möglich sein, bringe den Po an die Wand, neben deinen Fuß. Je mehr du dich aufrichtest, desto stärker wird die Dehnung in der Oberschenkelvorderseite und umso mehr versucht man hier auszuweichen, indem der Bauch nach vorne schiebt und die Hüfte im aufgestellten Fuß nach außen und oben ausbüchst. Erlaube dies nicht! Wie im Kapitel »Rückbeugen« erläutert, ist dies einer der Hauptfehler in dieser Bewegungsdynamik. Verringere vielmehr den Abstand zwischen dem unteren Ende des Brustbeins und dem Schambein und aktiviere die Bauchmuskeln. Atme auch hier in die Körperrückseite ein und finde die für dich angemessene intensive Dehnung.

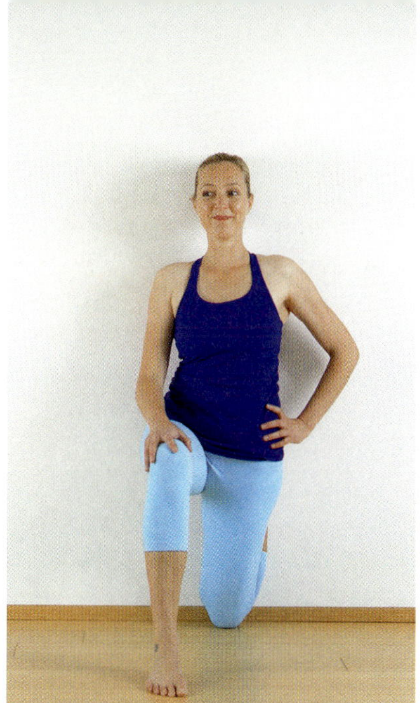

Abb. 201: Diese Variation der Oberschenkelvorderseitendehnung ist ausgesprochen intensiv. Stütze ggf. die Hände auf Klötze und richte dich nur so weit auf, dass dein unterer Rücken sich wohlfühlt und du nicht ins Hohlkreuz fällst.

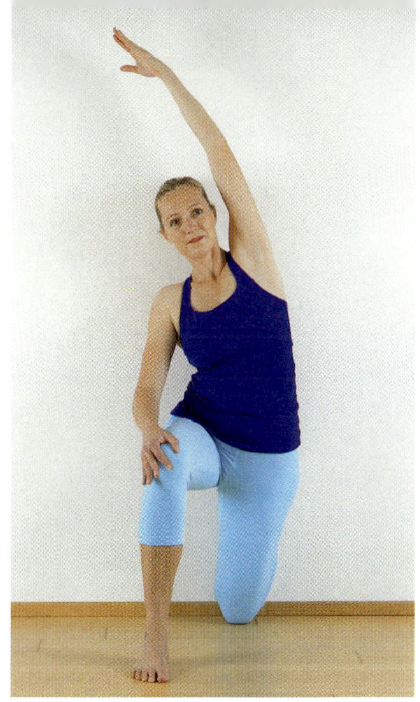

Abb. 202: Diese Haltung dehnt u. a. den Psoasmuskel.

Um den Psoasmuskel mehr zu dehnen, kannst du die Haltung wie folgt vertiefen: Zieh immer noch den Bauch zurück zur Wirbelsäule und lehne dich gefühlt an einen Widerstand an der Körperrückseite an und beuge dich nach rechts. Du kannst den linken Arm über die Diagonale nach rechts ziehen. Nunmehr müsstest du eine Dehnung an der linken Innenseite der LWS fühlen, die bis zur Innenseite des linken Oberschenkels reicht » Abb. 201. Schau dir noch mal den Muskelverlauf des Psoas in » Abb. 163 an. Diesen Muskel dehnst du nun. Asanas sind sozusagen gelebter Anatomieunterricht, man sieht die Muskeln zwar nicht, kann sie aber ganz außerordentlich spüren ☺.

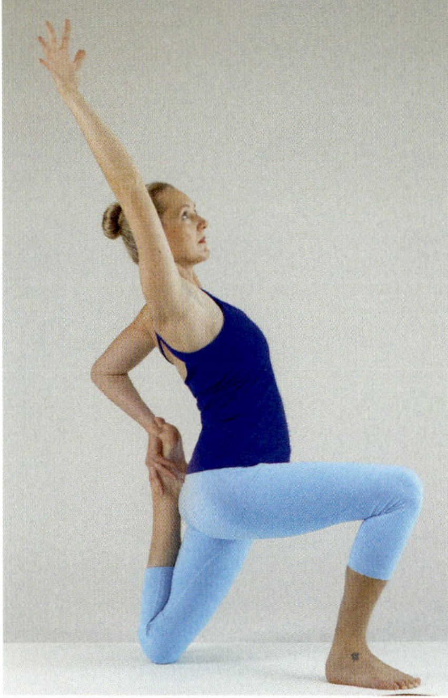

Abb. 203: Auch hier neigt man dazu, den Bauch nach vorne zu schieben. Achte darauf, dich gefühlt anzulehnen und den Nabel zur Wirbelsäule zu ziehen.

Absolut vergleichbare Dehnungen für die Oberschenkelvorderseite kann man aus dem Ausfallschritt kommend üben. Dafür lege dein linkes Knie auf die Erde ab. Platziere das Bein so, dass du die Belastung auf dem Oberschenkelknochen hast und nicht auf der Kniescheibe! Greife mit der linken Hand (oder mit einem Gurt) deinen hinteren Fuß, zieh ihn zu dir heran, schiebe gleichzeitig den linken Oberschenkel nach hinten zum Fuß. Drück dein linkes Knie gefühlt durch die Erde und wachse über die Linie der Wirbelsäule nach oben – öffne dein Herz. Zumeist weicht der Brustkorb zur offenen Seite hin aus – korrigiere dies und bringe die linke Schulter nach vorne, bis du wieder gerade stehst » Abb. 203. Diese Haltung gibt es auch in der gedrehten Variante, wie bei » Abb. 161 + 162 beschrieben.

Step-by-step in Kurzform

- Schaffe ein gutes Fundament, indem du die Basis gut ausrichtest und kraftvoll in die Erde verankerst.
- Finde die Dehnung in der Hüftmuskulatur und nicht in den Gelenken.
- Bewahre Länge im Oberkörper und die Qualität des Angelehntseins über die Körperrückseite.
- Stabilisiere die Haltung durch deine kraftvolle Rumpfmuskulatur.

Worauf man achten muss!

- Achte auf aktive Beinmuskeln, diese schützen die Kniegelenke.
- Bei Haltungen im Stehen ist es wichtig, die Knie niemals zur Seite kippen zu lassen, die Linie von der zweiten Zehe zur Mitte des Knies bleibt bestehen.
- Verlagere den Schwerpunkt nicht nach vorne – weder im Stehen in das vordere Bein noch im Sitzen durch das Anheben der Sitzknochen.
- Druck in den Leisten ist nicht wünschenswert! Hebe die Leiste immer nach hinten zur Körperrückseite, um diese zu entlasten.

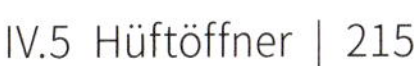

Möge Yoga für dich ein Werkzeug der Expansion
in deine wahre Natur sein.

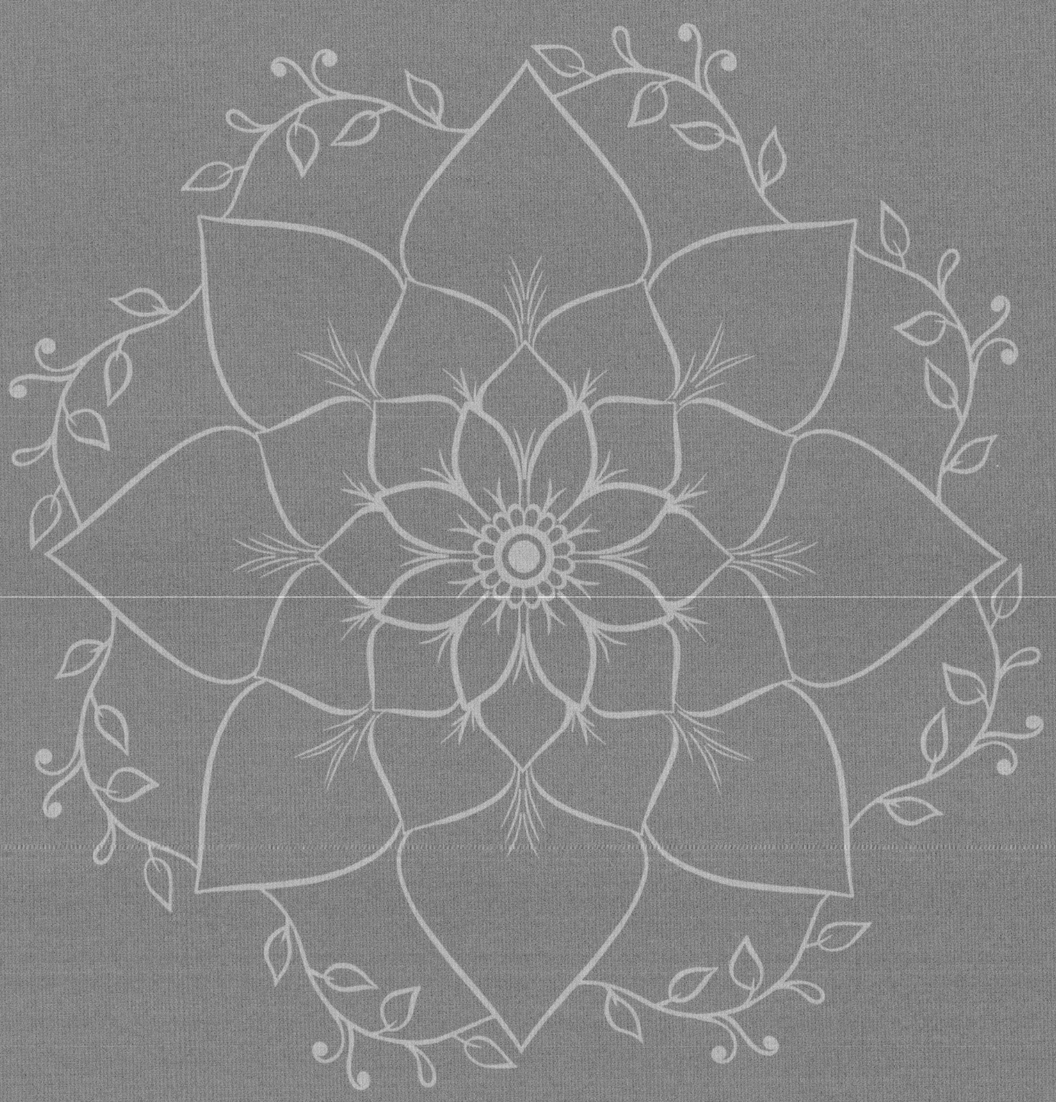

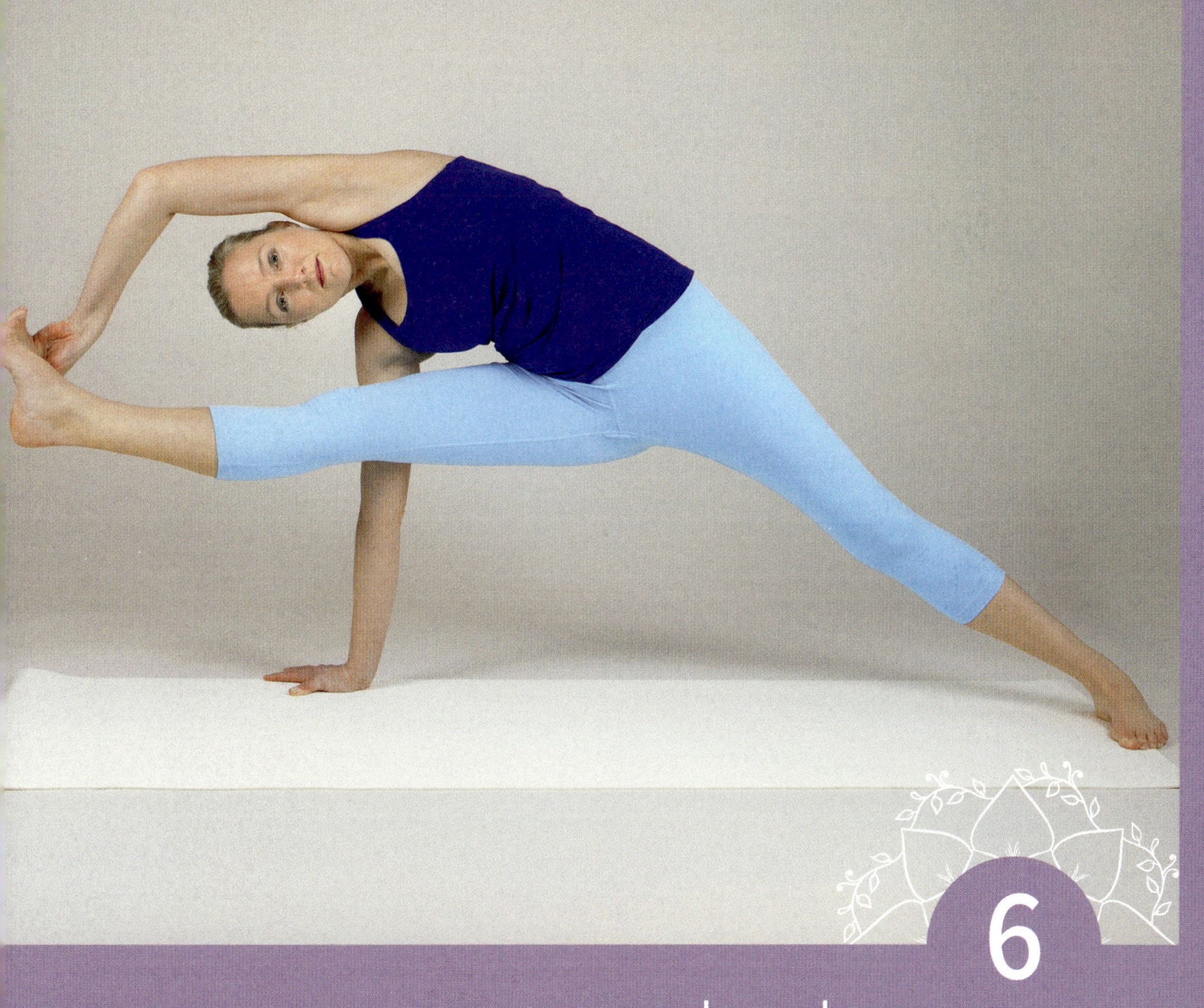

6 Armbalancen

Was sind Armbalancen?

Armbalancen sind all die Asanas, bei denen die Hände oder Unterarme die Basis der Form bilden, wie zum Beispiel im Handstand oder Unterarmstand; oder auch Asanas, bei denen maßgeblich Gewicht auf einer oder beiden Händen ruht, wie zum Beispiel im *Brett (hoher Liegestütz)* oder im *seitlichen Brett.* Diese Asana-Gruppe verlangt physisch die korrekte Ausrichtung im Schultergürtel und eine gute Körperspannung. Armbalancen konfrontieren uns energetisch mit der Thematik »Vertrauen« und der Frage, wie wir Herausforderungen begegnen.

Ein Asana kann zur Gruppe der Armbalancen gezählt werden, wenn die Hände oder Unterarme maßgeblich das Gewicht des Körpers tragen.

Wie wirken Armbalancen?

Für viele Menschen bedeuten Armbalancen, sich der eigenen Angst zu stellen

Last auf die Hände zu geben oder sogar ausschließlich auf den Händen zu stehen, ist für die meisten Menschen sehr ungewohnt und oftmals beängstigend, da wir zumeist auf unseren Füßen stehen, oder liegen, wenn wir schlafen. Neben dem Argwohn gegenüber Unbekanntem, dem mangelnden Vertrauen in die eigenen Fähigkeiten und der Furcht zu fallen, kommt manchmal auch noch die Sorge hinzu, dass man sich blamieren könnte.

Aus meiner Erfahrung als Yoga-Lehrerin kann ich sagen, dass die meisten Teilnehmer nicht gerade in Begeisterung ausbrechen, wenn sie hören, dass die Stunde Armbalancen beinhalten wird. Sehr häufig blicke ich dann in Gesichter, die ausdrücken: »Ich weiß jetzt schon, dass es nicht klappen wird.«

Auch mir erging es zu Beginn meiner Yoga-Praxis nicht anders. Vor allem der Handstand weckte schlechte Erinnerungen an meinen Schulsport. Eigentlich hatte ich mir vorgestellt, dass mit dem Ende der Schulzeit auch dieser mein Leben verlassen würde. Nun, da war er wieder – und mit ihm all meine Widerstände und Überzeugungen meines eigenen Unvermögens. Getreu dem Motto, dass Widerstände dazu da sind, sie zu überwinden, können Armbalancen wie keine andere Asana-Gruppe dabei helfen, über sich selbst und die eigenen selbstbegrenzenden Meinungen hinauszuwachsen.

Wir müssen Vertrauen finden – und Vertrauen hat verschiedene Ebenen:

- Selbstvertrauen
- Vertrauen in etwas (eine Technik, eine Lehrerin/einen Lehrer oder in jede andere mögliche Unterstützung von außen)
- Vertrauen in das große Ganze

Selbstvertrauen steigt dann, wenn es gelingt, Unbekanntem zu begegnen und neue Herausforderungen zu meistern. Vor dem Meistern bedarf es erst einmal der Begegnung – dem Kennenlernen und Sich-mit-etwas-Beschäftigen. Das mag sehr offensichtlich erscheinen. Jedoch ist es gerade bei Armbalancen des Öfteren so, dass die Überzeugung eines Yogi, dass er etwas sicher ***niemals*** können wird, derart stark sein kann, dass er es gar nicht erst versucht. Aus einem gedachten »Niemals« muss im Geist zuerst einmal ein »Vielleicht« werden. Der kategorische Ausschluss einer Möglichkeit schlägt alle Türen zu und verhindert somit, dass etwas Neues und scheinbar Unerreichbares möglich wird.

Einige Asanas aus dieser Gruppe muten durchaus sehr akrobatisch an und lassen einen verzagen. Jedoch hat jedes Asana Vorstufen und wird in mehreren Schritten aufgebaut. So ist es möglich, Techniken, die man für die spätere Praxis benötigt, in einfacheren Variationen zu erlernen, in einem sicheren und gut zu bewältigenden Umfang.

Wieder macht ein bildhafter Vergleich die Thematik deutlicher. Wollen wir hochalpine Bergtouren bewältigen, werden wir zunächst mit leichten Wandertouren beginnen und den Schwierigkeitsgrad langsam steigern. Sollte ein spektakulärerer Gipfel das Ziel sein, werden wir vorab Kondition aufbauen, das erforderliche Equipment anschaffen und alle benötigten Techniken erlernen und sicher beherrschen, bevor es auf die große Tour geht. Gewisse Fähigkeiten müssen automatisiert ablaufen, sodass in kritischen Momenten gewährleistet ist, dass ich mich auf diese verlassen und sie blind abrufen kann.

Armbalancen haben zig Vorstufen. Viele Yogis erkennen das vor lauter Angst nicht, da sie nur den mächtigen Gipfel sehen und sich diese Besteigung nicht zutrauen. Das mag zum jetzigen Zeitpunkt wahr sein – ja, ein Mount Everest übersteigt bei Weitem meine Fähigkeiten. Aber das sollte mich nicht davon abhalten, zu wandern und, sollte ich mehr wollen, entsprechend notwendige Techniken zu erlernen. Mit der Zeit wird eine Hochtour sicher in die Reichweite des Möglichen kommen – und somit auch die Erfahrung des Glücksgefühls, am Gipfel angekommen zu sein, und die Freude der Anerkennung darüber, was man gemeistert hat.

Oftmals begegne ich bei Teilnehmenden zum Beispiel der Meinung, dass die Arme zu schwach seien. Jedoch sehen viele Yogis nicht, dass sie sehr wohl viele Atemzüge auf ihren Armen im *herabschauenden Hund* und im *Brett* stehen können und durchaus die Fähigkeit haben, sich auf den Armen zu halten. Außerdem hat ein *Handstand* weitaus mehr Variationen, als lediglich die Beine nach oben zum Himmel zu strecken. Die einfachste Vorübung ist der *herabschauende Hund*, danach die *L-Position* mit einem Bein an der Wand, dann können beide Beine an die Wand – diese Reihe stelle ich nachfolgend dar.

Der Weg zum Vertrauen

Ein Geschenk des Hatha-Yoga ist, dass es eine Praxis des Erfahrens ist – ich muss nicht daran glauben, sondern ich kann es direkt und unmittelbar überprüfen. Kann ich 15 Atemzüge lang das *Brett* halten, dann habe ich eine Erfahrung von Stärke und Kraft in mir gemacht. Offensichtlich liegt diese Fähigkeit in mir, es bedarf nun der Anerkennung dessen. Bin ich in der Lage, den ersten Schritt zu meistern, kann ich einen Schritt weiter gehen und mich darin üben. Armbalancen bedürfen der Achtsamkeit und Ruhe – man muss erst Sicherheit schaffen, bevor man sich weiter in noch unbekanntes Terrain begibt. Es wäre fahrlässig, ohne Vorbereitung und Know-how einen hohen Berg zu besteigen – ebenso ist es mit komplexen und fortgeschrittenen Asanas. Es bedarf eines guten und respektvollen Körpergefühls, innerer Klarheit, der Mäßigung von falschem Ehrgeiz sowie auch des Loslassens von begrenzenden Meinungen über sich selbst. Sich den Dingen zu stellen, die man eigentlich eher meiden möchte oder die man fürchtet, birgt ein immenses Potenzial für Wachstum und Heilung in sich.

Eine wundervolle Erfahrung für mich als Yoga-Lehrerin besteht darin, Yogis dabei zu unterstützen, wenn sie die konkrete Erfahrung machen, dass sie etwas können, was sie *nie* für möglich gehalten hätten. Zumeist sind sie nach der Meisterung eines vermeintlichen »Niemals-Asanas« von sich selbst in positiver Weise überrascht und stolz. Es ist sehr ermächtigend, Techniken und Fähigkeiten zu erlernen, diese mit Beständigkeit zu üben und zu erkennen, dass sie dabei helfen, Unmögliches möglich zu machen. So wächst die Fähigkeit, selbstverantwortlich und selbstbewusst mit sich umzugehen und die innewohnende Kraft und Kompetenz anzuerkennen und weiterzuentwickeln.

Vertrauen in mich selbst ist die Grundvoraussetzung für Wachstum – im Yoga wie im Leben

Gehe ich Schritt für Schritt vor, werden die Berge, die ich überwinden kann, immer größer. Das Vertrauen in mich wächst – und das ist die persönliche Ebene des Vertrauens. Die zweite Ebene des Vertrauens bedeutet, in etwas oder jemanden Vertrauen zu setzen. Mir selber ermöglichte das Vertrauen in die Kompetenz und die Erfahrung meiner Lehrer maßgebliche Durchbrüche in der eigenen Praxis. Entlang der Grenzen des bislang Erreichten tauchen immer wieder auch Selbstzweifel und Angst auf – manchmal sogar fast Panik. Manche beschreiben so etwas als ein Gefühl von Kontrollverlust. All das sind keine angenehmen Empfindungen, und sie führen oftmals dazu, dass wir vor etwas fliehen oder ausweichen. Eine gute Lehrerin hat die Kompetenz, in ihrer Schülerin zu erkennen, ob in ihr all die Fähigkeiten liegen, die für den nächsten Schritt nötig sind. Hat die Schülerin Vertrauen, gelingt es, gemeinsam den nächsten Schritt zu gehen. Vertraut man in einem Moment des tiefen Zweifels der Lehre und der Lehrerin, wird der nächste Schritt und oft auch ein Durchbruch gelingen. Über die Grenze hinauszugehen, bedarf oftmals des Vertrauens in etwas außerhalb von uns. Man muss sich darauf verlassen, dass das, was sich bislang bewährt hat, auch in einer herausfordernden Situation funktioniert. Auch hier wäre es fahrlässig, wenn man dasjenige oder denjenigen, auf das/den man sich verlassen will, nicht vorab getestet hätte.

Nach all den Jahren auf der Yoga-Matte und der Erfahrung der Bewegungsprinzipien in meinem Körper habe ich erkannt, dass diese allgemeingültig und wirklich immer anwendbar sind. Wenn es also Gesetzmäßigkeiten gibt – eine Art zugrunde liegende Matrix –, dann wird diese auch dann gelten, wenn ich mich in unbekanntes Terrain hinauswage. Ich nehme immer noch meinen Körper mit, ich nutze das angeeignete Wissen und meine Erfahrungen. Ich habe Vertrauen in eine Lehre und ihre Technik, die ich lange und sorgfältig geprüft habe.

Meine wegbereitenden Lehrer und Lehrerinnen habe ich ebenfalls »geprüft« – auf ihre Integrität, innere Haltung, Absichten, Fähigkeiten. Aus einer vertrauensvollen Beziehung heraus auf der Basis langjähriger Zusammenarbeit war ich bereit, an den Stellen meiner tiefen Ablehnung und Angst ihrem Rat und ihrer Hilfe zu vertrauen. Ich hatte gute Lehrer*innen, mein Vertrauen wurde bestätigt!

Vertrauen bedeutet sich anlehnen können

Auch hier greift wieder das Beispiel des Bergsteigens. Der Bergführer muss den Berg in- und auswendig kennen, ihn in allen Wetterlagen und Situationen erfahren haben. Und am Ende sollte der Lehrende klarmachen, dass die Kompetenz in der Schülerin selber liegt. Es geht darum, die Schülerin zu ermächtigen, nun den Berg alleine und Schritt für Schritt kennenzulernen. Dann kann sie sich der Herausforderung stellen und sie unabhängig von jemandem oder etwas anderem meistern.

Die Körpervorderseite ist mit der individuellen Ebene verbunden, die Körperrückseite mit der universellen Ebene

Die dritte und letzte Ebene des Vertrauens ist die absolute Ebene. Kann ich vertrauen, dass etwas ist, bleibt, unveränderlich ist und immerwährend verlässlich Stabilität schafft? Im Yoga ist die Körperrückseite eher mit der universellen Ebene verbunden, die Körpervorderseite mit der individuellen Ebene. Tatsächlich führt das Bedürfnis, ein Asana kontrollieren zu wollen, zu einer verstärkten Bewegung hin zur Körpervorderseite. Genau das führt bei Umkehrhaltungen wie zum Beispiel dem Handstand zu Problemen in der Ausrichtung. Denn für diese Übungen bedarf es auch des Anlehnens, des In-Verbindung-Gehens und Sich-unterstützen-Lassens über die Körperrückseite. Auch hier wieder hilft die Vorstellung von

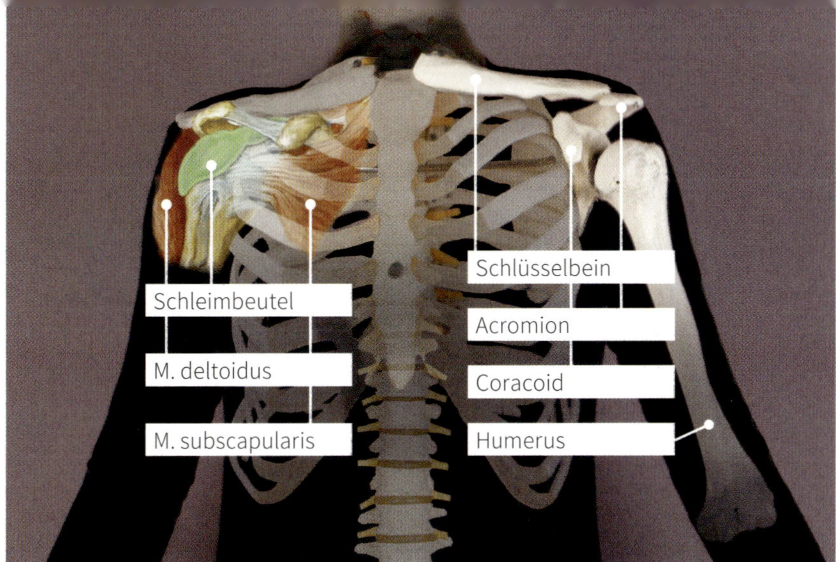

Abb. 204: Anatomischer Blick auf den Oberkörper.

einem Brett am Rücken, an das man sich anlehnen kann, um so die Mitte, das gerade Lot zu finden. Außerdem brauchen wir eine kontinuierliche Verbindung zum Atem – zum universellen, alles einenden Atem; und Verbindung zu unserem klaren, ruhigen und gegenwärtigen Bewusstsein, das die Realität so erkennt, wie sie im jeweiligen Augenblick gegeben ist.

Es ist – ich bin – alles ist ... Teil des Ganzen. Ich bin Teil davon, gehalten – nie außerhalb davon. Es mag Momente geben, in denen das Bewusstsein die Tragweite dieser Idee erfasst – nicht nur mit dem Verstand vermeintlich versteht, sondern wirklich erkennt und erfährt. In diesen Momenten löst sich Angst auf. Was soll ich fürchten, wenn alles *ist*, ich *bin* – zwar im Wandel, aber fortwährend ganz, Teil des Ganzen? In diesen Augenblicken mag es möglich sein, dass man sich – auch ohne alles zu verstehen oder eine Erklärung zu erhalten – in den Fluss des Seins entspannt und anvertraut. In solchen Momenten gelingt wirkliche Hingabe. Diese Verbindung – das Selbst in Einklang mit dem Sein – ist eine zutiefst transformierende Erfahrung. Sie erlaubt, Kontrolle abzugeben, in tiefem Vertrauen und mit dem sicheren Gefühl, dass man immerfort »gehalten« ist.

Was passiert bei Armbalancen?

Das Schultergelenk ist ein äußerst bewegliches Gelenk, damit gleichzeitig aber auch relativ verletzungsanfällig. Schultergürtel, Kopf und Nacken sind leider bei Menschen mit westlichem Lebensstil sehr häufig eine Problemzone. Oftmals ist dieser Bereich verspannt oder schmerzt. Ursachen sind unter anderem eine falsche Haltung, Überbeanspruchung, zu wenig Bewegung sowie auch Anspannung und Stress. Yoga kann hier maßgeblich zu einer Linderung beitragen. Damit die Ausrichtung anatomisch korrekt und die Praxis heilsam ist, ist es wichtig zu verstehen, wie die Funktionsweise des Schultergürtels ist.

Es ist gar nicht so schwierig, wie es scheint, im Grunde bleibt alles wieder bei der Neutralstellung von *Tadasana*. Problematisch wird es dann, wenn man diese Grundhaltung verlässt. Der große Bewegungsradius der Schulter erlaubt es, die Arme sehr frei und auch präzise bewegen zu können. Diese Beweglichkeit geht jedoch zulasten der Stabilität. Im Gegensatz zu den meisten anderen Gelenken gewährleistet hier nicht vorrangig die Knochenstruktur Stabilität, sondern die Arme und auch die Schulterblätter werden lediglich durch starke Muskeln, Bänder und Sehnen fixiert. Befindet sich der Körper nicht in seiner natürlichen aufgerichteten Haltung, entstehen Verspannungen, die häufig im Bereich des Nackens und der Schulterblätter zu spüren sind.

Die Beweglichkeit der Schulter geht zulasten ihrer Stabilität

Dadurch, dass viele Menschen sehr viel Zeit sitzend verbringen, nehmen sie oftmals eine eher nach vorne gebeugte Haltung ein – in Richtung eines Rundrückens. Wie in » Abb. 205 leicht zu erkennen ist, befindet sich der Körper nicht mehr in seiner Achse und ist weit weg von der Idee, dass »ALLES TADASANA IST«. Statt aus sich heraus durch starke Knochen getragen zu sein, muss nun die Muskulatur den Körper und auch das Gewicht des nach vorne gezogenen Kopfes halten. Befindet man sich dauerhaft in einer solchen Fehlstellung, ermüden die überbeanspruchten Muskeln des Schulter-Nacken-Bereichs, und dies führt zu Verspannungen.

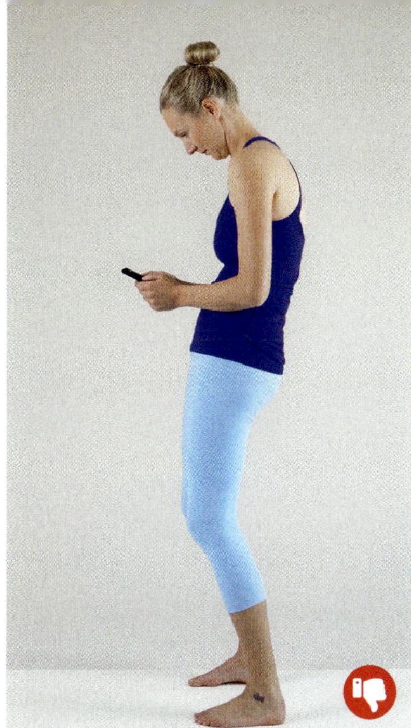

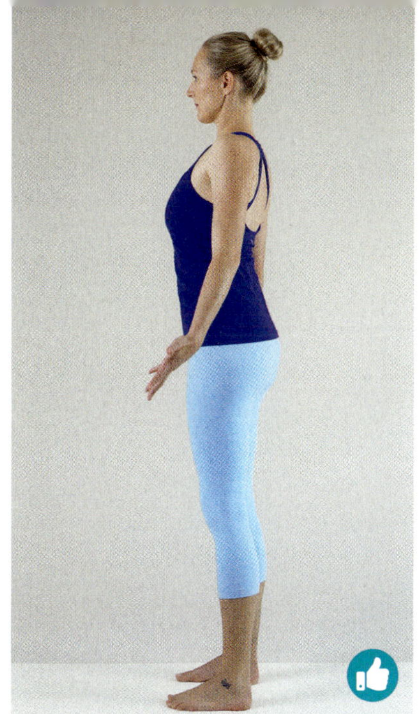

Abb. 205: Links im Bild eine typische Fehlstellung, das Becken ist nach vorne geschoben, der Kopf ist nach vorne geneigt, sodass der Nacken das ganze Gewicht des Kopfes trägt, die Schulterköpfe schauen nach vorne und unten, und die Schulterblätter sind seitlich an den Brustkorb gerutscht.

Abb. 206: Rechts eine optimale, aufrechte Haltung.

Praxis-Tipp Stehend oder sitzend rolle die Schultern nach vorne. Infolgedessen sackt der Bauch zusammen, und auch die Rumpfmuskulatur hält den Körper nicht mehr aufrecht. Damit man immer noch nach vorne schauen kann (zum Beispiel auf einen Bildschirm), muss der Kopf gehoben werden. Dadurch wird die HWS übermäßig gekrümmt, und das Gewicht des Kopfes lastet auf der Halsmuskulatur. Erspüre nun einmal mit deinen Fingern die Muskulatur an deinem seitlichen und hinteren Hals. Diese hat einen starken Tonus, denn sie muss schwer arbeiten.

Richte dich nun auf – so wie unter »Alles ist Tadasana« beschrieben – und nimm wahr, wie der Körper aus sich selbst heraus getragen ist. Fühle noch einmal die Muskeln am Hals – diese sind nun weicher: Schultergürtel und Kopf ruhen mühelos auf dem kraftvollen Rumpf » Abb. 206.

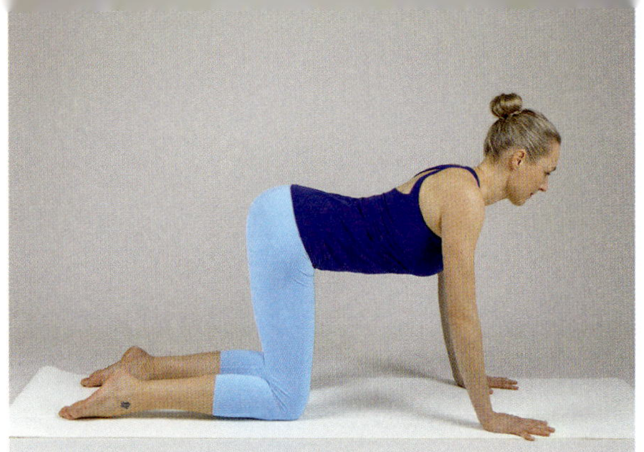

Abb. 207: Eine der bekanntesten Bewegungen aus jeder Rückenschule und im Yoga: Cat/Cow, links die »Kuh«,

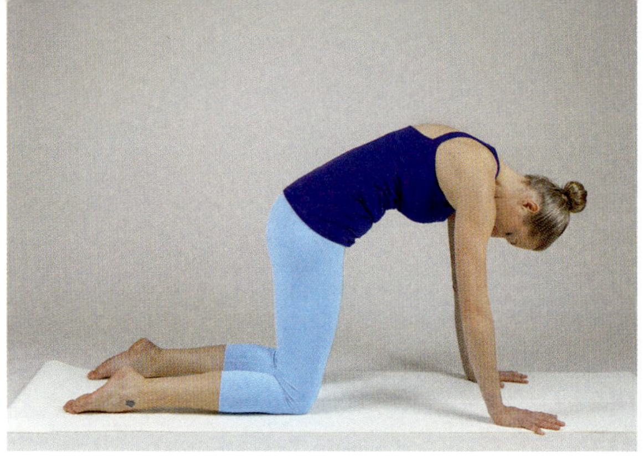

Abb. 208: … und rechts der Katzenbuckel der »Katze«.

Dies ist hoffentlich ein einfach nachzuvollziehendes und eindrückliches Beispiel dafür, wie wichtig es ist, die natürliche Ausrichtung des Körpers – in Yoga-Sprache: durchweg *Tadasana* – zu bewahren.

Für eine gesunde Ausrichtung im Körper ist es daher notwendig, eine gute Rumpfstabilität (Bauch- und Rückenmuskulatur) zu kreieren und den Schultergürtel in seiner natürlichen Haltung zu bewahren. Dies wird umso wichtiger, je mehr Belastung auf dem Schultergelenk lastet (wie zum Beispiel bereits beim *Brett* oder dem *herabschauenden Hund* gesehen). Die Schulterblätter sollten weiterhin am Rücken anliegen und muskulär sanft stabilisiert werden, dabei aber nicht seitlich an den Brustkorb rutschen. Daher: Zieh sanft die Schulterblattspitzen aufeinander zu.

Die Schulterblätter gleiten dann seitlich an den Brustkorb, wenn die stabilisierende Rumpfmuskulatur nicht eingesetzt wird. Die Schwäche in diesen Muskeln geht zulasten der Schultern, die in der Folge in eine Fehlhaltung gehen. Dies zu verinnerlichen, ist ganz elementar, die nachfolgenden Schritte verdeutlichen die so wichtigen Unterschiede in der Haltung der Schulter.

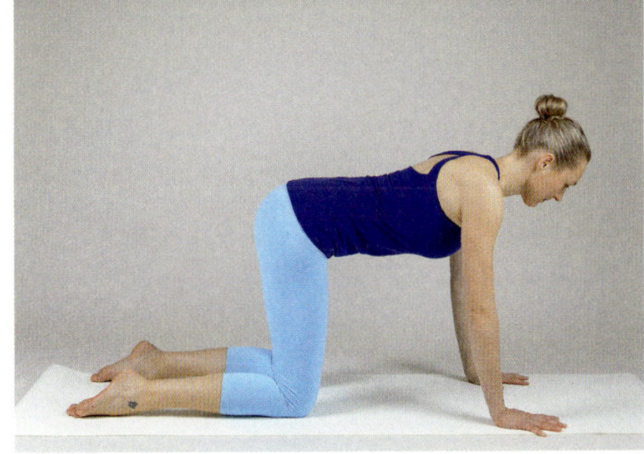

Abb. 209: 4-Fuß-Stand in Neutralstellung, Hüfte über den Knien, Schultern über den Handgelenken, der Rücken befindet sich in seinen natürlichen Krümmungen stabilisiert.

Die Bewegung Katze – Kuh

Im ***4-Fuß-Stand*** zieht man sich mit der Einatmung auseinander, der Rücken sieht aus wie der Rücken einer Kuh » Abb. 207, und mit der Ausatmung rundet man sich zu einem Katzenbuckel zusammen » Abb. 208. Im Katzenbuckel gleiten die Schulterblätter seitlich an den Körper, und die kyphotische Krümmung (nach hinten/oben) der BWS verstärkt sich. Dies ist hier unproblematisch und sogar erwünscht, da noch keine starke Belastung auf dem Schultergelenk ruht. Diese Bewegungsabfolge mobilisiert die Wirbelsäule und dehnt eine Vielzahl von Muskeln im oberen Rücken und im vorderen Brustkorb.

Kommt jedoch mehr Gewicht auf die Arme, und die Schulterblätter sind weiterhin seitlich positioniert, entstehen Probleme im Schultergelenk. Der Oberarmkopf ist dann nicht gut mit der Gelenkpfanne verbunden, und die Rumpfmuskeln können die Form nicht ausreichend stabilisieren, was zu Verletzungen führen kann. Bevor man also Last auf die Schultern legt, muss der Körper wieder in seine Neutralstellung gebracht werden.

Der Körper ist hier in » Abb. 209 in seiner natürlichen Ausrichtung, es ist wie ein ***Tadasana auf allen vieren***. Der Bauch ist stark, Körperrückseite und Hinterkopf lehnen an einen imaginären Widerstand an, die Arme sind aktiv und gestreckt, das Herz ist weich. Solltest du diese Ansagen nicht kennen, lies bitte bei »Alles ist Tadasana« nach, wie die Hände platziert werden (1. Prinzip) und wie sie aktiviert werden (2. Prinzip). Halte die Arme und Hände aktiv und verankere diese in der Erde, während du dennoch den Raum zwischen den Schulterblättern weich lässt. Nun, da du die Unterschiede der Schulterausrichtung wahrgenommen hast, wenden wir genau die gleichen Prinzipien in der bekanntesten Bewegungsabfolge an, dem *Sonnengruß*.

Vinyasa als »Trockenübung«

Diese Übung ist eine perfekte Möglichkeit, um zu verstehen, dass der Schultergürtel die ganze Zeit über stabil bleiben kann und soll. Erkennt man dieses Prinzip hier, hilft dies immens dabei, zu begreifen, welche Fehler in der Ausrichtung des Schultergelenks in diesem Übergang des *Sonnengrußes* (auch *Vinyasa* genannt) geschehen können.

Auch wenn es ein wenig seltsam erscheinen mag, den *Sonnengruß* im Stehen zu üben, probiere es einfach einmal aus. Für mich war dies essenziell zum Verständnis der Bewegung des Schultergürtels.

- Beginne in *Tadasana* » Abb. 210.
- Bring die Arme horizontal nach vorne, so als würdest du *Liegestütz* üben » Abb. 211.
- Flexe die Hände, als wären sie flach auf der Erde.
- Zieh die Arme aus dem Körper heraus nach vorne und spüre, dass die Schulterblätter an die Seite gleiten. Das ist die inkorrekte Bewegung, die wir nicht wollen. Integriere die Arme in deinen Körper, indem du sie weiterhin gestreckt zum Körper zurückziehst, und zieh die Schulterblattspitzen am Rücken sanft aufeinander zu. Atme dich weit und groß in deinem Brustkorb, bleibe sanft im oberen Rücken. Hebe den Blick zum Horizont. Spürst du, wie die Muskeln in deinem Rumpf, insbesondere die Bauchmuskeln und auch die kleinen Muskeln zwischen der Wirbelsäule und den Schulterblättern aktiv sind?
- Verändere nichts – winkel nur die Arme an, als würdest du den *tiefen Liegestütz* üben. Halte die Muskeln zwischen den Schulterblättern aktiv. Spürst du weiterhin, wie die Muskeln zwischen

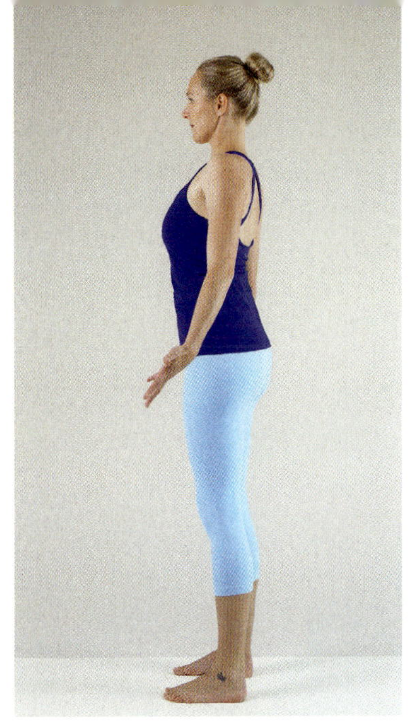

Abb. 210: Die Ausgangsposition Tadasana, gut ausgerichtet.

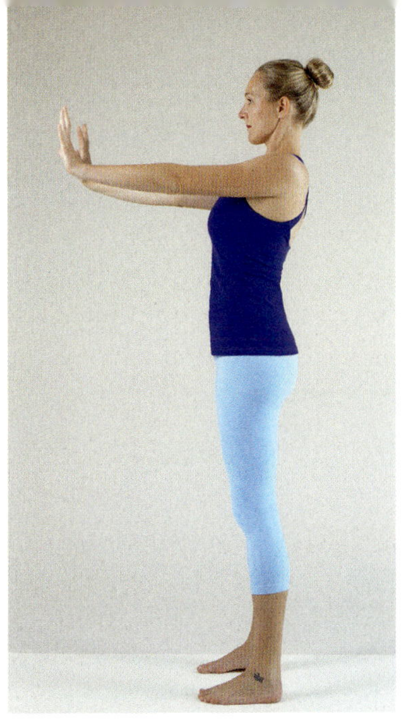

Abb. 211: Das Brett im Stehen.

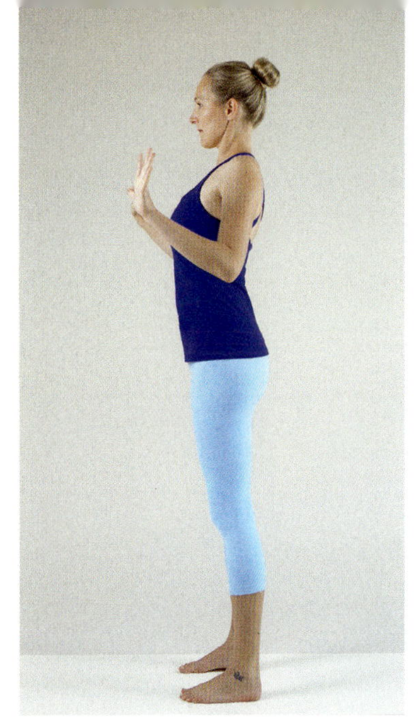

Abb. 212: Tiefer Liegestütz im Stehen.

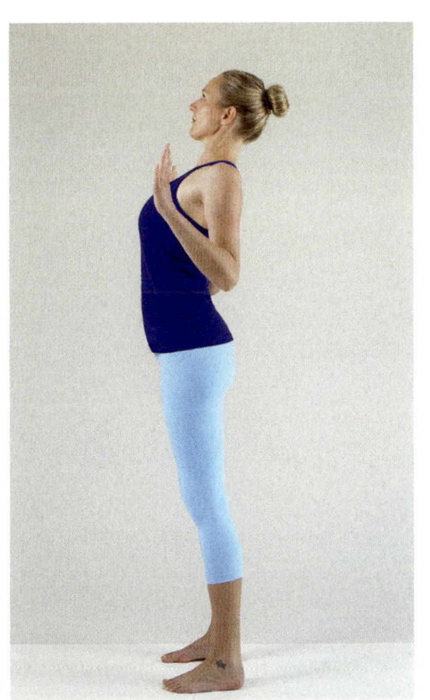

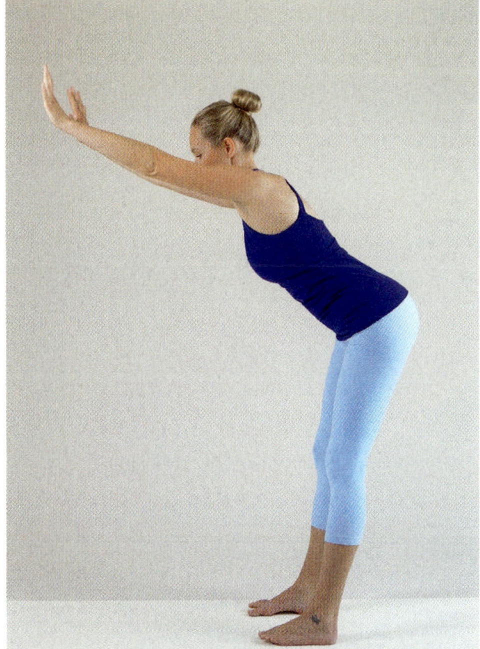

Abb. 213: (l.) Die Kobra auch wieder im Stehen, in Bauchlage wäre der Fußspann am Boden.

Abb. 214: (r.) Der herabschauende Hund im Stehen.

Solche Trockenübungen muten vielleicht ein wenig seltsam an – sind aber sehr nützlich, um Details in den Bewegungen besser zu fühlen/verstehen.

deinen Schulterblättern die Haltung stabilisieren und dass der Brustkorb vorne weit ist? » Abb. 212

- Lehne den Oberkörper nach hinten – das ist wie bei der ***Kobra*** » Abb. 213.
- Ist dir aufgefallen, dass du die Schultern gar nicht verändern musstest? Denn sie waren schon genau da, wo sie sein sollen, in der Grundhaltung. Ist es nicht so, dass du oftmals genau an dieser Stelle den Flow unterbrichst? Bevor du in die volle ***Kobra*** gehst? Hörst du hier oftmals die Ansage, dass du die Schulterköpfe heben und nach hinten rollen sollst? Wenn das an dieser Stelle nötig ist, dann hast du die korrekte Schulterausrichtung auf dem Weg zum Boden verloren. Genau dieser Übergang vom ***hohen Brett*** in das ***tiefe schwebende Brett (Chaturanga)*** oder in die ***Bauchlage*** ist für die Schulter eine gefährliche Passage. Da es oftmals nicht gelingt, die Schulterblätter muskulär gehalten am Rücken zu lassen, kommt es zu einer Fehlbelastung in den Schultern. Dies kann zu Verletzungen führen, vor allem dann, wenn es immer wieder passiert.
- Lege dich sozusagen wieder auf den Boden ab und drück dich zurück nach oben in den ***hohen Liegestütz*** – komm also wieder in ***Tadasana*** an und strecke die Arme mit angewinkelten Händen nach vorne. Bei dieser Bewegung ist es wichtig, weiterhin die Schulterblattspitzen aufeinander zuzuziehen, was selbst als Trockenübung überraschend anstrengend ist. Von da gehe in den ***herabschauenden Hund*** » Abb. 214.

Diese Übungsreihe macht erfahrbar, dass das Schultergelenk bei allen Bewegungen in seiner verankerten und gesunden Ausrichtung bleibt. Wir bewegen uns zwar durch unterschiedliche Positionen, aber die Grundausrichtung bleibt bestehen.

Wie praktiziert man Armbalancen?

Anhand des ***hohen Liegestütz*** schauen wir uns nun die Details der Ausrichtung in dieser Asana-Gruppe an. Ein gut ausgerichteter ***4-Fuß-Stand*** ist Ausgangspunkt für das ***Brett***, die ***hohe Liegestützform***. Lass dir Zeit, den ***4-Fuß-Stand*** hier gut einzurichten, bevor mehr Belastung auf die Schulter gebracht wird. Hier gelingt es noch leicht, Korrekturen in der Haltung vorzunehmen und eine gesunde Verbindung zu schaffen. Korrekturen in der Ausrichtung der Schulter sollten auf keinen Fall unter Belastung vorgenommen werden. Sollten Veränderungen nötig sein, komme aus der Haltung oder bitte die Teilnehmerin, zurück in den ***4-Fuß-Stand*** zu gehen, positioniere den Schultergürtel in der korrekten Weise und übe dann weiter. Hier folgt nun eine schrittweise Anleitung:

1. Das Fundament des Asanas

Die Hände werden muskulär aktiv außen schulterweit aufgestellt. Ein sehr wichtiges Detail in Armbalancen ist die Ausrichtung der Ellbogenbeuge: Diese zeigt zum jeweiligen Daumen nach vorne. Die Arme, die in dieser Asana-Gruppe besonders viel Gewicht tragen müssen, sollten immer aktiv sein. Nutze dazu die Prinzipien der muskulären Energie: Zieh die Hände aufeinander zu (zur imaginären Mittellinie hin) und auch nach hinten zu den Füßen – ohne sie tatsächlich zu bewegen ***(isometrisch)***. Die Schultern sind in einer Linie über den Handgelenken, ***niemals davor***, dies könnte die Handgelenke verletzen » Abb. 215.

Strecke aus dem ***4-Fuß-Stand*** dein rechtes Bein nach hinten und stell den Fuß am Boden auf.

2. Die Beckenkippung

Nun im ***einbeinigen Brett*** rolle die Oberschenkelinnenseite des rechten Beines nach oben und verlängere den rechten Sitzknochen nach hinten zur Ferse. Die Hüfte ist weder zu stark gehoben, noch hängt sie durch » Abb. 216.

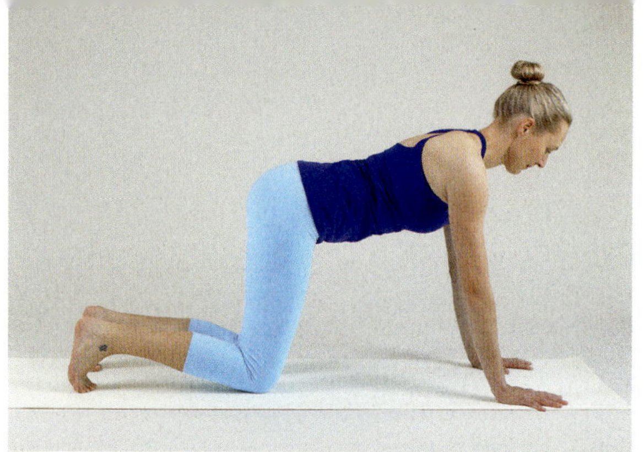

Abb. 215: Aktiviere bereits im 4-Fuß-Stand die Muskulatur deines Körpers.

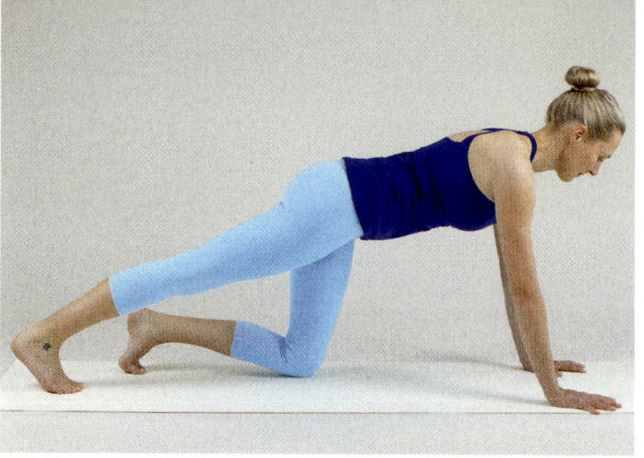

Abb. 216: Erhöhe nur den Schwierigkeitsgrad, indem du nacheinander die Beine streckst.

3. Bauchdecke und mittlerer Rücken

Um die Bauchdecke noch deutlicher anzusprechen, schiebe deinen rechten dicken Zehenballen kraftvoll in die Erde und zieh die rechte innere Ferse nach hinten, während der rechte kleine Zehenballen und die äußere Ferse Richtung Hüfte zieht. Spürst du, wie kraftvoll diese Aktion dein Bein und die Bauchdecke aktiviert? Die Bauchdecke hebt sich, und die vorderen Rippen ziehen zu den hinteren Rippen. Dein Rücken ist weiterhin in seiner gesunden, mit den natürlichen Krümmungen eingestellten Ausrichtung, lang und kraftvoll durch die Bauchmuskulatur gehalten.

4. Oberer Rücken, Schultergürtel und Nacken

Achte darauf, dass der Raum zwischen den Schulterblättern geschmeidig bleibt, »schmelze dein Herz«.

Weder rundet sich die Wirbelsäule nach oben, das geschieht zumeist, wenn man sich zu stark von der Erde wegdrückt, noch hängt man mittig durch. Der Kopf ist in seiner natürlichen Ausrichtung, der Blick ist nach unten zur Erde gerichtet. Wieder gilt, dass man gegen einen imaginären Widerstand am Rücken atmet und sich anlehnt. Bewahre dies alles und bringe dein zweites Bein dazu, indem du die genannten Schritte wiederholst. Das ist das Brett – atme hier und spüre deine Kraft und Verbindung im Körper » Abb. 217.

Der Weg nach unten in die *tiefe Liegestützhaltung (Chaturanga)* oder komplett zum Boden stellt, wie bereits erwähnt, einen schwierigen Übergang dar. Die Schulterköpfe dürfen dabei nicht nach vorne kommen! Sollte dir das Ablegen zum Boden bei korrekter Schul-

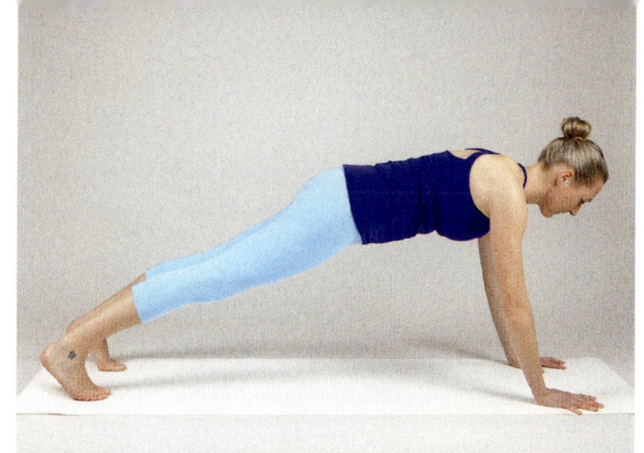

Abb. 217: Das hohe Brett/Liegestütz mit gestreckten Armen, kraftvoll aus der Mitte heraus gehalten.

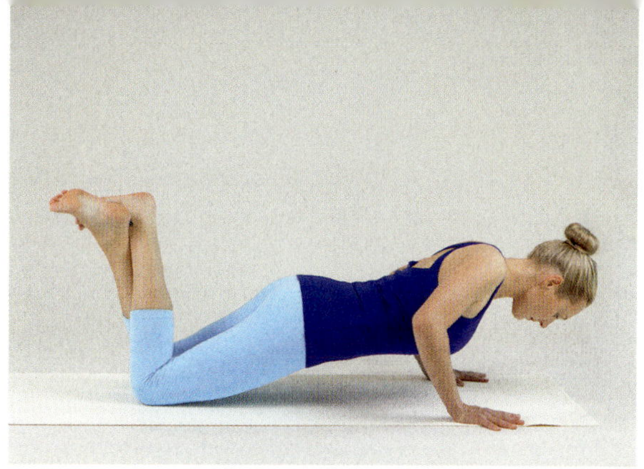

Abb. 218: Um aus dem Brett gut zum Boden zu kommen, erlaube dir erst die Knie abzulegen.

terausrichtung nicht gelingen, mach es dir leichter und lege erst die Knie zum Boden ab » Abb. 218.

Bis hier haben wir die Grunddynamiken der Armbalancen betrachtet und die generell zu erwartenden Probleme diskutiert.

Wie gesagt, Armbalancen sind nicht nur die wilden Asanas, sondern beispielsweise auch der ***herabschauende Hund***, der im Grunde genommen eine Vorstufe des ***Handstands*** ist. Versteht man die einfacheren Formen, dann wird man sich zutrauen, einen Schritt weiter zu gehen – und vielleicht doch auf einmal feststellen, wie viel mehr möglich ist. Eine Auswahl gängiger Asanas schauen wir uns nun im Detail an.

Welche Asanas gibt es noch?

Am ähnlichsten zu ***Tadasana*** ist der ***Handstand***. Er ist im Grunde das Gleiche, nur auf den Kopf gestellt. Doch damit fangen wir nicht an. Nähern wir uns der Thematik mit einem Asana, das du sicher so ziemlich in jeder Yoga-Stunde zigfach übst und gar nicht als Armbalance ansiehst.

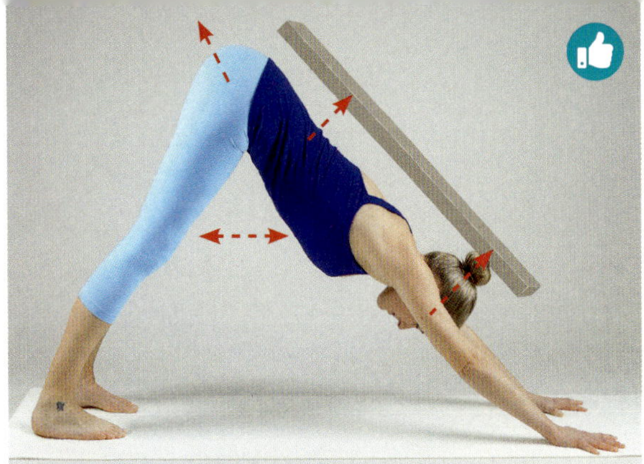

Abb. 219: Der herabschauende Hund mit kraftvollen Armen, diese heben sich von der Erde/Bauchdecke weg, die Ellbogenbeugen schauen zu den Daumen, die Knie sind je nach Flexibilität der Oberschenkelrückseiten gebeugt.

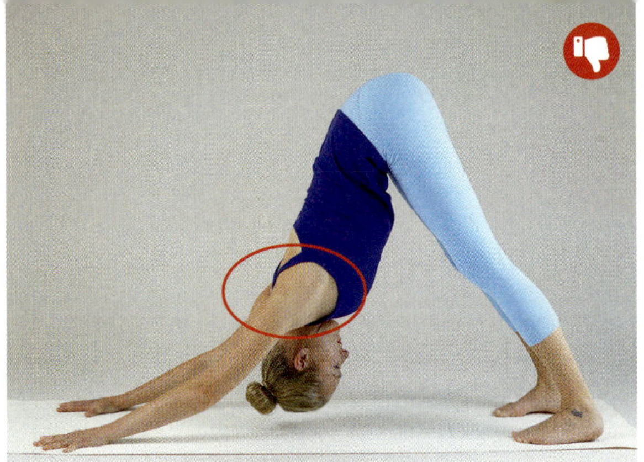

Abb. 220: **So nicht!** Das Schultergelenk leidet hier massiv.

Adho Mukha Svanasana, der herabschauende Hund

adho = nach unten | mukha = Gesicht, svana = Hund

Generelle äußere Form

Der ***herabschauende Hund*** ist ***Tadasana*** aus dem Hüftgelenk gefaltet mit der Basis auf Händen und Füßen, wie ein umgedrehtes »V«. Die Platzierung der Hände ist wieder außen schulterweit, und die Füße stehen hüftweit. Genauere Angaben zur Ausrichtung der Füße, Hände und Arme findest du unter »Alles ist Tadasana«.

Verlängere den Rücken, indem du dich lang streckst (ggf. beuge dafür die Knie) und den Po nach oben schiebst. Versuche das Gewicht aus dem Schultergürtel mehr in deine Füße zu bringen » Abb. 219 (bei Handgelenksproblemen stell die Hände auf flach liegende Klötze, auch das verlagert das Gewicht mehr in die Füße).

Der Po stellt den höchsten Punkt des Asanas dar – es ist das Ziel, diesen so weit wie möglich nach hinten und oben zu schieben, um so die Flanken und die Wirbelsäule lang zu strecken. In diesem Asana wird eine Vielzahl von Muskeln in allen Körperteilen gestreckt und gefordert, daher ist diese Haltung eine häufig praktizierte Form und Bestandteil des ***Sonnengrußes***. Richtig geübt, wirkt sich der ***herabschauende Hund*** sehr positiv auf den gesamten Körper aus. So grundlegend dieses Asana ist, leider passieren hier oftmals Fehler, die sich schädlich auf den Körper auswirken können. Die häufigsten Fehlstellungen ergeben sich aus einem falschen Verständnis der Grunddynamik des Asanas und führen zu:

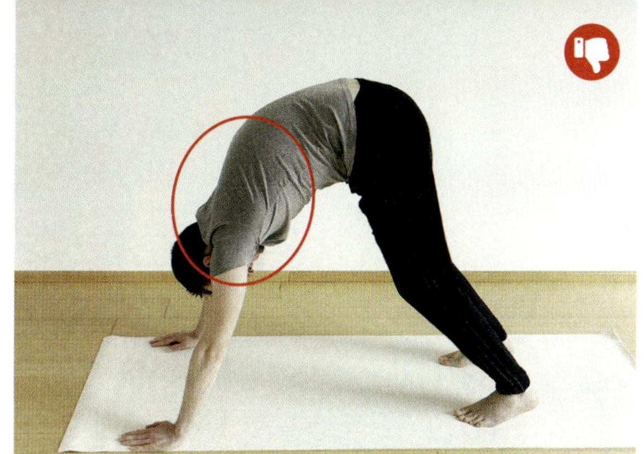
Abb. 221: Dieser herabschauende Hund muss korrigiert werden, hier ist vor allem zu viel Belastung auf dem Schultergürtel.

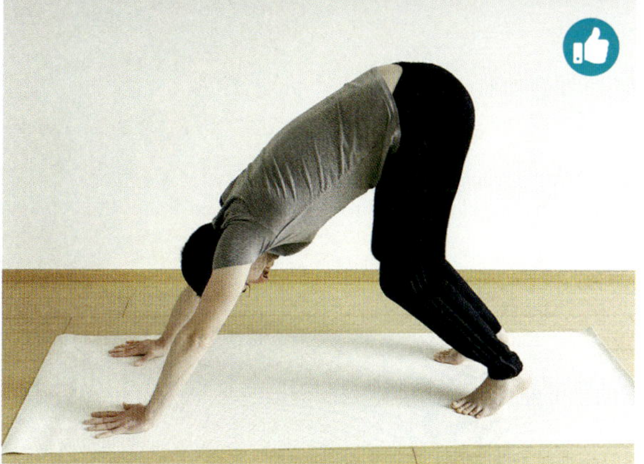
Abb. 222: Vorrangig muss der Rücken lang gestreckt sein, es ist nicht wichtig, ob die Fersen zum Boden kommen. Daher beuge die Knie so viel wie nötig.

1. einem runden Rücken » Abb. 221 oder
2. einem Einsacken im Schultergürtel » Abb. 220.

1. Ein runder Rücken

Der ***herabschauende Hund*** hat die Qualitäten einer Vorbeuge, da wir aus der Hüfte nach vorne falten. Die im Kapitel »Vorbeugen« erklärten Probleme tauchen daher auch hier wieder auf. Menschen mit verkürzten Beinrückseiten haben hier erhebliche Schwierigkeiten, den Rücken lang gestreckt zu lassen.

Das kommt daher, dass die verkürzten Muskeln der Beinrückseiten die Sitzknochen in Richtung Fersen ziehen und somit der Rücken rund wird. Um den starken Zug der Beinrückseiten zu verringern und den Rücken gerade einzustellen, ist es notwendig, die Knie zu beugen, die Oberschenkelinnenseiten nach hinten zu rollen und die Sitzknochen nach oben zu ziehen. Die imaginären Smileys auf den Sitzknochen sollen wieder parallel nach hinten zeigen und nicht zum Boden. Die Länge des Rückens wird durch das Heben der Bauchdecke zur Wirbelsäule stabilisiert – wie so oft hilft der imaginäre Widerstand, an den der Rücken angelehnt wird » Abb. 219. Mit gebeugten Knien ist es jedem Yogi möglich, den Po nach hinten herauszuschieben und den Rücken mit seinen natürlichen Krümmungen lang zu strecken » Abb. 222. Als Folge lastet weniger Gewicht auf dem Schultergürtel und den Handgelenken, der Nacken ist entspannt, und der Atem kann frei und tief durch den Körper strömen.

Die Bewegungsrichtung im herabschauenden Hund ist zur Körperrückseite – so verhindert man das Einsacken im Schultergürtel

Viele Praktizierende glauben fälschlich, dass es nötig sei, die Fersen zum Boden zu bringen. Doch auch diese Idee verursacht oftmals die eben beschriebene Fehlausrichtung: Überdehnte Beinrückseiten, die in dem vergeblichen Versuch, die schlechte Ausrichtung auszugleichen, zu einem runden Rücken führen. Daher: Erst die Knie beugen, dann den Rücken lang strecken und die Bauchdecke heben, und nur wenn dies bei Bewahrung des langen Rückens möglich ist, kann man die Fersen zum Boden sinken lassen. Ob die Fersen den Boden berühren oder nicht, ist zweitrangig – nicht verhandelbar ist jedoch der gerade Rücken ohne übermäßige Last auf dem Schultergürtel, womit wir bei der zweiten gravierenden Fehlausrichtung sind.

2. Einsacken im Schultergürtel

Diese Bewegung ist leider sehr verbreitet, jedoch ausgesprochen schädlich für die Schultergelenke. Hierbei hängt der Yogi im Schultergürtel durch und lässt den Brustkorb in Richtung Erde sacken. Von der Seite betrachtet bekommt der Körper eine Sichelform » Abb. 220. Für eine gute Ausrichtung der Schulter ist es unerlässlich, dass der Oberarmkopf gut mit dem Schultergelenk verbunden ist, da ansonsten starker Druck auf Sehnen und Bändern lastet.

Praxis-Tipp Stell dich in *Tadasana* und strecke die Arme parallel zur Erde nach vorne; zieh die Arme dazu nach vorne raus » Abb. 223. Hebe diese herausgezogenen Arme nach oben und spüre nach. Nimmst du den unangenehmen Druck im Schultergelenk wahr, die Enge zwischen Hals und Schulter und die Anspannung im Nacken » Abb. 224? Diese Haltung fühlt sich bereits im Stehen ohne Belastung der Schulter ausgesprochen unangenehm an – es wird allerdings noch schlimmer und tatsächlich auch schädlich, wenn man den Schultergürtel in dieser Ausrichtung belasten würde. **Eine solche Ausrichtung der Schulter ist falsch und birgt ein Verletzungsrisiko!**

Stell dich wieder mit nach vorne gestreckten Armen in *Tadasana*. Diesmal zieh jedoch die Arme zurück in Richtung Körperrückseite, sodass sich der Oberarmkopf gut und solide mit dem Schultergelenk

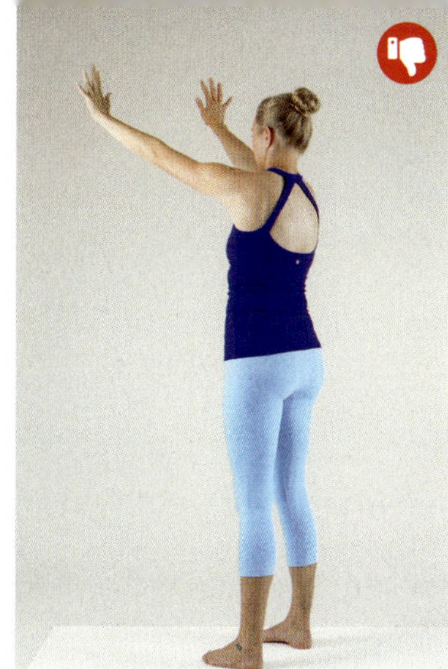

Abb. 223: Dies ist die inkorrekte Ausrichtung der Schulter! Versuche es dennoch einmal ohne Belastung als Trockenübung und spüre, wie unangenehm sich diese Haltung bereits hier anfühlt.

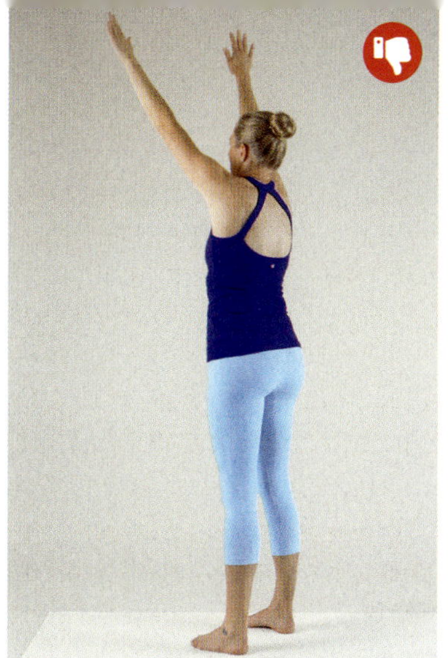

Abb. 224: Würdest du aus dieser schlechten Schulterausrichtung die Arme nach oben strecken, verengt sich der Nacken noch mehr, und der Bereich zwischen den Schultern wird rund und fest. Das ist keine gesunde Basis für eine Armbalance!

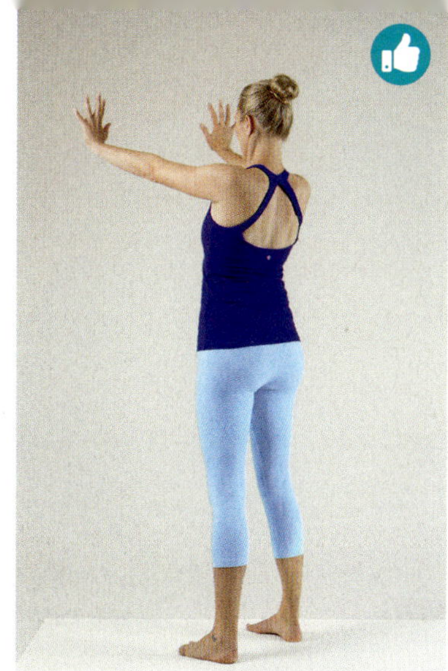

Abb. 225: Zieh die Arme in deinen Körper zurück, bewahre dies und hebe die Arme – das ist die korrekte Ausrichtung.

verbindet. Nimm wahr, dass die Achselhöhlen hier »hohl« sind und dass die Schulterblätter am Rücken anliegen » Abb. 225. Bewahre dies und hebe die Arme nach oben zur Decke.

Versuche beständig, die Arme in den Körper zu ziehen, so als würde man etwas mit den Händen greifen, sanft nach unten drücken und zu sich heranziehen. Spürst du, wie dann die Muskulatur zwischen den Schulterblättern und in der Bauchdecke aktiviert wird, das Schultergelenk und der Nacken frei sind?

Wie etabliert man also unter Belastung einen gut verankerten Oberarmkopf im Schultergelenk?

Zum einen ist die eingangs beschriebene grundlegende Ausrichtung und Aktivierung der Hände und Arme wichtig. Die Ellbogenbeugen müssen schräg nach vorne zu den Daumen schauen, dies ist im *herabschauenden Hund* gar nicht so einfach. Das Aufeinanderzuziehen der Arme gegen einen imaginären Widerstand sowie auch die Idee, die Hände zu den Füßen und die Füße zu den Händen zu ziehen, erzeugt sowohl die notwendige muskuläre Energie in den Armen als

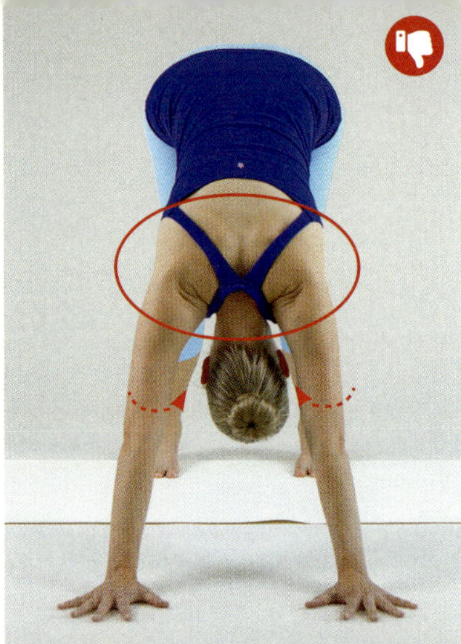

Abb. 226: Die Oberarminnenseite schaut nach hinten/unten.
So bitte nicht – die arme Schulter!

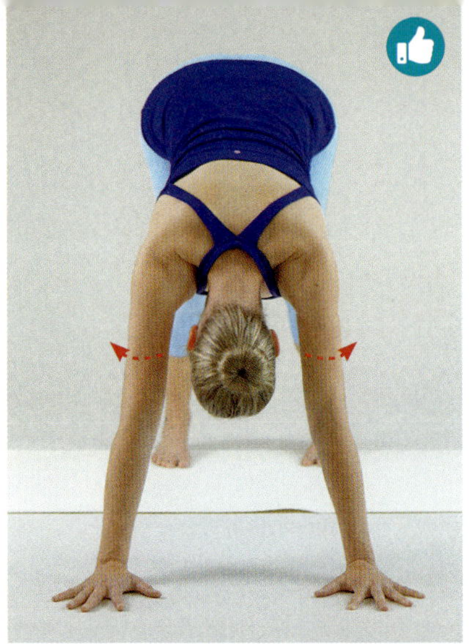

Abb. 227: Die Oberarminnenseite dreht nach vorne, die Ellbogenbeugen schauen zu den Daumen. So ausgerichtet kann die Schulter Gewicht tragen.

auch eine gute Integration im Schultergelenk. Tut man dies, heben die Unterarmmuskeln die Arme weg von der Erde und verhindern somit ebenso ein Einsacken in den Schultern.

Kommen wir nun zum Rücken und zu den Schultern. Auch hier findet wieder das imaginäre Brett an der Körperrückseite Anwendung. Anstatt den Oberkörper zur Erde abzusenken, ist es erforderlich, sich fortwährend gegen diesen vorgestellten Widerstand an Rücken und Hinterkopf anzulehnen und dieses Brett zu heben. Das Heben der Bauchdecke zur Körperrückseite unterstützt die so notwendige Bewegung im Rumpf. Anstatt die Schultern fallen zu lassen, bedarf der ***herabschauende Hund*** einer beständigen hebenden Kraft in den Armen, außerdem strebt die Bauchdecke weg von den Oberschenkeln. Das umgedrehte »V« wird nach oben hin nicht übermäßig spitz und eng, sondern so weit wie möglich. Wichtig ist auch hier wieder, dass eine Dehnung in der Muskulatur stattfinden soll, nicht in den Gelenken. Die Dehnung, die empfunden wird, wenn man sein Gewicht komplett durchhängen lässt, sodass die Nase und die Brust in Richtung Erde fallen oder sogar gepusht werden » Abb. 220, ist inkorrekt und extrem schädlich für den gesamten Schulterkomplex, vor allem dann, wenn diese Fehlhaltung zu einer häufig geübten Routine wird!

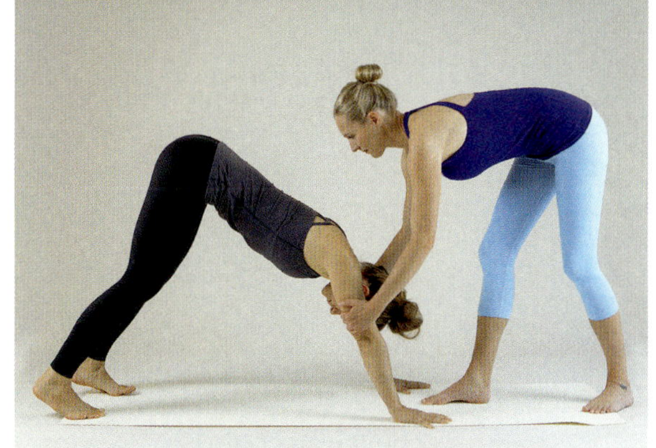

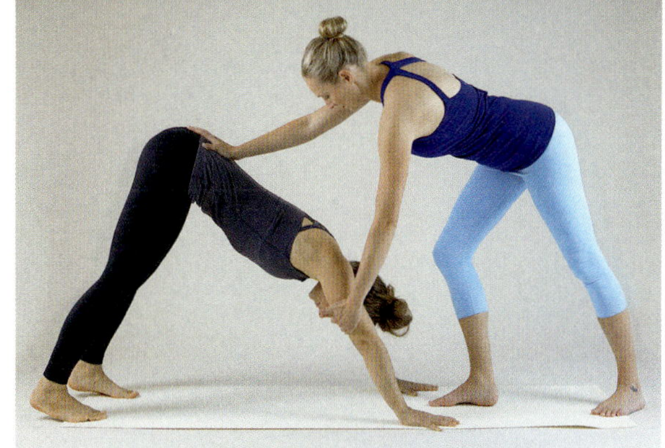

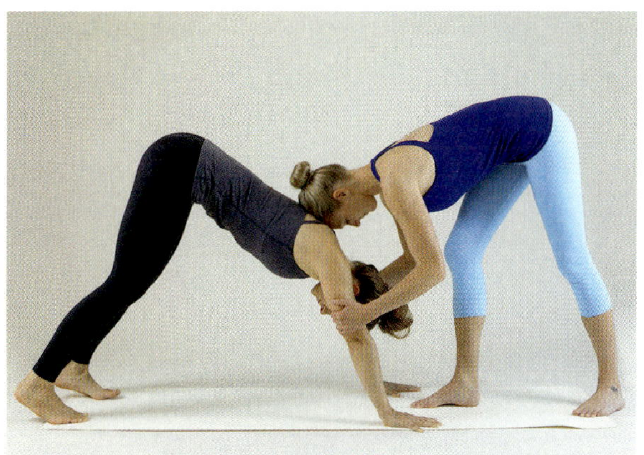

Abb. 228: Als Helfer kannst du zuerst die Oberarme weg von der Erde heben und die Oberarminnenseiten mehr nach vorne zu dir hinziehen, bis die Ellbogenbeugen zu den Daumen schauen.

Abb. 229: Schaffe erst Länge an den Flanken, schieb dann den Po nach hinten/oben.

Abb. 230: Indem du deinen Kopf zwischen die Schulterblätter der Yogini lehnst, kann diese die Rückseite ihres Herzraumes spüren und hier weich werden.

Schauen wir uns den ***herabschauenden Hund*** einmal von vorne an – mit schlechter und auch mit guter Schulterausrichtung. Sackt man im Schultergürtel ein, rollen die Oberarminnenseiten und Ellbogenbeugen nach hinten – das ist falsch » Abb. 226. Rolle vielmehr die Oberarminnenseiten nach vorne/oben und richte die Ellbogenbeugen zu den Daumen aus » Abb. 227 + 19.

Hilfestellung bei Armbalancen

Das Einsacken im Schultergelenk ist für den Körper derart schädlich, dass diese Fehlhaltung unmittelbar korrigiert werden muss. Möglich ist dies wie folgt: Stelle oder knie dich vor den Teilnehmer und greif mit deinen Händen von außen an seine Oberarme. Hebe diese zu dir ran und rolle die Oberarminnenseiten sanft nach vorne zu dir hin. Sag an, dass die Ellbogenbeugen zu den Daumen schauen sollen und dass der Kopf neutral zwischen den Oberarmen verbleibt. Stabilisiere die Arme in der nach vorne gehobenen Dynamik, während der Teilnehmer seinen Po weiter nach hinten oben schiebt, ohne dabei die gut eingestellten Schultern zu verändern.

Das Auseinanderziehen des Körpers hat zur Folge, dass der Abstand zwischen Hüfte und Achselhöhlen, also die Flanken und auch die Wirbelsäule lang gestreckt werden » Abb. 228 – 230.

Urdhva Mukha Vrksasana

urdhva = aufwärts | mukha = Gesicht | vrksha = Baum

Diese Yoga-Position sollte zunächst in kleinen Schritten und Vorübungen aufgebaut werden. Es empfiehlt sich, zunächst mit Hilfestellung und an einer Wand zu üben. Erst wenn man sich dort sicher fühlt, kann man mit einem Helfer im Raum üben und dann vielleicht aus sich heraus im freien Raum auf den eigenen Händen stehen.

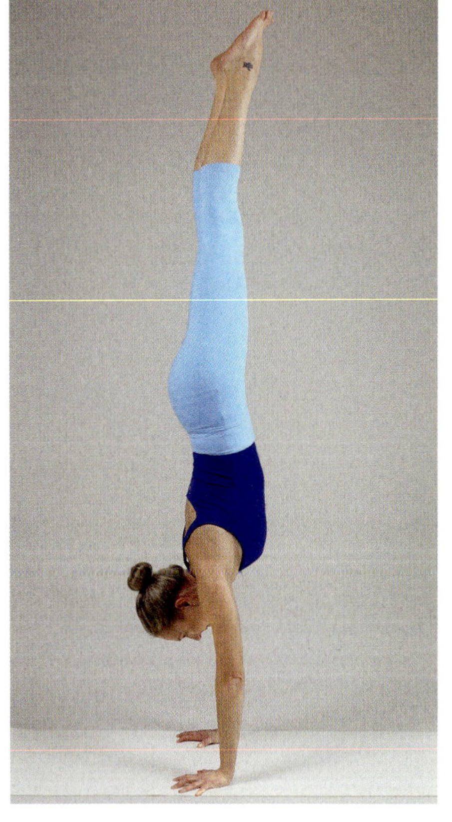

Abb. 231: Handstand frei im Raum.

Generelle äußere Form

Der *Handstand* ist wie bereits erläutert *Tadasana*, nur umgedreht mit den Händen als Basis, Aus dem Sanskrit übersetzt nennt man ihn: *nach unten schauender Baum*. Die geltenden Bewegungsprinzipien der Ausrichtung sind daher identisch. Dadurch, dass wir »verkehrt herum« stehen, müssen allerdings bestimmte Bewegungsprinzipien verstärkt werden. Beispielsweise sind inaktive Arme in *Tadasana* nicht weiter schlimm, unter Belastung aber schädlich. Welche Details aufmerksamere Betrachtung brauchen, stelle ich nachfolgend dar. Alles, was bereits zur Platzierung der Hände, Arme und zur Ausrichtung der Schulter gesagt wurde, findet hier in gleicher Weise Anwendung: Die Hände sind außen schulterweit und muskulär aktiv, die Arme

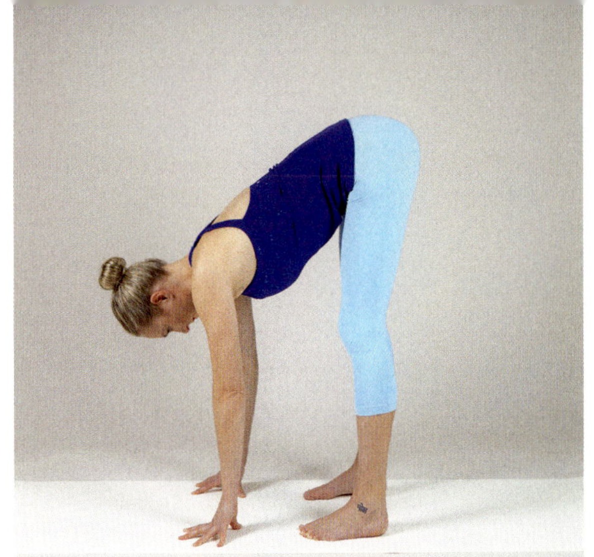

Abb. 232: Ein langer Rücken, stabilisiert von der kraftvollen Bauchdecke und das »Herz weich« – diese Ausrichtung bleibt während des Handstands bestehen.

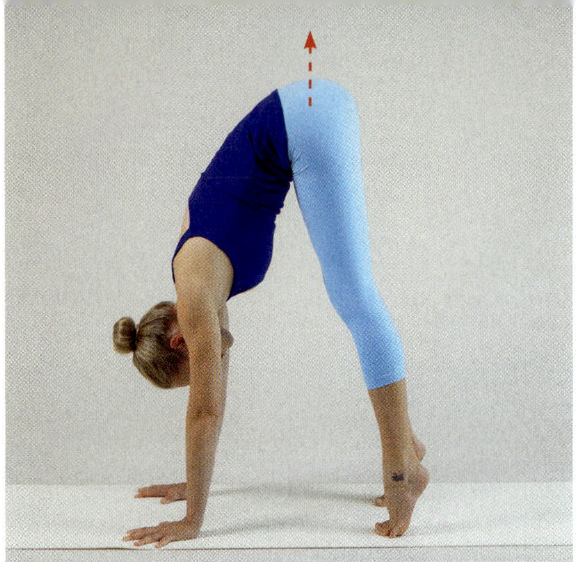

Abb. 233: Erlerne, Gewicht auf die Hände zu bringen und hier mit einem ruhigen Geist zu verweilen. Ggf. beuge die Knie. Ziel ist es, den Po weit nach oben zu schieben.

sind kraftvoll und gut integriert (aufeinander zuziehen), die Schulterblätter liegen am Rücken an, und das Herz ist weich.
Die gerade Linie des Körpers bleibt auch im ***Handstand*** bestehen, dafür muss die ausgesprochen kraftvolle Bauchdecke das Asana stabilisieren » Abb. 231.

Ich beschreibe nun die verschiedenen vorbereitenden Übungen für den ***Handstand*** und die generell zu erwartenden Problematiken. Probiere diese Vorstufen doch selbst einmal aus (sofern dein Körper dies physisch erlaubt) – ***Handstand*** hat ein enormes Potenzial, um die eigene immanente Kraft zu erfahren, und macht einfach Freude. Auch wenn der ***Handstand*** für die meisten Menschen eine herausfordernde Position darstellt und nicht für jeden erreichbar oder erstrebenswert ist, so ist es doch jedem Yogi möglich, sich dieser Haltung auf die eine oder andere Weise anzunähern.

Stufe 1: Lerne, Gewicht auf die Hände zu bringen und dabei innere Ruhe und Klarheit zu etablieren. Gelingt es im ***herabschauenden Hund*** oder in der ***halben Vorbeuge*** noch recht leicht, den Raum zwischen den Schulterblättern sanft zu lassen, so ändert sich dies, sobald man mehr Gewicht auf die Hände bringt. Oftmals rundet sich der Rücken, selbst dann, wenn die Knie gebeugt werden. Dies geschieht zumeist unbewusst, und ich glaube, dass die Härte, die dann im Brustkorb entsteht, oftmals ein Ausdruck von Angst ist oder die Überzeugung spiegelt, dass so eine Form nur mit Anstrengung und Kontrolle zu meistern sei. Ja, dieses Asana ist durchaus anstrengend, aber nicht in dem Bereich zwischen den Schulterblättern; und ja, es bedarf der Bewahrung der Ausrichtung, aber eben auch der Hingabe und der Qualität des Sichanvertrauens.

Yoga ist niemals eine Praxis der Eile, sondern des achtsamen und bewussten Handelns. Daher lass dir Zeit und übe in Ruhe. Für den *Handstand* und andere Armbalancen sind die erste und wesentliche Aufgabe das Ausrichten des Schultergürtels, der Arme und Hände. Und vielleicht ist dieser Schritt für eine sehr lange Zeit genau deine Praxis, die gar nicht *mehr* verlangt.

Der Raum zwischen den Schulterblättern bleibt weich!

Finde dich mit lang gestrecktem Rücken in der ***halben Vorbeuge*** ein (siehe Kapitel »Vorbeugen«). Sinn dieser Vorübung ist es, den Rücken einzustellen und hier wirklich weich zwischen den Schulterblättern zu werden! Diese Sanftheit im Oberkörper ist die normale und gesunde Einstellung. Es gibt keinen Grund, die Sanftheit oder die Länge aufzugeben, auch dann nicht, wenn du Handstand oder andere Armbalancen übst » Abb. 232.

Bleibe achtsam in Bezug auf die kommenden Veränderungen im Oberkörper und stell nun die Hände kraftvoll verbunden auf den Boden (beuge die Knie ggf. so weit als nötig), Ellbogenbeugen schauen zu den Daumen.

Aktiviere kraftvoll die Arme, indem du sie aufeinander zuziehst, und werde noch einmal weich zwischen den Schulterblättern. Verlagere das Gewicht nach vorne, vorrangig in die Mitte der Hände. Spüre, dass sowohl Kraft als auch Sanftheit zur gleichen Zeit möglich sind: Starke, kraftvolle Arme, die die Position halten, und sanfte Offenheit im Herzen sind optimale Voraussetzungen für die psychische ebenso wie die physische Begegnung mit herausfordernden Aufgaben. Lerne hier, mit Gewicht auf deinen Händen und einem weichen Herzen zu bleiben und ruhig zu atmen » Abb. 233. Gelingt dies, gehe einen Schritt weiter.

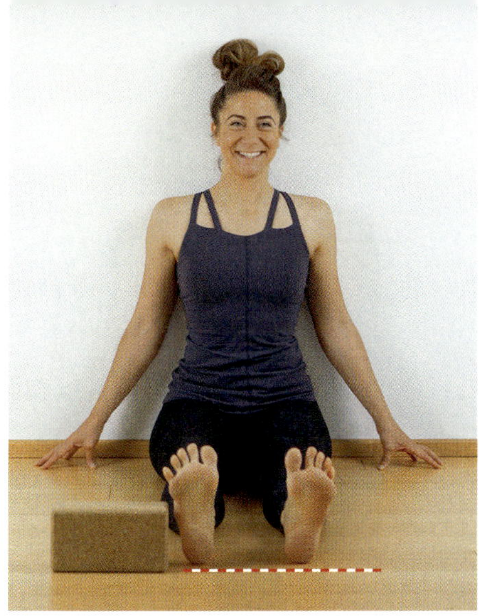

Abb. 234: Bringe den Po ganz nah an die Wand und strecke die Beine nach vorne. An die Stelle, wo jetzt deine Fersen sind, platzierst du gleich die Handgelenke für den Einstieg in den Handstand.

Stufe 2: Variation des ***herabschauenden Hundes*** mit Handstandelementen. Um den korrekten Abstand abzumessen, setze dich mit dem Po ganz nah an die Wand und strecke die Beine gerade nach vorne aus. An der Stelle, wo deine Fersen aufliegen, platziere eine Markierung, vielleicht einen Klotz. Dies ist die Linie, auf der du deine Hände aufstellst » Abb. 234.

Gehe in den ***herabschauenden Hund***, die Füße sind dicht an der Wand, die Handgelenke stehen auf Höhe der Markierung. Richte dich gut ein, achte auf gut platzierte Hände, Arme und Schultern. Die Bauchdecke hebt die Körpervorderseite zur Körperrückseite, die Arme heben sich weg von der Erde, das Herz ist und bleibt weich.

An dieser Stelle der Übung bietet es sich an, den eigenen Geist zu beobachten. Oftmals entsteht eine gewisse Aufgeregtheit und Anspannung; man weiß ja, dass nun gleich der ***Handstand*** folgt oder zumindest eine Variation davon. Diese innere Anspannung äußert sich fast immer als Festigkeit im Raum zwischen den Schulterblättern. So simpel es erscheinen mag, lerne hier im sicheren, altbekannten, oft geübten ***herabschauenden Hund*** ruhig zu werden und diese Ruhe weiterhin zu bewahren. Wenn das nicht gelingt, sei mutig, geh einfach einen Schritt zurück. Unbekannte Berggipfel sollte man achtsam besteigen und nicht kopflos handeln.

Bist du bereit, stell ein Bein mit dem Vorderfuß auf der Höhe der Hüfte an die Wand (nicht höher und nicht tiefer – ein Freund ist hier hilfreich, denn man verliert schnell das Gefühl dafür, wie hoch

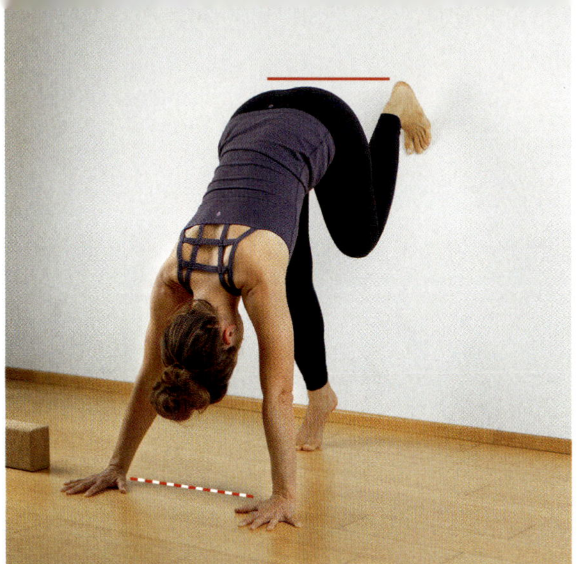

Abb. 235: »L an der Wand«, eine Vorübung für den Handstand.

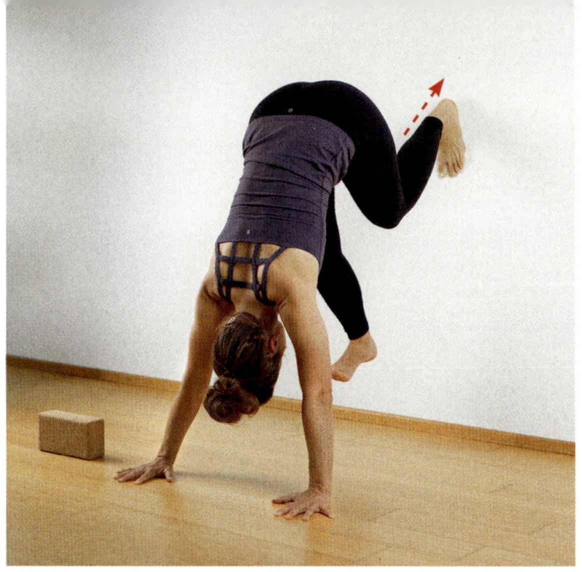

Abb. 236: Drück so stark in das Bein an der Wand, dass der untere Fuß abhebt.

eigentlich die Hüfte ist, siehe weiter unten »Hilfestellung«), das Knie ist zunächst gebeugt. Atme wieder in Ruhe ein und wieder aus und sammle dich » Abb. 235.

Gib langsam Druck auf den Fuß, der an der Wand steht. Beginnst du, das Bein achtsam in Richtung Streckung zu bringen, wird sich der untere Fuß von der Erde lösen » Abb. 236. Lass dennoch das untere Bein tief, schwebend über der Erde und zieh kraftvoll die Zehen zu dir heran. Du stehst nun auf den Händen und übst *Handstand*.

Magst du weiter gehen, gib noch mehr Druck in das Bein an der Wand, bis das obere Bein ausgestreckt und deine Hüfte über den Schultern ist. Dieser Punkt ist erstaunlich weit »hinten« (es stellt sich schnell das unangenehme Gefühl ein, man könne überschlagen und in den Raum fallen), zumeist glaubt man, schon lange bevor die Hüfte über den Schultern ist, dass man diese Linie schon längst erreicht hat – daher filme dich oder frage einen Freund. Es braucht einige Zeit der Übung, bis man hier im stillen Gewahrsein verweilen und die Angst vor dem Fallen abbauen kann. Solange dein unteres Bein tief bleibt, besteht diese Gefahr nicht, daher entspanne deinen Geist. Solltest du weiter gehen wollen, bringe das untere Bein gerade gestreckt nach oben, halte dabei die Bauchdecke aktiv und drück

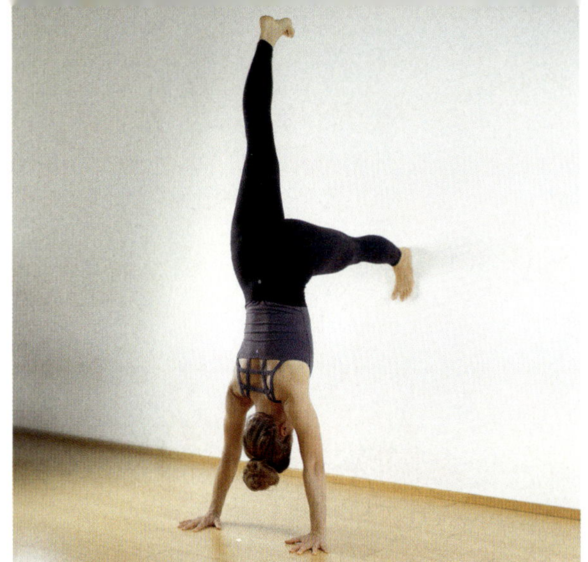

Abb. 237: Erst wenn es dir im vorangegangenen Schritt gelungen ist, die Hüfte in eine Linie über die Schultern zu bringen, strecke ein Bein nach oben.

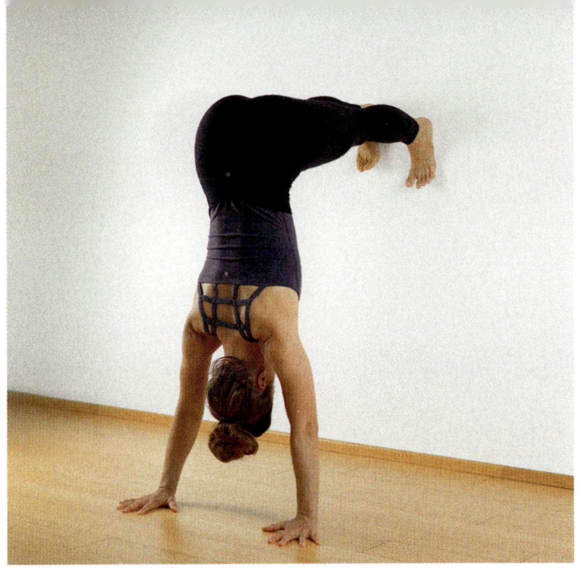

Abb. 238: Solltest du dich damit wohler fühlen, übe erst einmal, beide Beine an die Wand zu stellen.

weiterhin kraftvoll mit dem anderen Bein gegen die Wand. Beachte dabei die nun nachfolgenden Details » Abb. 237.

Immer wieder hast du in diesem Buch gelesen, dass die Schulterblätter das Herz heben – diese sich also von hinten anschmiegen, um den Brustkorb sanft zu heben und zu tragen. Genau das Gleiche müssen die Schulterblätter auch hier tun: Sie schieben den Körper in Richtung Wand! Erlaube dir nicht, die Schultern nach vorne in den Raum zu bewegen. Das ist zum einen sehr schlecht für die Handgelenke und Schultern und verhindert zum anderen das Gelingen der Haltung. Schmiegen sich die Schulterblätter an, stabilisieren diese die Haltung, und sie wird erheblich stabiler.

Bleibt dein unteres Bein schwebend über der Erde, und ziehst du dieses noch nach vorne zu deinen Händen » Abb. 236, kannst du spüren, wie stark die Bauchdecke sich zur Körperrückseite bewegt und die Haltung stabilisiert. Dies ist nicht nur eine spannende Bauchübung, sondern macht erfahrbar, wie kraftvoll die Körpermitte von den Bauchmuskeln gehalten werden muss. Beim Nach-oben-Strecken des Beines wie auch bei jeder anderen Übungsvariation des *Handstands* besteht die Gefahr, dass der Körper in der Mitte durchhängt und eine Bananenform annimmt. Dies geschieht dann, wenn die so wichtigen Bauchmuskeln nicht ausreichend aktiv sind, **»Banane« darf aber nicht passieren!** Um dem zu begegnen, kann man in dieser Variation der *L-Form* immer noch mit einem Bein an der Wand wie folgt vorgehen.

Bevor du das Bein senkrecht nach oben streckst, schiebe es ein wenig zurück in Richtung Wand. Stell dir vor, dass jemand seine Hand von vorne an das obere Schienbein legt und du gegen dieses drückst » Abb. 246 (siehe weiter unten »Hilfestellungen«). Infolgedessen wird sich die Bauchmuskeldecke deutlich an die Körperrückseite anschmiegen, und die Hüfte bewegt sich senkrecht über die Schultern.

Lehne dich anvertrauend zur universellen Seite, zur Rückseite an

Einleitend habe ich geschrieben, dass ein *Handstand* ebenfalls der Qualität des Sichanschmiegens und der Hingabe bedarf. Hier ist genau diese Stelle: Wir müssen uns zur universellen Seite, der Körperrückseite bewegen und uns wie anvertrauend an einen imaginären Widerstand anlehnen. Hat man diesen Schritt in den vorbereitenden Übungen noch nicht erlernt, fühlt sich das Schieben der Hüfte über die Schultern wie ein Kontrollverlust an, und das ist beängstigend. Diese Bewegung wird von den allermeisten Yogis vermieden und ist der häufigste Grund, warum ein *Handstand* nicht gelingt. Wir brauchen die kraftvolle Verbindung aus uns selbst heraus (Bauch) und auch das Vertrauen in das, was hält. Daher gib dir wieder Zeit, ruhig zu werden und diese gerade Linie der Füße, Hüfte, Schultern und Hände zu verinnerlichen.

Die » Abb. 239–243 zeigen einen möglichen dynamischen Einstieg in den Handstand an der Wand. Platziere deine Hände am Boden, etwa 20 cm von der Wand entfernt. Aus dem *einbeinigen Hund* heraus schwinge nach oben. Erst bewegst du die Hüfte in Richtung Wand und dann das obere Bein, nicht andersherum! Wäre das Bein vor der Hüfte oben, würdest du in einer Banane ankommen, die nicht gut für den unteren Rücken ist und für Instabilität sorgt.

Eine sehr spannende Variante besteht darin, den Blick die ganze Zeit auf den oberen, schwingenden Fuß geheftet zu halten. Auf diese Weise ist es schier unmöglich, in der unerwünschten Banane zu landen. Achtung: Für diese Variante müssen die Hände nah an der Wand aufgestellt sein. Mit der Zeit wirst du dich orientieren können – auch wenn alles auf dem Kopf steht.

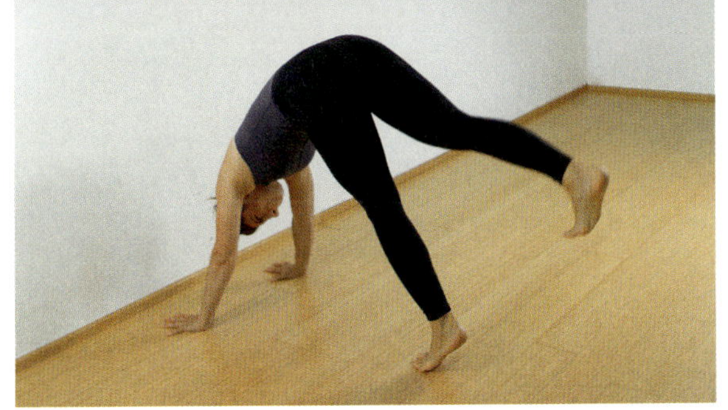

Abb. 239: Stell die Hände nah an die Wand und bringe gut ausgerichtet Gewicht auf deine Hände. Hebe ein Bein und beginne damit, nach oben zu schwingen.

Ein guter Tonus im gesamten Körper stabilisiert die Haltung. Übt man den Handstand häufiger, gelingt es zu erkennen, dass dies tatsächlich Tadasana ist – eben nur umgedreht. Die Bewegungsprinzipien gelten hier in gleicher Weise.

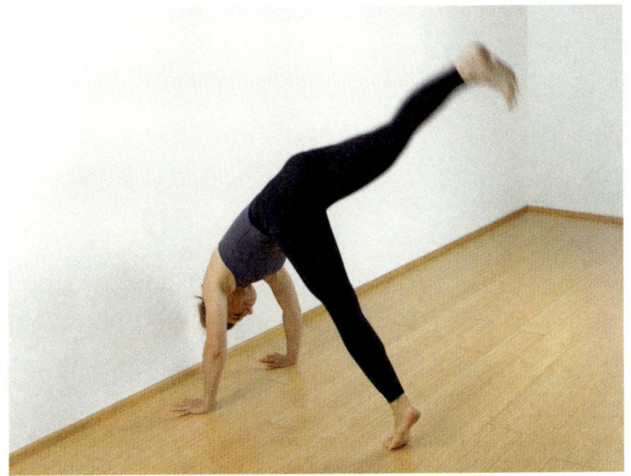

Abb. 240: Während das obere Bein schwingt, drückst du dich mit dem unteren Bein kraftvoll von der Erde ab.

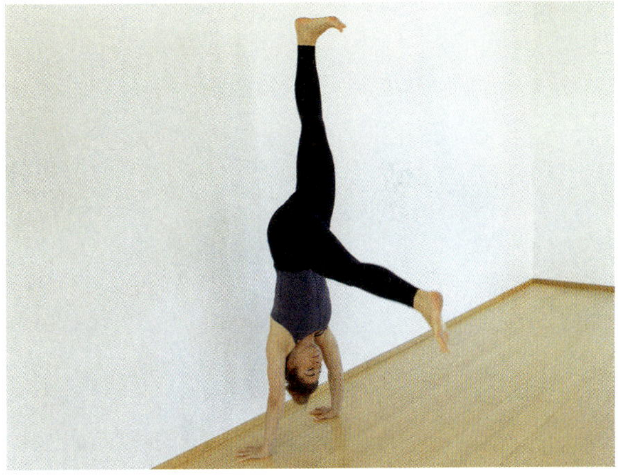

Abb. 241: Ist ein Bein erst einmal an der Wand, kann das andere mit Bauchkraft oder mit Schwung dazu.

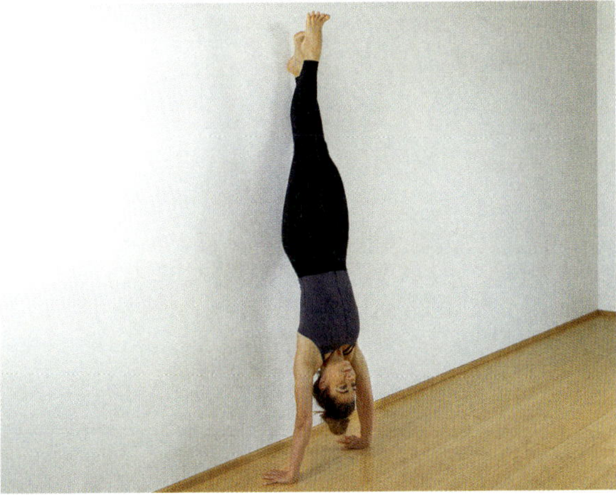

Abb. 242: Ein Handstand mit den Fersen an der Wand, achte darauf, dass deine Mitte weder zur Seite sackt noch in den Raum, damit du keine »Banane« bildest.

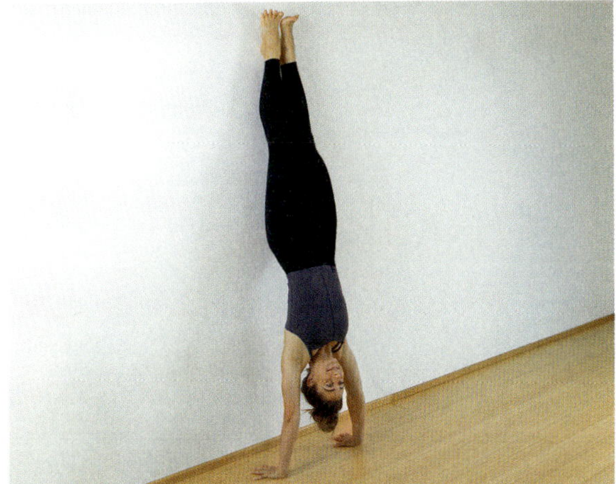

Abb. 243: Streck dich organisch in alle Richtungen.

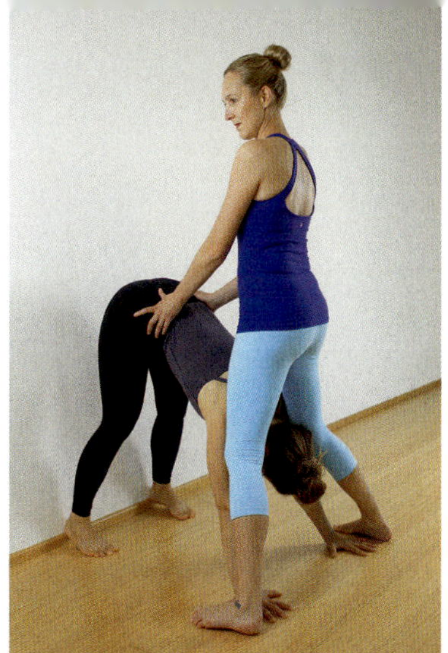

Abb. 244: Gerade für Anfänger ist es sehr wichtig, dass man während der Hilfestellung die Hände an der Hüfte belässt. So kann eine eventuelle Instabilität sicher aufgefangen werden.

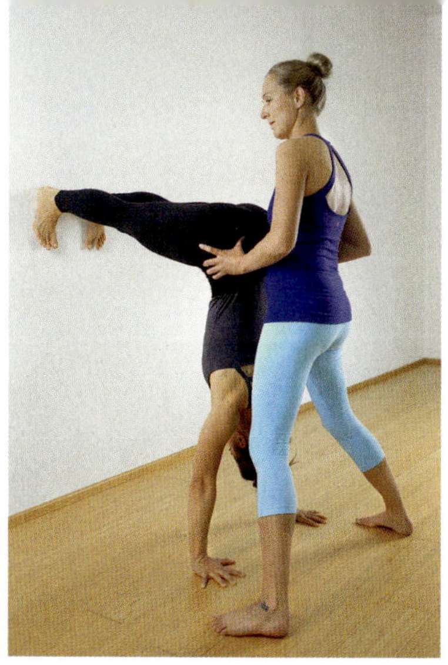

Abb. 245: (Mitte) Das »L an der Wand« mit gestützter Hüfte.

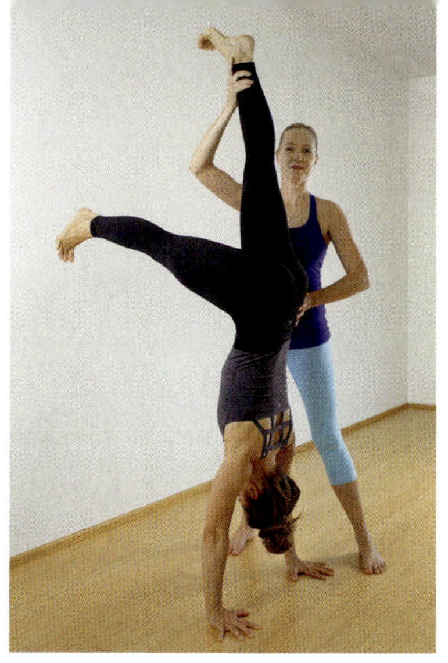

Abb. 246: (rechts) Nur wenn die Teilnehmerin sehr sicher und erfahren in den vorangegangenen Übungen zum Handstand ist, kann sie ein Bein zur Decke strecken. Um hier wieder kontrolliert und sicher aus der Haltung zu kommen, stellt sie ihr unteres Bein wieder im rechten Winkel an die Wand und baut die Haltung Schritt für Schritt wieder ab.

Es gibt noch viele weitere Spielarten und Einstiegsmöglichkeiten für den *Handstand*, die ich jedoch an dieser Stelle nicht alle ausführen und darstellen kann. Am besten übst du diese Position unter Anleitung einer ausgebildeten Yoga-Lehrerin – vor allem dann, wenn du Anfänger bist oder diese Übung dich stresst. Jedoch sollten die hier dargestellten Optionen und Details ermöglichen, dieses Asana besser zu verstehen, und vielleicht machst du die vorbereitenden Übungen und stimmst deinen Geist auf die volle Position ein.

Hilfestellung für Handstand

Schon in der *L-Position* an der Wand fällt es Teilnehmern oftmals sehr schwer, die Ausrichtung der geraden Linie von den Handgelenken zu den Schultern zu finden. Als Lehrer kannst du dies wie folgt unterstützen. Während die Teilnehmerin im *herabschauenden Hund* an der Wand steht, stellst du dich vor sie, mit Blick zur Yogini und zur Wand. Deine Füße sind etwa mattenbreit, du beugst deine Knie und lehnst sie gegen den Oberarm bzw. die Schultern der Übenden.

Indem du sanften Druck gegen ihre Schultern und Arme ausübst, stabilisierst du sie und gibst ihr ein Gefühl von Sicherheit, da sie im weiteren Verlauf der Übung weder die Arme nach vorne in den Raum schieben noch mit dem Rumpf in den Raum ausweichen oder fallen kann » Abb. 244. Gleichzeitig nimm deine Hände an ihre Hüftknochen und zieh die Teilnehmerin sanft nach oben, das unterstützt das Einrichten der langen Wirbelsäule. Außerdem achtest du auf eine gerade Linie von der Hüfte zu den Schultern und Handgelenken.

Halte Verbindung mit Knien an den Schultern und Händen an den Hüften, während die Yogini die Form weiter aufbaut. Ich würde hier als Peak-Position zumeist einen Fuß an der Wand belassen und ggf. ein Bein nach oben strecken lassen. Ich würde hier keinen *vollen Handstand* anbieten, da das Herauskommen aus dieser Position ohne Bauchkraft und kontrollierten Abbau der Position ein Verletzungsrisiko birgt » Abb. 245.

Ist eine Teilnehmerin sehr sicher in der Haltung, bietet sich eine weiterführende Hilfestellung an. Diese ermöglicht ein besseres Verständnis dafür, wie es gelingen kann, mehr in Richtung Körperrückseite zu gehen. Nimm dafür deine Hand an das vordere Schienbein der Praktizierenden und bitte diese, sanft gegen deine Hand zu drücken. In der Folge kann sie die Bauchdecke stärker aktivieren und bewegt den Po wirklich über die Linie der Schulter. Mit der anderen Hand stabilisierst du die Hüfte, damit sie sich nicht zu weit in den Raum bewegt » Abb. 246.

Dolphins Pose & Pincha Mayurasana, der Unterarmstand

pincha = Feder | mayura = Pfau

Absolut vergleichbar in der Dynamik, nur eben auf einer anderen Basis aufgebaut, ist der *Unterarmstand*. Bevor man die Umkehrhaltung übt, muss man den *Delphin* verstehen, der im Grunde ein *Hund auf den Unterarmen* ist.

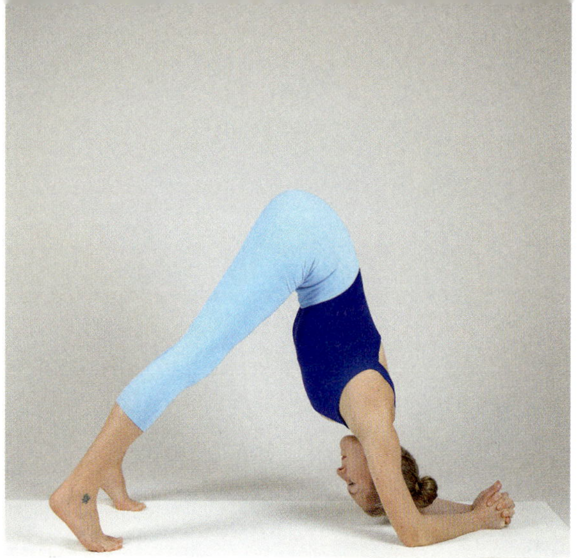

Abb. 247: Auch in Dolphins Pose ist es wieder wichtig, den Po weit nach oben zu schieben. Beuge ggf. die Knie.

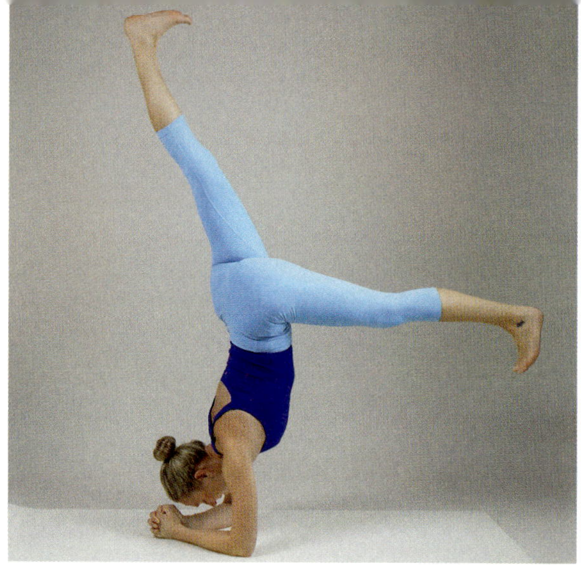

Abb. 248: Mit gegrätschten Beinen gelingt es oftmals leichter, die Balance zu finden.

Beginne im ***4-Fuß-Stand*** und platziere die Unterarme am Boden. Falte die Hände und lege die beiden kleinen Finger hintereinander auf den Boden auf, sodass der untere kleine Finger nicht eingeklemmt wird. Die Ellbogen sind außen schulterweit auseinander.

Verlängere die Wirbelsäule. Zieh das obere Ende des Brustbeins weg von den Oberschenkeln nach vorne zu deinen Händen, die Sitzknochen nach hinten und stabilisiere die Haltung durch das Heben der Bauchdecke zur Körperrückseite. Das Herz ist weich, entspanne den Raum zwischen den Schulterblättern in Richtung Erde. Dies sollte den oftmals empfundenen Druck im Nacken und im Schultergürtel auflösen.

Schlage die Zehen unter und schiebe den Po nach oben, platziere die Füße mattenbreit. Lass gerne die Knie gebeugt oder stell dich auf die Zehenballen » Abb. 247, damit du die Sitzknochen weiter nach oben schieben kannst. Achte darauf, nicht das Gewicht nach vorne zu schieben – die Schulterblätter stabilisieren wieder die Haltung. Bleibe im oberen und mittleren Rücken lang gestreckt und entspanne den Bereich deines Herzens zu den Knien. Bewahre diese Ausrichtung und laufe mit den Füßen weiter nach vorne. Bleibe nicht in der Haltung, wenn Anspannung im Nacken entsteht.

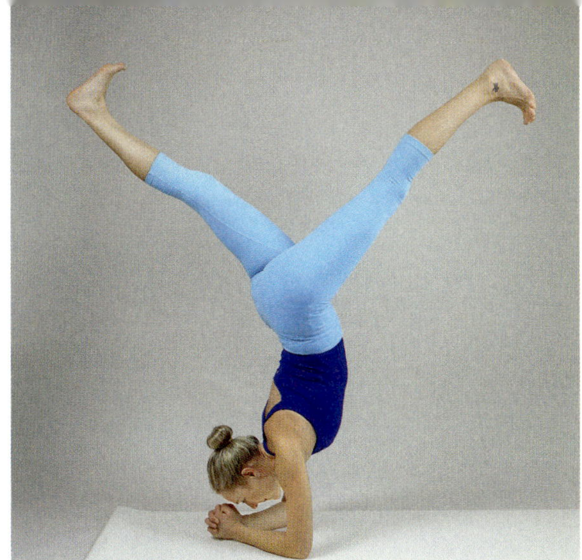

Abb. 249: Diese bewahrend versuche, die Beine nach oben zu bringen und dich gerade einzurichten.

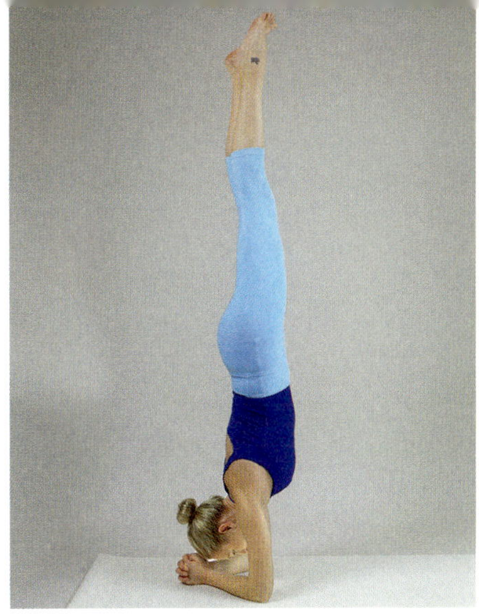

Abb. 250: Im Unterarmstand berührt der Kopf nicht die Erde.

Für den *Unterarmstand* gelten dieselben Anleitungen wie weiter oben für den Handstand. Auch hier kannst du in *L-Position* an der Wand beginnen. Hast du dies gemeistert, übe das Schwingen gegen die Wand.

Als weiteren Schritt kannst du die Haltung im freien Raum üben. Achte darauf, nie in einer »Bananenhaltung« anzukommen, und probiere die folgenden Schritte aus.

Schwinge mit einem Bein nach oben und zieh kraftvoll die Beine über die Fersen nach innen. Das zweite Bein geht erst einmal nicht mit ganz nach oben, bis du die Mitte stabilisiert und Balance gefunden hast. Indem du die Beine weiter aufeinander zu nach oben bewegst, komme im *Unterarmstand* an » Abb. 248 – 250.

Handstand und *Unterarmstand* sind für den Praktizierenden erheblich weniger verletzungsanfällig als der *Kopfstand* (*Sirsasana*, ohne Bild), bei dem Gewicht auf dem Kopf und somit auf den sehr kleinen Wirbeln der HWS lastet. Den *Kopfstand* unterrichte und empfehle ich nur dann, wenn die Teilnehmer die Kraft entwickelt haben, im Handstand oder Unterarmstand mindestens für eine Minute (gerne mit Unterstützung der Wand) zu stehen, und entsprechende Haltekraft in den Armen erarbeitet haben.

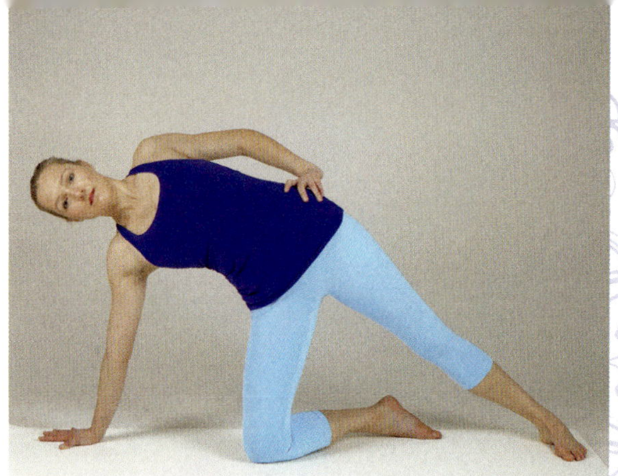

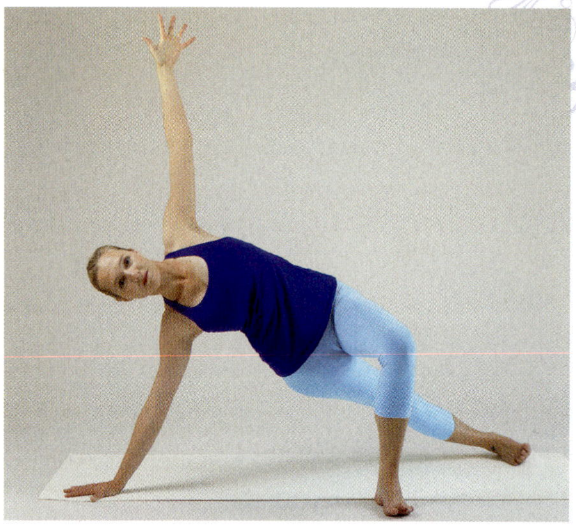

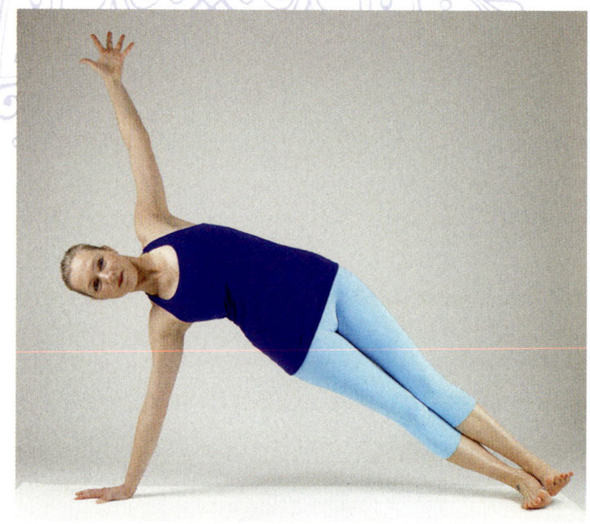

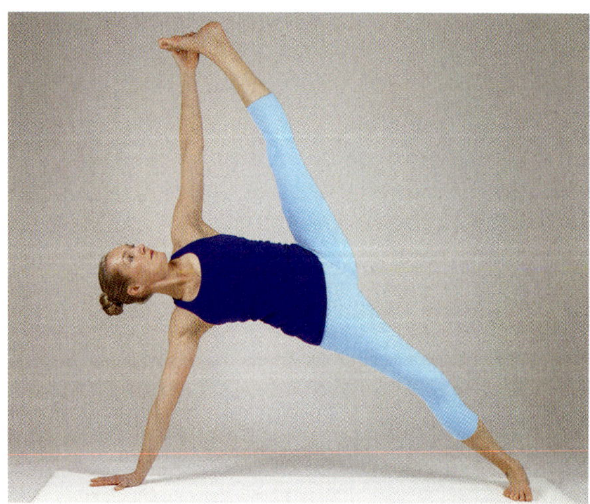

Vasisthasana – Sowohl Kraft als auch Weite – beide Qualitäten sind in dieser Haltung zu finden.

Abb. 251: Variante 1 – das seitliche Brett mit einem Bein als Stützbein. Hier kann man das korrekte Aufdrehen erlernen und üben, aus einer kraftvollen Mitte heraus Balance zu finden.

Abb. 252: Variante 2 – das seitliche Brett, abgestützt durch das oberen Bein.

Abb. 253: Variante 3 – das seitliche Brett verlangt Kraft, Balance und Weite.

Abb. 254: Variante 4 – diese Variation bedarf einer sehr guten Dehnfähigkeit in den Beinrückseiten und erfordert eine gute Balance.

Die individuellen Proportionen des Einzelnen bestimmen, auf welche Weise die Arme und Hände für den ***Kopfstand*** platziert werden müssen. Da bei falscher Ausrichtung des Kopfes erheblicher Druck auf die HWS kommen kann und Verletzungsgefahr besteht, darf dieses Asana nur mit einer sehr erfahrenen Yoga-Lehrerin in direkter Anleitung erlernt werden!

Vasisthasana

Vasistha = ein berühmter Weiser und Seher

Dieses Asana heißt im Deutschen ***seitliches Brett***, und schon der Name impliziert, dass der Körper in einer geraden Linie Schulter über Schulter steht und dass die Hüfte nicht in der Mitte durchhängt. Eben so, als würde man das ***Brett*** auf eine Seite drehen. Ich bevorzuge es hier jedoch deutlich, die tragende Hand nicht unmittelbar unter die Schulter zu stellen, sondern ein wenig davor (also weg von der Hüfte) » Abb. 251. So gelingt es leichter, die Hüfte nach oben und das Gewicht auf den Basisfuß zu schieben, ohne das Handgelenk allzu sehr zu belasten. Außerdem stellt das Heben der Hüfte eine Grundvoraussetzung für die fortgeschritteneren Variationen dar, wie zum Beispiel den Übergang in die Rückbeuge *Wild Thing*, die Variante mit Baumbeinen oder die volle Haltung mit dem Bein nach oben gestreckt. Daher fühlt sich die Haltung eher wie ein ***seitlicher Hund*** an, denn das Ziel ist es, die Hüfte von der Schulter wegzuziehen, vergleichbar mit der Dynamik im ***herabschauenden Hund***. Auch diese Armstützhaltung ist machbar, vor allem wenn wir uns die vorbereitenden Haltungen anschauen.

Variante 1: auf einem Knie stehend

Aus dem ***4-Fuß-Stand*** platziere die Handgelenke wieder etwas weiter weg von den Knien als sonst. Aktiviere die stützende (hier rechte) Hand wie immer: Hand gespreizt und aktiv, die Ellbogenbeuge schaut zum Daumen. Bringe dein linkes Bein nach hinten, sodass deine rechte Hand, dein rechtes Knie und deine linke Ferse in einer Linie stehen. Ist dies zu wackelig, versetze den rechten Unter-

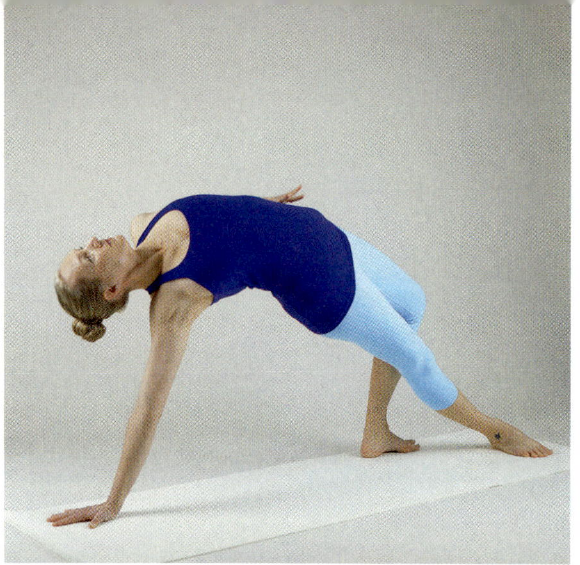

Abb. 255: Stelle aus Variante 3 von Vasisthasana dein hinteres Bein ab, öffne dein Herz zum Himmel.

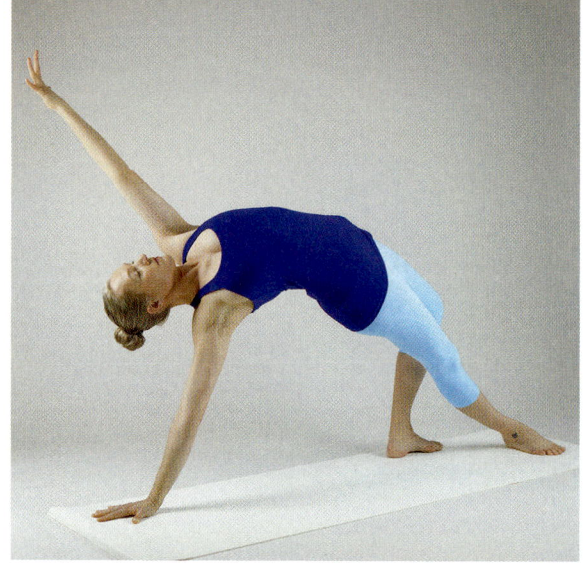

Abb. 256: Öffne den freien Arm nach hinten oben.

schenkel schräg nach hinten. Schiebe dich von deiner stützenden Hand nach oben und hinten in Richtung linker Ferse.

Bringe noch einmal ganz bewusst den rechten Schulterkopf zur Körperrückseite und stapele die Schultern übereinander, dreh dazu deinen Oberkörper zur offenen Seite hin auf. Stell deine freie Hand auf die obere Hüfte. Wieder lehne deine Körperrückseite an ein imaginäres Brett an und schmiege beide Schulterblätter an den Rücken.

Der Blick geht gerade nach vorne, lehne auch den Hinterkopf an den imaginären Widerstand an. Ist die Haltung so zu wackelig, schau zu deiner unteren Hand. Strecke vielleicht noch den freien Arm gerade nach oben oder über dein Ohr nach vorne. Achte dabei darauf, dass auch das obere Schultergelenk gut integriert bleibt und dass du dich von beiden Schulterblättern getragen gut gehalten von der Körperrückseite zur Vorderseite hin öffnest. Der Kopf kann mitdrehen, führt die Bewegung jedoch keinesfalls an » Abb. 251.

Variante 2: mit Stützbein

Aus der eben beschriebenen Haltung bringe dein oberes, linkes Bein angewinkelt vor dich und stell den Fuß zum Boden ab. Drück dich mit diesem aufgestellten Fuß weg von der Erde und strecke dein unteres Bein, stell es auf die Fußaußenkante, alle Zehen schauen in die gleiche Richtung. Drück die Fußaußenkante vom unteren langen

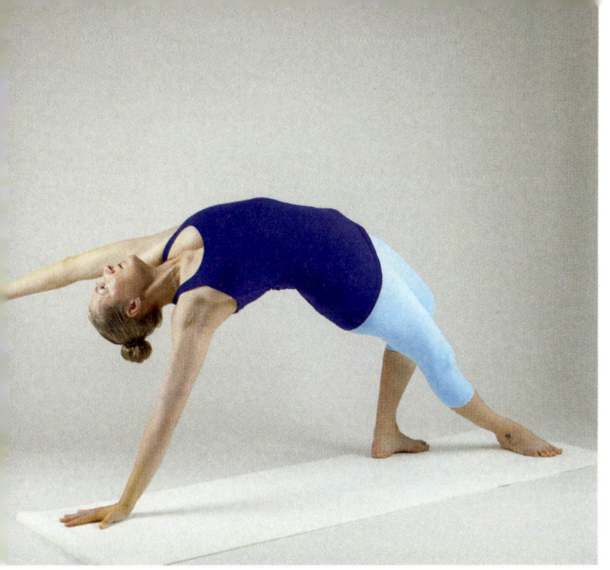
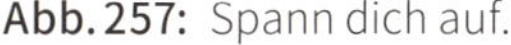

Abb. 257: Spann dich auf.

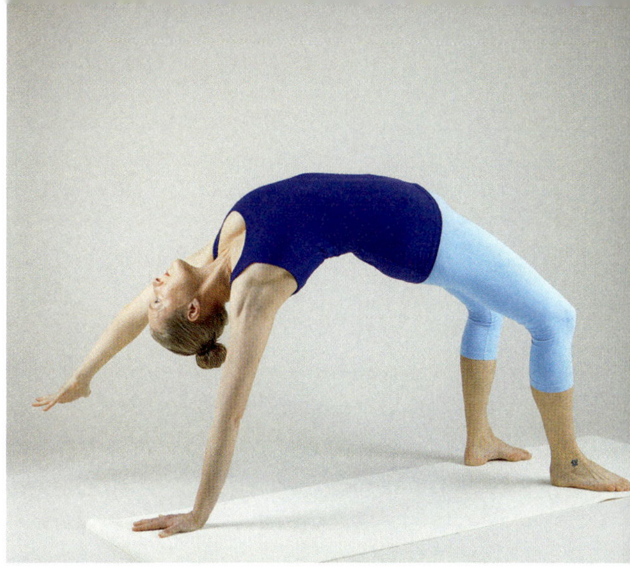

Abb. 258: Dreh die Stützhand in Richtung kleiner Finger und komme im vollen Bogen an (siehe auch **Abb. 119**).

Bein aktiv in die Erde und hebe die Hüfte. Wenn du magst und die Form stabil ist, dreh dich auch hier weiter auf » Abb. 252.

Variante 3: Beine und Füße übereinander
Stapele beide Beine übereinander, der obere Fuß schwebt bzw. schmiegt sich gegen den unteren Fuß. Drück die untere Fußaußenkante kraftvoll in die Erde und hebe die Hüfte nach oben. Spann dich zwischen deiner rechten Hand und deinem linken Fuß auf. Hebe den linken Arm nach oben und spann dich auch hier zwischen beiden Händen auf » Abb. 253.

Variante 4: oberes Bein ausgestreckt
Aus dem *seitlichen Brett* (Variante 3) heraus beuge dein linkes Knie und zieh es zum Herzen ran. Greife mit deiner freien Hand die Fußaußenkante oder alternativ deinen Unterschenkel. Hebe die Hüfte weg von der Erde und drück kraftvoll die rechte Fußaußenkante in die Erde, der Fuß kann (wie hier im Bild) auch flach aufgestellt werden – je nach Anatomie ist das eine angenehmer als das andere. Strecke dein linkes Bein (wenn dies leichter fällt ggf. auch angewinkelt) nach oben, rolle die linke Pobacke in Richtung rechte Ferse und richte den Blick nach oben » Abb. 254. Beachte auch die Erläuterungen zu *Utthita Hasta Padangusthasana* » Abb. 184 ff.

Variante 5: Wild-Thing-Pose
… mit der Option zum Übergang nach *Urdhva Dhanurasana*.

Wie sonst auch, dürfen Asanas nicht erzwungen werden. Gehe achtsam Schritt für Schritt vor und beende die Ausübung an der Stelle, die für dich die Grenze darstellt.

Auch wenn diese Bildreihe » Abb. 255–258 etwas anderes darstellt, diese Haltung übe ich lieber auf einem Holzboden als auf einer rutschfesten Yoga-Matte, da hier die Hand gedreht werden muss, und dies geht besser, wenn sie nicht festklebt (die Matte hier war zum Glück rutschig). Komme in Variante 3 mit der linken Hand auf der Hüfte und bringe dein oberes (hier linkes) Bein nach hinten und stell den ganzen Fuß auf. Die Zehen dieses linken Fußes schauen zum hinteren Mattenrand. Hebe die Hüfte deutlich hoch, senke den Blick zur unteren Hand und bringe noch einmal den unteren Schulterkopf zurück. Spann dich auf – wie ein Regenbogen – zwischen deiner rechten Hand und deinem rechten seitlich schräg aufgestellten Fuß und öffne die Körpervorderseite nach vorne und oben. Die Bauchdecke zieht stabilisierend zur Körperrückseite. Atme in die Körperrückseite.

Willst du weiter gehen, dreh die rechte stützende Hand etwas mehr in Richtung des kleinen Fingers und öffne die Körpervorderseite weiter. Dreh nun auch den rechten Fuß, sodass alle Zehen nach hinten schauen. Halte den Spannungsbogen in deinem Körper, erlaube der Hüfte nicht, nach unten zu sacken. Die Oberschenkelinnenseiten ziehen weiter zur Körperrückseite, obwohl du die Hüfte hebst.

Wenn dein Körper dir eine stärkere Öffnung erlaubt, dreh dich weiter auf. Sollte dein Körper diese Option mögen, kannst du auch die linke Hand zum Boden bringen und in die Haltung des ***Rades*** gehen » Abb. 119.

Auch hier gilt der Grundsatz, dass Asanas von unten nach oben aufgebaut werden. Oftmals verhindert eine zu voreilige Öffnung des oberen Arms das Gelingen der Form. Zuerst muss sich der Körper – insbesondere der Brustkorb – öffnen, dann kommt der Arm dazu. Damit dieses Asana gelingt, kannst du die freie Hand so lange am Herzen lassen, bis du die Grenze der Form erreicht hast. Aus deinem Herzen, wahrhaftig als Ausdruck deiner Herzenskraft, öffne dich in tiefer Verbundenheit. Reiße nicht am Arm – arbeite mit Respekt zu dir in Verbindung zur Anmut des Augenblicks.

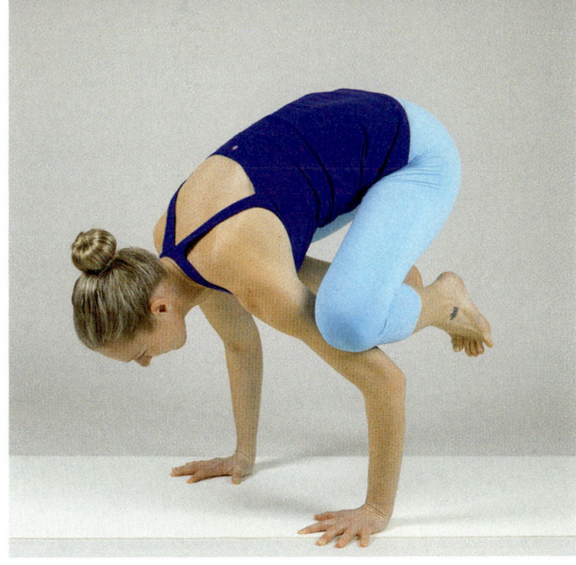

Abb. 259: Um in der Krähe stehen zu können, muss man kraftvoll nach innen zur Mittellinie ziehen. Diese Aktivität erlaubt das »Fliegen«.

Bakasana

baka = Krähe

Die *Krähe* verlangt vom Praktizierenden eine sehr gute Verbindung aus der kraftvollen Körpermitte heraus. Dieses Asana kann ein wenig furchteinflößend sein, man hat Angst, nach vorne auf das Gesicht zu fallen. Daher übe ich diese Form gerne wieder als Trockenübung im Sitzen/Liegen – was man übrigens mit fast allen Armbalancen machen kann. Dort lässt sich die notwendige Bewegungsdynamik erarbeiten und verstehen, die dann nachfolgend in der herausfordernden Variante abgerufen werden kann » Abb. 260–263.

Schritt 1 – die Aktivität der Beine

Im Sitz stell die Füße ein wenig breiter als hüftweit auf. Die Arme sind an den Innenseiten der Knie. Drück die Beine gegen deine Arme, die einen kraftvollen Widerstand bilden. Nimmst du die Energie in deinen Beinen und in der Bauchdecke wahr? Mit dieser Dynamik hältst du die Beine in Verbindung mit dem Rumpf » Abb. 260.

Schritt 2 – die Aktivierung der Füße

Die *Krähe* verlangt eine starke Mitte und eine gute Verbindung der Beine. Dies gelingt durch muskuläre Aktivität: Drück die dicken Zehenballen gegeneinander und zieh die kleinen Zehen und auch die Fußaußenkanten äußerst kraftvoll zu dir ran. Ohne die Füße zu ver-

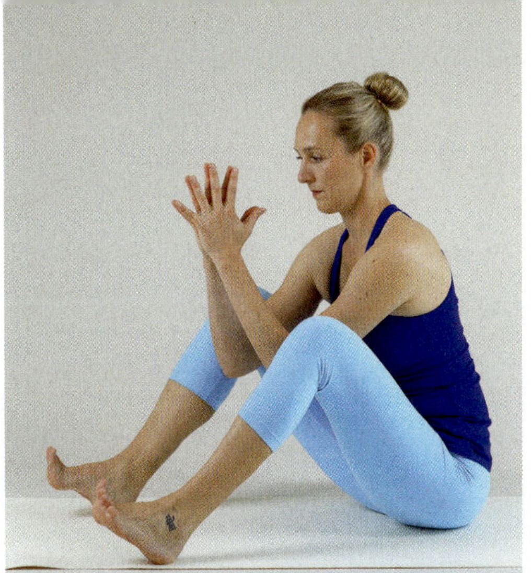

Abb. 260: Bakasana als »Trockenübung«. Die Arbeit der Beine ist in Armbalancen essenziell. Die kraftvolle Beinarbeit gesondert zu üben ist hilfreich, damit die Bewegungsdynamik besser verinnerlicht wird.

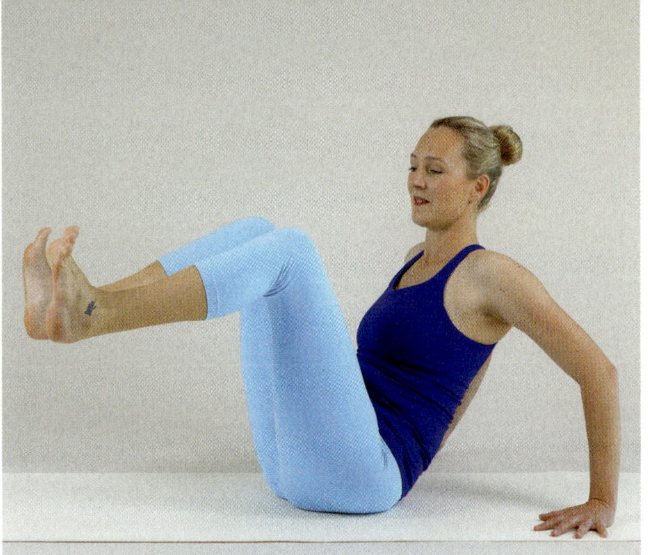

Abb. 261: Erlaube den Fußsohlen bei der Ausführung von Bakasana nicht, sich aufeinander zuzubewegen. Die Zehengrundgelenke der großen Zehen berühren sich die ganze Zeit.

ändern, zieh die Knie in Richtung neben deine Ohren. Erlaube den Fußsohlen nicht, sich aufeinander zuzubewegen » Abb. 261.

Schritt 3 – die Platzierung der Hände und die weiteren Schritte zur vollen Form

Wie beim *Handstand* erläutert, entsteht zumeist Druck zwischen den Schulterblättern, wenn man die Hände auf den Boden stellt und Gewicht darauf bringt. Daher wiederhole die dort genannten Schritte, damit auch diese Armbalance in guter Ausrichtung des Schultergürtels mit weichem Herzen geübt werden kann.

Aus einer *tiefen Hocke* stell die Hände außen schulterweit auf. Beachte die Prinzipien zur Ausrichtung der Arme und Schultern und bringe Gewicht in die Hände, indem du dich ein wenig nach vorne verlagerst und die Knie an den Außenseiten der Arme andockst. Spürst du, dass das Gewicht nun flächig auf der Hand verteilt ist, insbesondere in der Mitte der Hand? Nachfolgend findet keine weitere Bewegung nach vorne statt, sondern nur noch nach oben. Drück die Knie kraftvoll gegen die Oberarme. Atme ein und werde zwischen den Schulterblättern erneut weich » Abb. 262.

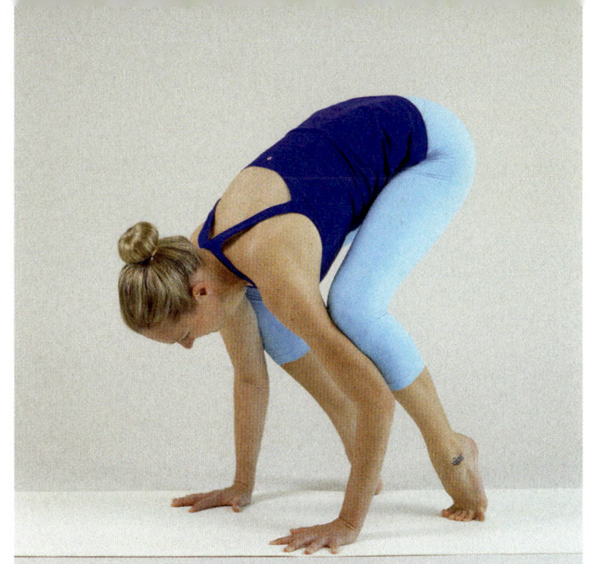

Abb. 262: Die Knie können von oben auf den Oberarmen abgelegt werden,

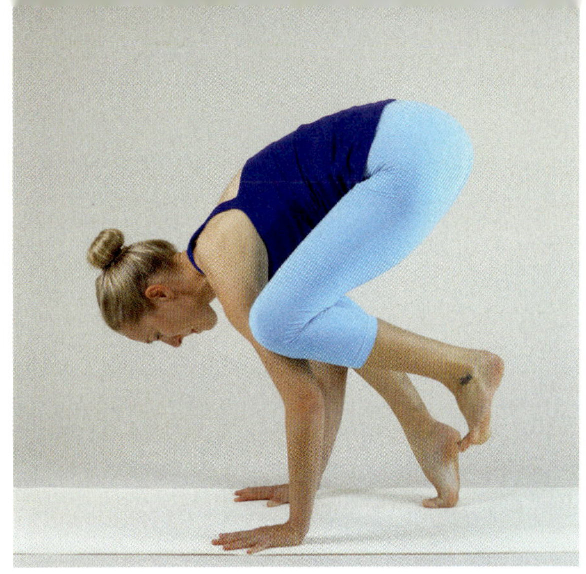

Abb. 263: … oder von außen gegen die Oberarme drücken.

Hebe den linken Fuß, drück das linke Knie aktiv gegen den Oberarm. Zieh den kleinen Zeh zu dir ran, der dicke Zehenballen schiebt weg von dir nach hinten, und der große Zeh und die innere Ferse drücken gegen einen imaginären Widerstand zur Mittellinie » Abb. 263. Solltest du deine Zehen nicht so detailliert ansteuern können: aktiviere den Fuß und übe die unter »Alles ist Tadasana« genannten Übungen zur Aktivierung und Verbesserung der Beweglichkeit der Füße.

Fühlst du dich hier sicher und stabil, kannst du den zweiten Fuß heben. Die beiden dicken Zehenballen drücken gegeneinander, die Fußsohlen schauen weiter nach hinten. Wenn du die Kraft hast, strecke die Arme mehr, drück umso intensiver die Knie gegen die Oberarme, die ihrerseits Widerstand geben. Wenn du magst, kannst du damit spielen, die Arme zu beugen und wieder zu strecken, sozusagen Aufzug zu fahren » Abb. 264.

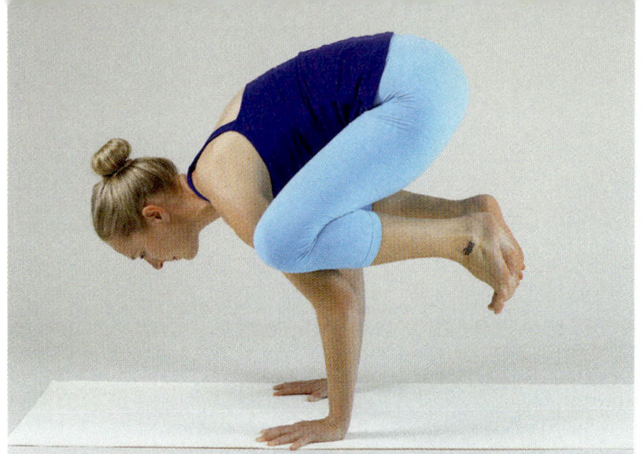

Abb. 264: Ziehen Bauch- und Beinkraft zur Mitte, gelingt die Form.

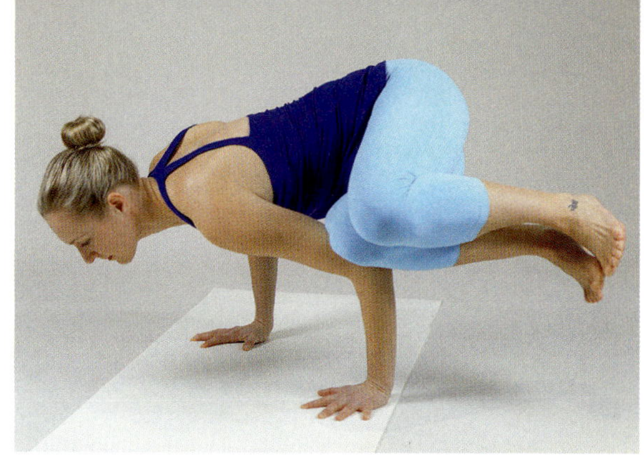

Abb. 265: Bei der seitlichen Krähe trägt ein Arm beide Beine, der andere Arm ist frei.

Parsva Bakasana

parsva = halb | baka = Krähe

Ausgangsposition ist wieder die ***tiefe Hocke***, diesmal sind die Füße zusammen, und die Knieinnenseiten berühren einander. Drück die Beine gegeneinander und stabilisiere die Körpermitte. Hebe den linken Arm und ziehe diesen nach rechts, twiste. Bringe den linken Ellbogen an die Außenkante deines rechten Knies. Hebe die Bauchdecke und drück den linken Arm kraftvoll gegen dein rechtes Bein, um den Twist zu verstärken. Bringe die linke Schulter so nah wie möglich zum rechten Knie. Platziere dann die linke Hand mit den Fingerspitzen nach vorne zeigend auf den Boden. Bringe dann die rechte Hand außen schulterweit weg in gerader Linie zum Boden. » Abb. 266.

Verlagere dein Gewicht auf deine Hände. Zieh dann mit Bauchkraft den Po nach hinten oben und erlaube dem Oberkörper, nach vorne etwas tiefer zu gehen. Drück dabei kraftvoll die Knie gegeneinander und aktiviere die Füße. Indem du die Knie zu dir heranziehst, heben sich die Füße weg von der Erde. Lass dir Zeit! Bleibe in jeder der Vorstufen oder mit den Füßen auf dem Boden, bis du dich sicher genug fühlst, abzuheben. Der Körper wird ausschließlich von einem Arm getragen, der zweite Arm hat keinen Kontakt zum Rumpf! » Abb. 265.

Streckt man aus der seitlichen Krähe die Beine, erhält man *Eka Pada Koundinyasana*, siehe » Abb. 160.

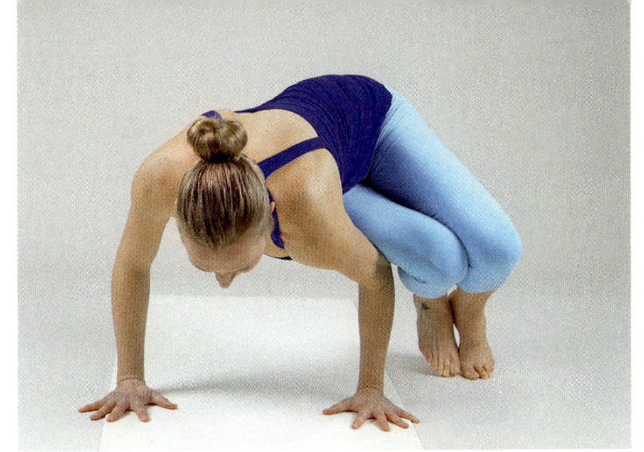

Abb. 266: Auch hier hebe erst dann die Füße, wenn du dich in dieser Vorstufe sicher und ruhig fühlst.

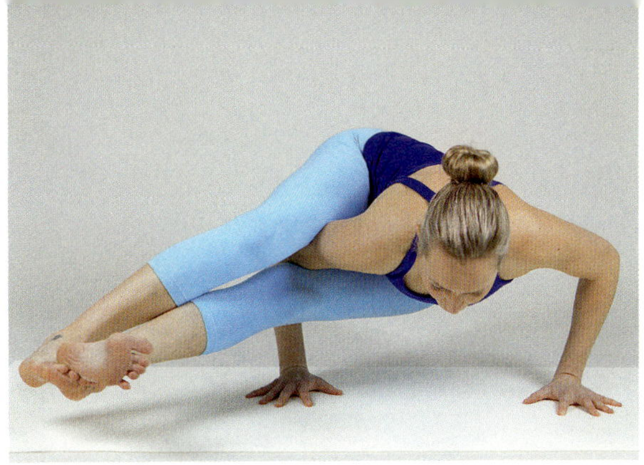

Abb. 267: Ashtavakrasana – die Oberschenkel umfassen einen Arm.

Ashtavakrasana

bezieht sich auf den Weisen Ashtavakra

Diese Armbalance war die erste, die mir gelungen ist. Vielleicht deshalb, weil ich nicht so viel Angst hatte. Denn aus dieser Haltung heraus kann man im Grunde nicht fallen, man landet einfach wieder auf dem Po, und die Fallhöhe ist klein – auch erfordert sie nicht so viel Beweglichkeit und Kraft wie andere Armbalancen. Hier arbeitet man vorrangig mit einer Verlagerung des Gewichts. Daher, probier es mal aus – es ist gar nicht so unmöglich, wie es den Anschein haben mag.

Beginne sitzend am Boden. Winkele das linke Bein an und lege es mit dem Knie nach vorne zeigend ab. Stell den rechten Fuß unter dein Knie vor dir auf. Dies sieht sehr ähnlich aus wie im Drehsitz » Abb. 154, nur dass hier der rechte Fuß nicht an die Außenseite des Beins gestellt wird.

Lehne dich nach vorne, sodass die rechte Schulter an der Innenseite des rechten Beins lehnt. Man neigt hier dazu, die Schulterköpfe nach vorne in die Fehlhaltung zu rollen. Daher korrigiere das, indem du sie zurücknimmst und die Schulterblattspitzen sanft aufeinander zuziehst. Werde weich in deinem Herzen.

Beginne damit, die Kraft der Beine und des Bauches zu aktivieren, indem du das rechte Bein gegen deine Schulter drückst, die gegenhält. Die Verbindung der Schulter zum Knie muss fortwährend bestehen bleiben, stell dir vor, dein Knie klebt an der Schulter. Du kannst mit der rechten Hand deinen rechten Knöchel von hin-

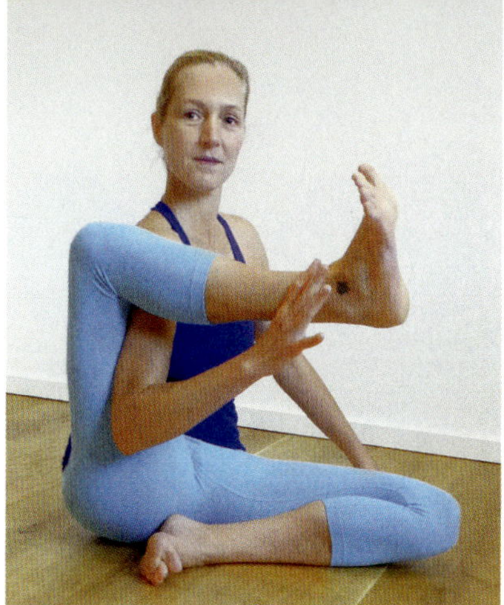

Abb. 268: Lege dein rechtes Bein so hoch es geht auf deinen Oberarm.

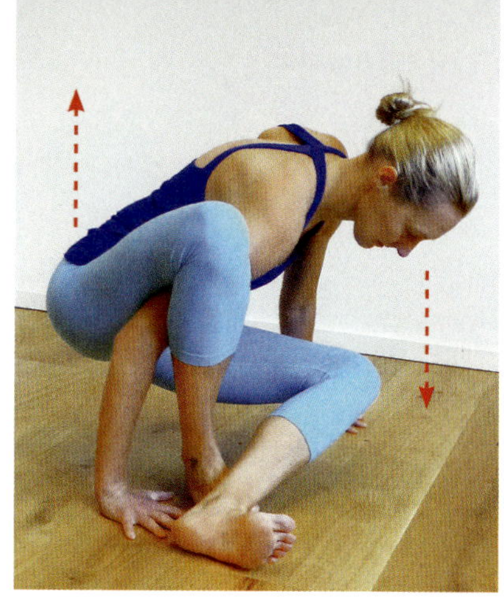

Abb. 269: Kreuze den linken Fuß über den rechten und stütze dich ab. Verlagere dein Gewicht nach vorne, stütz dich mit dem rechten Fuß ab.

ten greifen, das hilft dabei, Knie und Schulter zusammen zu lassen » Abb. 268.

Schau zu deinem Herzen, mach dich ein wenig rund und verlagere dein Gewicht nach hinten und auf die linke Pobacke, dabei hebt sich dein rechtes Bein. Schiebe dein linkes Bein nach vorne, hebe es und lege deinen linken Knöchel auf den rechten Fußspann. Beide Füße sind geflext » Abb. 269.

Die zwei Enden des Rumpfes – Schultergürtel/Kopf und Hüfte – sind wie zwei Waagschalen. Senkst du das eine Ende, hebt sich das andere. Genau dieses Prinzip wendest du nun an. Damit der Po sich hebt, musst du mit dem Oberkörper und dem Kopf sehr weit nach vorne und unten gehen. Probier es mal mit Humor und pendel als das kleine Paket, das du gerade bist, einfach mehrmals von hinten nach vorne und zurück.

Spiele mit der Form, nutze den Schwung und hebe den Po. Zu Beginn kannst du den rechten Fuß als Stütze nehmen, um dich hochzudrücken. Wiederhole dies ein paarmal.

Für die volle Armbalance, schwebe, indem du die Beine zu dir heranziehst und nur noch auf den Händen stehst. Schiebe dafür den Po nach hinten heraus. Verlagere nun den Oberkörper nach schräg links vorne, strecke die Beine nach rechts und schiebe die Hüfte weiter zurück. Die Arme beugen sich wie für die tiefe Liegestützhaltung, die Beine umarmen deinen Oberarm. Achte darauf, dass beide Füße geflext sind und dein Herz weich ist » Abb. 267.

Step-by-step in Kurzform

1. Schaffe ein gutes Fundament, indem du präzise die Hände, Ellbogen und Schultern ausrichtest.
2. Schmelze zwischen den Schulterblättern, zieh die Schulterblattspitzen sanft aufeinander zu und halte diesen Tonus.
3. Schaffe Länge in den Flanken und in der Wirbelsäule und zieh die Hüfte weg von deinen Schultern. Dies nimmt das Gewicht des Oberkörpers heraus aus den Schultern und Armen.
4. Stabilisiere die Haltung durch deine kraftvolle Rumpfmuskulatur.

Worauf man achten muss!

- Aktive, gespreizte Hände, Ellbogenbeugen schauen zu den Daumen.
- Die Schultergelenke stehen maximal direkt über den Handgelenken, lehne dich nicht darüber hinaus nach vorne.
- Die Schulterblätter liegen am Rücken an, und das Herz ist weich.
- Die Schulterköpfe bleiben hinten, und die Schulterblätter ziehen beständig sanft aufeinander zu.
- Die Rumpfmuskulatur stabilisiert die Haltung.

V Schluss

Schlusswort
Dank

Stichwortverzeichnis

Schlusswort

Die Erstellung dieses Buches hat mir ebenso viel Arbeit wie Freude bereitet. Ich wünsche mir, dass das Geschenk der tantrischen Philosophie für dich gut nachvollziehbar ist, und auch, dass ich die körperlichen Asanas leicht verständlich schriftlich darstellen konnte. Ich selbst habe im Austausch mit allen Beteiligten noch einmal sehr viel dazugelernt. Ich hoffe, dass dich dieses Buch inspirieren wird und ein guter Begleiter auf deinem ganz individuellen Yoga-Weg ist.

Möge Yoga dir ein treuer und freudvoller Begleiter in deinem Leben sein.

Möge Yoga dir eine tiefe Erfahrung deiner Selbst und auch der Schöpfung erlauben.

Möge Yoga – um eine tantrische Definition zu bemühen – ein Werkzeug der Expansion sein. Ein Expandieren in deine wahre Natur, ein Begreifen des Seins – ein tiefes und freudvolles Akzeptieren des Jetzt und Hier.

Möge Yoga dich gleichermaßen lehren zu wachsen und über bestehende Grenzen hinauszugehen, als auch zu ruhen und behütete Stille zu erfahren.

Möge Yoga ein Werkzeug sein, das dir hilft, auf tiefster Ebene zu »heilen«, Ganzheit zu erfahren, Geborgenheit und Güte zu finden und das Vertrauen, dich in den Fluss des Lebens zu entspannen.

Möge Yoga dir Freude bringen – Freude an deinem Körper, deinen Sinnen, deinem Sein.

Möge dein Licht erstrahlen und dich nähren, ebenso wie die Menschen, die du damit berührst.

Om Shanti – Namaste
Nicole Konrad

Mein wunderbarer Lehrer Marc St. Pierre hat die Essenz und Absicht dieses Buches so treffend formuliert, dass ich es gerne mit seinen Worten beschließe:

Yoga ist eine Praxis, die dem Übenden sehr viel mehr eröffnen kann als einfach nur physisches und mentales Wohlbefinden; sie offenbart eine grundlegende Matrix der Verbundenheit, die uns staunen lässt. »Alles ist Tadasana« gilt nicht nur für jedes einzelne Yoga-Asana, sondern für das Leben als solches. Wird Yoga mit Kompetenz, Achtsamkeit und Hingabe praktiziert, führt es zu dem weit gefassten Verständnis, dass alles und jede Lebensform durch göttliche Essenz verbunden ist.

Erleben wir die Grundhaltung *Tadasana* als sich wandelnde Form, so wird diese Essenz des Yoga für uns wahrnehmbar. Aber, warum sollten wir diese Idee alleine auf Yoga beschränken? Haben wir dieses Konzept verinnerlicht, eröffnet sich uns das Universum des Yoga, es kreiert so etwas wie eine übertragbare Ebene des Verstehens. Dieses Verständnis, zusammen mit unserer gelebten Erfahrung, wird unser Begleiter, unser Lehrer, der uns auf der Reise des Lebens mit all seinen Herausforderungen unterstützen kann.

Die Idee »Jede Position ist Tadasana« kann wie ein Kompass sein, ein Anker, oder besser noch, ein Leuchtfeuer, das uns zu einem weitreichenden Verständnis und tiefem Frieden führt.

Die Idee einer allumfassenden, vernetzten Matrix mag uns zuweilen überwältigend erscheinen, aber mit den entsprechenden Werkzeugen (wie zum Beispiel wahrhaftem Erleben und Verstehen) können wir zu den Wurzeln zurückkehren, zu der Verbindung unseres Seins mit der göttlichen Essenz.

Dieses durchdachte und kunstvoll ausgeführte Buch stellt zuerst das Konzept von »Alles ist Tadasana« vor und macht dies dann in den einzelnen Yoga-Haltungen erfahrbar. Die Autorin Nicole Konrad begleitet uns dabei, die vielen verschiedenen Asanas zu erkunden und darin die immer gleiche universelle und bewahrende Essenz zu entdecken. Sie lädt jede Leserin und jeden Leser ein, zu realisieren, dass wirklich »alles eins ist«. So wie jedes Asana der Bergposition entspringt, so liegt die Schönheit der unterstützenden Essenz allem Leben zugrunde.

Marc St. Pierre,
zertifizierter Yoga-Lehrer

Dank

Dieses Buch zu schreiben war nur möglich, weil eine Vielzahl von Menschen in meinem Leben mich ermutigt, inspiriert, unterstützt, gefordert und gefördert haben. Wo auch immer wir stehen, die Begegnungen in unserem Leben haben uns geprägt und zu dem Menschen gemacht, der wir sind.

Meine Eltern haben mich in der Überzeugung erzogen, dass man das, was man wirklich will, auch tun sollte. Was auch immer mir so in den Sinn kam – sie sagten: »Das schaffst du schon, und wenn nicht, komm einfach nach Hause.« Es ist gut zu wissen, dass es einen sicheren Hafen gibt, wenn man fliegen will. Dank auch an meine Schwester Andrea, die immer da ist und mich durch ihre Kraft inspiriert.

Besonderer Dank gilt meinem lieben Mann. In den vielen Jahren unserer gemeinsamen Zeit hat er mich freigiebig in allen meinen Windungen des Weges unterstützt und mitgetragen und mich niemals aufgehalten. Hinter mir als »erfolgreiche Yoga-Lehrerin« steht er. Er ist mein beständiger und verlässlicher Fels in der Brandung. Meine Familie und ganz besonders unsere Tochter sind für mich das schönste Zuhause und die größte Freude. Ich liebe euch von Herzen!

Ganz konkret für die Arbeit an diesem Buch und auch für die beständige positive und zuverlässige Unterstützung meiner Arbeit als Yoga-Lehrerin möchte ich Brigitte Heinz danken. Sie war so ziemlich alles: Lektorin, Setzerin, die Frau, die Ordnung im Text schafft und Sätze lesbar macht, Kummerkasten, Motivator und Ratgeberin. Ohne sie hätte das Buch nicht dieses Niveau erreicht.

Danke an Gudrun Webel, die einen entscheidenden Impuls gegeben hat. Danke an Andreas Klaus, der Vertrauen in mich gesetzt hat und mir viel Spielraum gelassen hat.

Auf meinem Weg als Yoga-Praktizierende danke ich meinen vielen Lehrern und Schülern und vor allem auch all denen, die zu diesem Buch Ideen, Anmerkungen und Verbesserungen beigetragen haben, den lieben Models und so vielen anderen wunderbaren Menschen.

Meine erste Yoga-Lehrerin war Veronique Fleming, der es gelang, meine Begeisterung für Yoga zu wecken und mich zu inspirieren. Maßgeblich beeinflusst hat mich Jayendra Hanley, der mir in langjähriger Zusammenarbeit die Methodik des Anusara-Yoga vermittelt und mich oftmals unterstützt hat. Desirée Rumbaugh, die mich nachhaltig durch ihre Kraft, Dynamik und ihren positiven Willen beeindruckt hat, ebenso wie durch ihre Herzensgüte, Freundlichkeit und ansteckende Fröhlichkeit. Besonderer Dank gilt dem Lehrer meines Herzens, Marc St. Pierre. Niemand sonst hat mich derart weit gebracht und auf tiefster Ebene Yoga begreifen lassen. Seine tiefe Freundlichkeit, Güte und Humor erlaubten es mir, zu vertrauen; seine unfassbare Kompetenz ermöglichte es mir, Schritte zu gehen, die ich alleine nicht gegangen wäre; seine positive Strenge ließ mich Grenzen sprengen, die ich sonst nicht angerührt hätte. Danke Marc für deine Brillanz als Lehrer und auch für deine Freundschaft!

Speziellen Dank für Ideen, Anmerkungen und Verbesserungen an diesem Buch: Susanne Schäfer, Silvia Hille, Eileen Gilles (die auch als tolles Model mitgemacht hat), Katja Grintsch, Angela Euler, Susanne Hiepel, Nadja Baginski, Ina Bubik, Kashifa Molek, Clemens Molek (auch ein tolles Model), Anke Lorenz-Hoppe, Stephanie Siebertz, Claudia Blechschmied. Dank an Carolin Neumann, die im richtigen Moment einen wichtigen Hinweis gab.

Im Yoga wird der Begriff »Guru« (Lehrer) sehr weit gefasst. Jeder Moment und jede Begegnung sind Augenblicke der Schülerschaft, des Lernens. Wir sind Schüler des Lebens, treffen uns auf unserem Weg, berühren einander, werden zu Helfern und manchmal auch zu Lehrern – alles das sind Momente, die uns helfen können, einander, uns und das Wesen der Welt zu begreifen.

Danke!

Stichwortverzeichnis

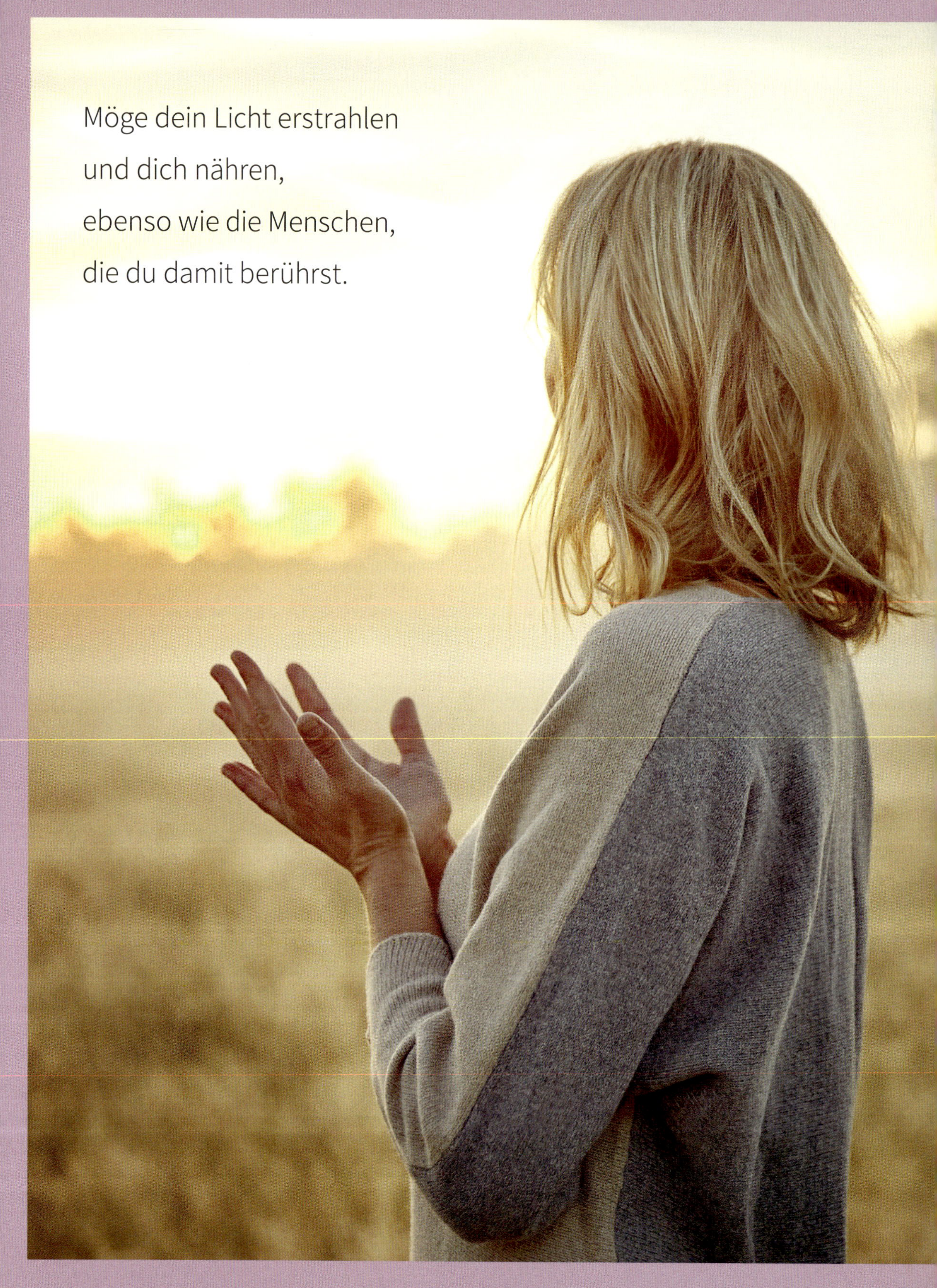
Möge dein Licht erstrahlen
und dich nähren,
ebenso wie die Menschen,
die du damit berührst.